相信閱讀

Believe in Reading

健康生活 172

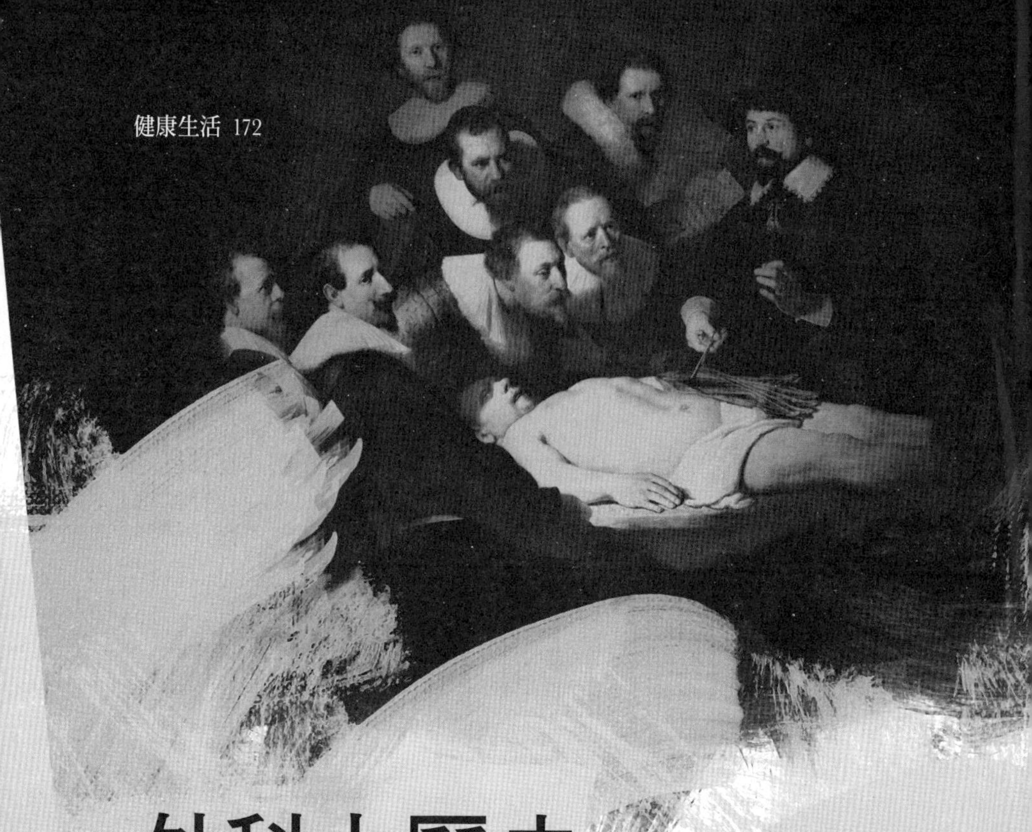

外科大歷史

手術、西方醫學教育、以及醫療照護制度的演進

Invasion of the Body

Revolution in Surgery

by Nicholas L. Tilney

愓爾尼——著

廖月娟——譯　潘震澤——審訂

外科大歷史

手術、西方醫學教育、以及醫療照護制度的演進

目錄

Invasion of the Body
Revolution in Surgery

合作出版總序

樹立典範——給新一代醫療人員增添精神滋養

黃達夫醫學教育促進基金會董事長
和信治癌中心醫院院長　黃達夫

我一直很慶幸這四十幾年習醫與行醫的生涯，適逢生命科技蓬勃發展，醫學進步最迅速的時期，在這段時間，人類平均壽命幾乎加倍，從戰前的四十幾歲增加到今天已接近八十歲。如今，我雖然已逐漸逼近退休年齡，卻很幸運的能夠與年輕的一代同樣抱著興奮的心情迎接基因體醫療的來臨，一同夢想下一波更令人驚奇的醫學革命。

我更一直認為能夠在探究生命奧祕的同時，協助周遭的人們解除疾病帶給他們的痛苦，甚至改變他們的生命，這種經常與病人分享他們生命經驗的職業，是一件極具挑戰性、極有意義的工作。在我這一生所接觸的師長、同僚和後輩中，我不斷的發現樂在工作的人，都是從照顧病人的過程中獲得滿足，從為病人解決問題的過程中找到樂趣。而驅使他們進一步從事教育、研究、發現的工作最強有力的動機，也是為了解決病人的問題。自從我進入醫療工作後，因著這些典範的激勵，支持我不斷的往前走，也常讓我覺得能與他們為伍是個極大的光榮，更讓我深深感受到典範對我的影響力和重要性。

除了周遭生活中所遇到的典範外，我相信在每個人的生命中，必定也經常從書籍中找到令我們欽慕的人物和值得學習的經驗，這些人、這些觀察也常具有相同的影響力和重要性。因此，我過去曾推薦一些有關醫療的好書給天下文化出版公司，建議他們請人翻譯出版，這次當天下文化出版公司反過來提議與黃達夫醫學教育促進基金會合作出版有關醫療的好書，由基金會贊助提供給國內的醫學院學生和住院醫師時，我認為是件非常值得嘗試的工作，董事會也欣然認同這是件值得投入的事情。目前計劃每年出版三本書，給國內新一代醫療人員增添一些精神上的滋養，希望能激勵他們從醫療工作中找到生命的意義和生活的樂趣。

二〇〇二年一月十五日

導讀

血淚斑斑的一頁醫學史

潘震澤

自古以來就有人嘗試在人身上動刀，像是切除皮膚上發炎腫脹的膿瘍或是贅瘤；《三國演義》中記載華陀給關公刮骨療毒，大抵也屬於這個範疇。且不論故事真偽，作者無非想強調「武聖」的膽量異於常人；換作一般人，就算不痛昏過去，也難免哭天喊地、叫爹叫娘，哪能像關公那樣言笑自若。

這個故事也提醒我們，在麻醉藥發明之前，外科手術絕對不屬於醫療主流。除非萬不得已，病人不會同意讓外科醫師動手，這與「以毒攻毒」的做法差不到哪裡去。因此之故，十九世紀中葉以前的外科醫師，地位遠不如內科醫師來得高；他們所能做的手術，也相當有限，以治療外傷為主（包括截肢）。若真的要他們給病人開腸破肚，也只是死馬當活馬醫；病人除了多受折磨外，手術的成功率更是奇低無比。因此，外科史上最重要的進展，就是十九世紀中葉麻醉藥物的發明與應用；從此，外科醫師才能從容仔細下刀，而不只是求快而已。

為了治病在人身上動刀，得先知道人體的結構才行，否則也是瞎子摸象。西方的人體解剖學是十五、六世紀文藝復興時期才開始流行的，自此，外科醫師下刀時多了些準頭，也懂得避開大血管與神經，但術後的感染、發炎仍是大問題。對此，早期的外科醫師能做的有限，只能聽天由命，看病人的造化，能否撐得過去（病人的體能與免疫力，也就是自癒功能，在此扮演莫大的角色）。有好長時間外科醫師會用烙鐵或熱油燒燙傷口，希望能對付發炎，但那對組織的傷害更大，對傷口的恢復更是不利。

由肉眼不可見的微生物引起感染發炎的觀念，雖然起源甚早，但遲至十九世紀中葉以降，才由巴斯德、柯霍等「微生物獵人」以實驗證實。在此同時，開始有外科醫師提倡「無菌手術」的重要性，器械與手術室的消毒、醫師術前洗手、戴手套、口罩及穿乾淨的手術袍等做法，逐漸成為常態，也大幅降低了病人的術後感染。這是繼引進麻醉後，外科醫學的另一重大革新。

早期的外科醫師被內科同行瞧不起，認為他們不懂多少人體的運作，就給人動刀；其實之前的內科醫師也好不到哪裡去，真正能治癒的病症屈指可數。除了能用的藥物有限外，他們常用的好些做法，例如放血、催吐與灌腸等，壞處經常大於好處。真正現代的科學醫學，還是十九世紀中，以活體動物實驗為主的生理學興起後，才逐步建立起來的。

十九世紀歐陸的醫學研究人員是在解剖學的基礎上，藉助物理與化學的知識與方法，一點一滴的解開了人體生理運作的奧秘，其中包括心臟跳動、肌肉收縮、血液循環、氣體交換、食物消化、尿液形成等原理。從生理學衍生出來的生化、藥理、生物物理、免疫等學門，在二十世紀蓬勃發展。由此受惠的是整體醫學，而不限內科或外科。

對外科醫師而言，輸血與輸液標準的建立，是基礎醫學之功，不但大幅增進了他們手術成功的機率，也讓他們信心大增，逐步挑戰愈來愈複雜的手術。他們不再滿足於像切除闌尾、膽囊、卵巢、子宮等「簡單」的手術，開始進行各種腫瘤切除、腸道重建、血管修補（動、靜脈瘤及栓塞），甚至開心、開腦、器官移植等高難度的手術。

好些手術一開始是動一個死一個，但外科醫師在犧牲許多實驗室動物以及勇敢獻身的病人後，技術也得以不斷精進；再加上許多新發明的手術器械材料（如電灼刀、雷射刀、微細針線、縫口釘、心導管等）、輔助儀器（如心肺機、內視鏡、各種造影技術等），以及藥物（抗發炎藥、抗生素、免疫抑制劑等）的幫忙，修補心臟瓣膜、移除腦瘤或血塊、移植器官、治療小兒先天性心臟病等以往幾乎不可能成功的手術，如今已成為例行手術。

尤有甚者，在各種內視鏡及遙控的機械手臂幫忙下，許多手術已無需將胸壁或腹壁切開一個大洞，而只要穿幾個小孔，將鏡頭及機械手伸入胸腹腔，就能進行許多手術。這種微創手術的好處多多，主要是病人受傷的範圍大幅縮小，恢復速度則大幅增加。這種微創手術的極致，是某些婦產與小兒外科的醫師給還在母親子宮內的胚胎，進行心臟矯正手術，好讓胎兒正常生長發育，以至出生。凡此種種，都是外科醫師的驕傲，也是現代醫學的光榮時刻。

只要是在病人身上動刀，都算外科手術，因此外科的分支甚多，像神經、心血管、胸腔、泌尿、婦產、小兒、內分泌、骨、眼、皮膚、腫瘤等都是，再加上傳統負責消化道、創傷、器官移植的一般外科，真會讓人眼花撩亂。除了非緊急性手術外，外科醫師常要面對各種突發事件，無論是人為還是意外受到的皮肉之傷，都得為病人止血縫線包紮；如果是傷及內臟的刀傷或槍傷，就得緊急手術，所以急診室裡少不了外科醫師，尤其是在事故頻繁的大城市裡的醫院。事實上，對外科醫師需求量最大的，是發生戰爭的時候，因為所有傷兵都需要外科醫師的救治，外科醫學也隨著近代戰爭型態的演變一路精進。

早期的外科手術都是為了救命及解決病人痛苦而做的必要措施，如今非緊急、甚至非必要的手術占了很大一部分，其中尤以所謂的醫療美容占了最大宗。整形外科原本是為了修復身體殘缺而建立的分科，如今則大都為了愛美與不服老的人士服務。在人天性愛美以及商業利益的推動下，醫美行業只會有增無減；這固然是外科醫學的進步給人帶來的信心，但我們也不可或忘，無論外科醫師的技藝有多精湛，只要是手術就有風險，尤其是手術的預後靠的是身體的自癒功能，這點不是每個人都一模一樣，所以還是以小心保守為上。

本書作者惕爾尼先前是美國哈佛大學醫學院及附屬的布里根醫院外科教授，是腎臟移植的先驅；這是他的第三本、也是最後一本為大眾而寫的醫學史書（他已於二〇一三年過世）。他的前兩本書分別介紹了器官移植及布里根醫院外科的歷史，本書則細數外科醫學從古至今的發展史。書中描述的各種手術場景栩栩如生，讓人神往（或許有人會看得膽顫心驚），但只要對自身皮囊有點興趣的人，絕對難以釋手。

除了記錄外科手術的演進外，作者還旁及介紹了血液循環理論、麻醉藥、胰島素、抗生素、免疫細胞等許多發現。雖然這些題目都早有文章及專書介紹過，但從外科醫師的角度重述一遍，也可讓人有不同的體認。

書中另一個重要的主題，是西方醫學教育的演進，以及健康照護制度的變化。西方的醫學教育從販賣文憑式的師徒制，轉變到有嚴格入學要求及修業實習規定的學院制，不過一百多年歷史；但實習與住院醫師跟在主任教授與主治醫師後頭學習、以及沒日沒夜的值班傳統仍維持不變。這點與醫生這門行業照護病人的本質有關，也同任何以累積經驗為主的行業無異。但在病人權益意識的高漲與醫療糾紛的增多，加上新一代醫師對生活品質的要求下，開始有立法限制住院醫師的工時。

對本書作者這種老一輩的外科醫師來說，打卡制對醫師的養成以及病人的照護，都是不利的；但醫師過勞與醫院追求利益、讓醫師超時工作等問題也真實存在。如何在兩者之間取得平衡，在在考驗醫院高層的智慧，這又與醫療照護系統的改變息息相關。

沒有多久以前，一般人非到病情緊急，是不會上醫院看病的；而早期的醫院也大多帶有慈善機構性質，以照護請不起私人醫生上門診治的窮人為主。曾幾何時，拜全民健保所賜，上醫院已變成像逛菜市場一樣普遍，但這種轉變對醫學教育與醫療生態的衝擊，可是劇烈無比，也直接間接影響到每個人。

對醫學教育的影響，是醫學生對專科的選擇有了大幅的改變：以往收入高、成就感大的外科不再受到青睞，反而是值班時間固定、加班少、風險小的分科，如放射、眼、麻醉、皮膚等科（由英文頭字母縮寫成ROAD），成為熱門選擇。長此以往，必然造成外科醫師的短缺，到時受害的可是我們每一個人。

健保制度對醫院的影響，則是把醫院變成了講求效率與營利的商業機構；醫院管理成了一門顯學，經常凌駕醫學專業之上。作者對美國的醫療機構受到私人保險公司左右的現象深惡痛絕，對西歐與加拿大等國的公醫健保制度則多有稱讚。本書初版於二〇一一年，書中並未提及二〇一〇年三月美國國會通過的「患者保護與平價醫療法案」（Patient Protection and Affordable Care Act，俗稱歐巴馬健保）；在崇尚自由市場以及利益團體當道的美國，幾乎不可能採取像英國、加拿大或臺灣的單一給付人（也就是政府）健保制度，因此，歐巴馬健保實施後，醫療行為受保險業者控制的現象並未稍減。

作者在敘述了一則又一則外科醫學進步的史實之餘，更為目前醫療資源的分布不均、使得前人的遺澤未能普及，甚至遭到濫用，而感到難過。他服膺「就醫是人權」的理念，這點與我國傳統「天下為公、世界大同」的理想相符。國人在享受「俗擱大碗」的全民健保之餘，應該想到這是許多先進國家都夢寐以求的制度，也是許多先賢努力的成果，維護這個制度的長治久安，絕對是每個人的責任。

謹以此書

獻給布里根婦女醫院外科主任、

哈佛醫學院莫斯里講座教授

辛納醫師（Michael J. Zinner）

「外科技藝！」塔可醫師打斷理髮師的話，用鄙夷的口吻說道：

「你們佛羅倫斯人可是認為像木匠一樣修補斷腿、像裁縫般縫補傷口、像屠夫切肉一樣切除贅瘤，就是醫學大師？外科手藝所有的匠人都能學，連你這愣頭愣腦的理髮師也行！」

——艾略特（George Eliot）中篇小說《羅默拉》（*Romola*）

＊譯注：《羅默拉》是艾略特以十五世紀義大利佛羅倫期為背景的浪漫歷史小說。羅默拉是小說中女主人翁之名。文中的塔可醫師（Maestro Tacco）以精通內科的醫學大師自居，其實是個喜歡裝腔作勢的江湖郎中。在文藝復興時期，外科是醫師階層的最低層，他們的工作往往由理髮師兼任，除了理髮，還會為顧客放血、治療傷口、切除膿腫等，因此被內科醫師瞧不起。

外科是無與倫比的藝術，
因其介質之美，
因技術必須爐火純青，才能達到盡善盡美，
且唯獨這門藝術，與人類的生命、痛苦與死亡緊緊相扣。

——英國外科醫師莫尼漢爵士（Sir Berkley Moynihan）

一個人平躺在檯子上，讓另一個人用刀將自己的身體剖開、
抽血、輸血、重整內部結構、決定最終功能，
有時甚至必須把自己的生命交付給他。
這是何等的重責大任。

——前美國外科醫師學會會長華特（Alexander Walt）

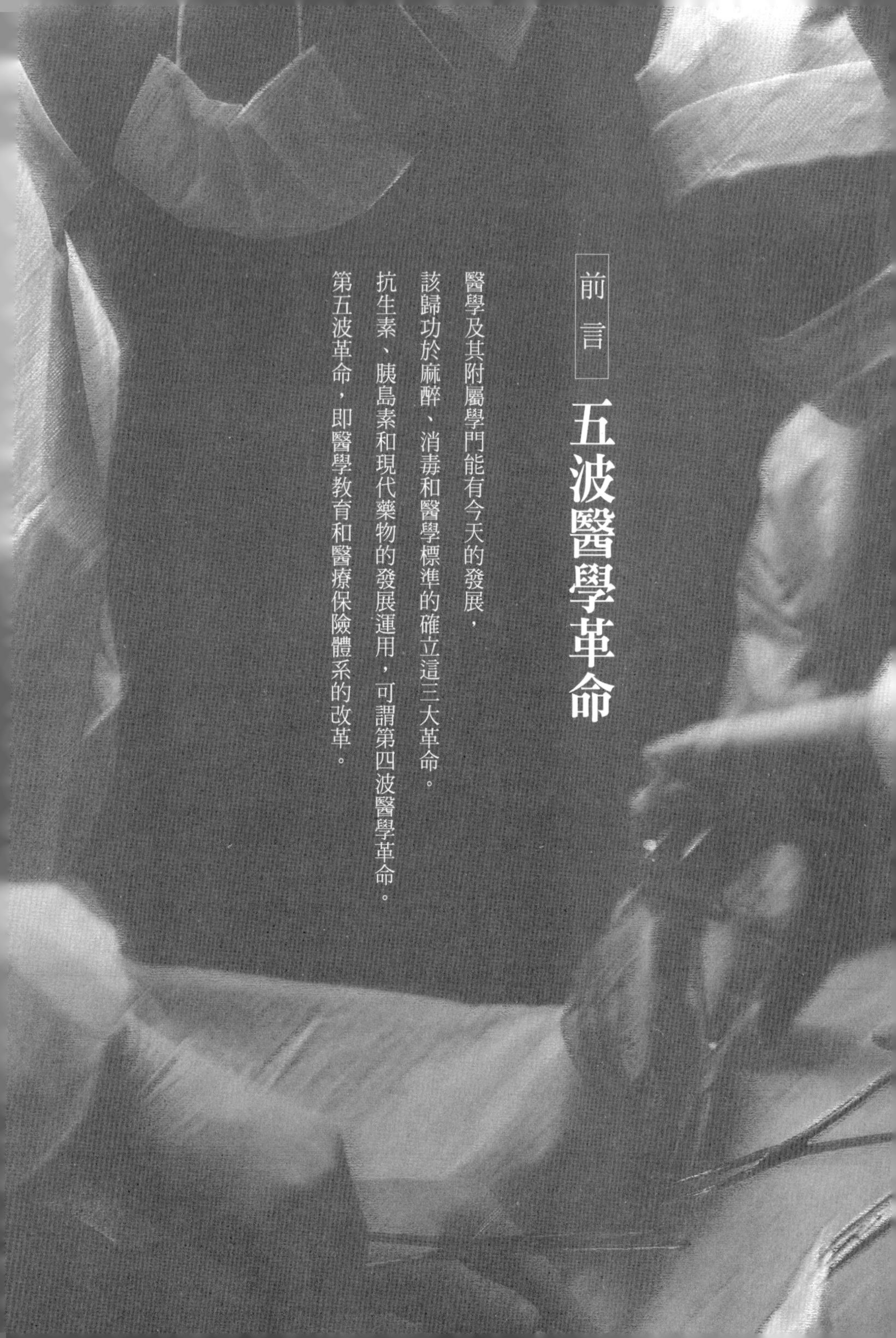

前言

五波醫學革命

醫學及其附屬學門能有今天的發展，該歸功於麻醉、消毒和醫學標準的確立這三大革命。

抗生素、胰島素和現代藥物的發展運用，可謂第四波醫學革命。

第五波革命，即醫學教育和醫療保險體系的改革。

從小到大，長輩總是不斷告訴我們刀子很危險。偶爾不小心割傷時，疼痛、出血、感染，也教我們打從心底害怕。「刀」這個字即帶有危險、傷害或死亡的意涵。持刀搶劫、持刀殺人等血淋淋的社會新聞頻傳，更加深我們對刀的本能恐懼。每年在美國發生的近一百萬例暴力傷害事件，就有五分之一以刀做為凶器。儘管刀子是一種武器，歹徒用來傷人、殺人，但刀子也是救人活命的利器。一些年輕醫師以外科為志業，用尖銳的刀，小心翼翼的劃開病人的皮膚，則是為了幫病人解除病痛，讓損壞的組織得以重建、復原。刀的妙用可帶來奇蹟，若遭到濫用，則會帶來災禍。

一想到手術，大多數的人都會不寒而慄。儘管如此，手術的重要性不言而喻。在美國，每天在醫院和診所執行的非緊急手術就多達八萬五千檯。❶ 此外，還有夜間和週末的緊急手術。據統計，每一個美國人一生中至少會經歷九次以上的手術。顯然，執刀醫師的知識、經驗與專精領域，關係到手術矯正與治療的結果。

我哥哥是外科醫師。我在讀高中的時候，有一天他說我可以去開刀房看他切除一顆大如橄欖球的卵巢腫瘤。由於病人的身體幾乎都被綠色鋪單覆蓋，只露出下腹部的一部分，一開始我認為我可以冷眼旁觀。然而，目睹手術刀深入人體那血淋淋的景象，還是教我吃不消。哥哥警告我：「如果暈倒，要往後倒，離手術檯遠一點。」所以我一覺得頭暈時，就趕快出去。沒多久我心神就定了，於是再回到開刀房。看完他縫好切口之後，我已心服口服，決定踏上外科這條路。然而，數年後我在波士頓布里根醫院擔任外科住院醫師時，仍會緊張。我在主治醫師的指導下，怯生生的在病人的肚皮劃下一刀。起先我下手太輕，主治醫師要我用力一點，我又切得太深。鮮血從黃黃的皮下脂肪和紅色的腹部肌肉不斷冒出。我滿頭大汗，繼續在主治醫師的指導下切開一層又一層的組織，最後終於打開病人的腹腔。

我在一九六四年來到布里根醫院，大抵在這裡完成訓練，九年後才升上主治醫師。布里根醫院是哈佛醫學院的附設教學醫院，也是醫學教育的重鎮。這家醫院創立於一九一三年，一九八〇年又與其他兩家哈佛大學附設醫院合併，成為布里根婦女醫院，不管在病人照護、專科訓練或醫學研究，都享有國際聲譽。一九九四年，布里根婦女醫院又與麻州綜合醫院結盟成為同一個健康照護合夥組織。麻州綜合醫院是美國歷史第三悠久的醫院，成立於一八一一年，是美國和波士頓最早的醫療中心。這兩家醫院本來各有一片天，結盟後影響力更大。

美國像布里根這樣的大學附設教學醫院共有一百二十家左右，是醫療照護的主力，不只治療、照顧的病人占全國病人總數的百分之二十，使病人獲得最好的醫療，也不斷進步、創新，把研究成果運用在臨床上，此外，還擔負起訓練未來醫師的重責大任。

自麻醉、消毒技術的濫觴，乃至為醫學教育與專業標準的扎根，二十世紀外科經歷前所未有的成長，而且漸趨成熟——這樣的發展歷程可謂絕無僅有，難以再現。

醫學及其附屬學門能有今天的發展，該歸功於麻醉、消毒和醫學標準的確立這三大革命。我認為抗生素、胰島素和現代藥物的發展和運用可謂醫學史上的第四波革命。本書除了描述這些進展，也論及第五波革命，即醫學教育和醫療保險體系仍在進行中的改革。現代手術經歷多次脫胎換骨，已和幾十年前大不相同。我在本書用較為精簡的筆法描述醫學史的高潮與趨勢，也刻劃了幾位先驅的身影。若是採百科全書式的寫法，不但非筆者一人之力所能及，恐怕讀者也沒有耐心，因此我以布里根醫院外科的發展做為主軸，穿插外科史的重要進展。我也從我個人行醫經驗舉例，以反映外科醫師面臨的各種挑戰。

見證奇蹟

儘管很多媒體會傳播醫藥知識，但是關於手術及其適應症、對人類的貢獻，和相關的科學成就，大多數的人還是很陌生；除非面臨必須開刀的關頭，才會想深入了解。許多人即使已經接受過手術，例如腫瘤切除術、關節置換術、心臟病手術，甚至器官移植等，依然認為那些技術本來就是這個時代應有的。就我個人的臨床經驗而言，大眾、甚至一般病人，對這種侵入性的醫療方式竟然沒有什麼興趣去了解，就這樣把自己的身體、健康與性命交託給陌生人，實在教我訝異。

我對會這樣的現象好奇，源於陪伴我太太瑪麗就醫的經驗。瑪麗因為眼疾，去一家醫學中心就診。她有白內障，視力受到影響，最後決定做白內障摘除術及人工水晶體的植入、矯正。我們兩人對手術本身並不怎麼緊張，也不擔心結果，因為替瑪麗開刀的是眼科名醫，而且這種手術的風險極小。不過，畢竟是瑪麗的眼睛啊！在我們到醫院準備接受手術時，開刀房外的家屬等候室已被其他病人及親友擠得水瀉不通。病人依預定手術時間一個個進去開刀房，一小時後再度出現，每個人都戴著墨鏡，手捧一小盆紫羅蘭盆栽，大概是院方給的，當成勇敢接受手術的獎賞或是紀念品吧。病人找到親友後就離院回家。我聽到護理師叫我太太的名字時，就到等候室另一頭的電視螢幕前，看瑪麗手術的同步轉播。

白內障是水晶體變得混濁造成的。正常水晶體是透明的，呈橢圓形，直徑約一點二公分，厚度約〇點六公分，位於虹膜和玻璃體之間。水晶體前面介於角膜和虹膜之間的空間（即前房）有一層水樣液，可保護水晶體。光線透過角膜之後，經過水晶體的折射，才能將影像清晰呈現在視網膜上。視網膜上的感光細胞受刺激之後，就會產生一系列複雜的化學變化，將其轉換為神經興奮信號，並通過視神經傳至大腦。如果水晶體變厚、變硬，就會變得混濁，形成白內障。白內障通常是老化造成的，有時則是因為受到創傷、放射線傷害、糖尿病或類固醇的使用導致。白內障也有可能來自家族遺傳。瑪麗有兩個姊妹也得了白內障，而且很早發病。

古代有些外科醫師膽子相當大，會用探針或極細的刀刃插入病人的眼球，移開混濁的水晶體。當然，病人也是被逼急了，才會求醫師在他們的眼球上動刀。這種術式就叫「金針撥障」，也就是把水晶體周圍的懸韌帶撥斷，造成水晶體脫位，使游離的晶體下沉到玻璃體腔內，原先被混濁的水晶體阻擋的光線就可以進入眼睛。十八世紀法國外科醫師開始實施白內障摘除術，這種術式一直流傳到現代。他們在眼球上切開一個約一點二公分的切口，再從這個孔洞把水晶體和周圍的懸韌帶切斷，然後用鉤子把白內障鉤出來。病人必須在術後戴厚重的遠視眼鏡鏡片，才能恢復部分視力。在還沒有麻醉技術的年代，恐怕極少人能忍受這樣的酷刑。三十年前接受白內障手術的病人都還記得，術後必須在病床上躺好幾天，頭部兩側用彎形沙袋固定。現在則不但有無痛晶體吸出術，還能用人工水晶體精準矯正視力，不由得讓人讚嘆醫療技術的進步。

為瑪麗開刀的醫師每週排兩天手術，為至少四十位病人開白內障。病人只需輕微麻醉，醫師在手術顯微鏡下用精密器械為病人開刀。我目不轉睛的看著醫師在瑪麗的眼球上切開一個小如原子筆尖的切口，再用一把極細的刀子從切口戳進眼球，刺穿覆蓋在水晶體表面的一層膜，然後再伸入一支極細的高頻探針至水晶體，使不正常的組織液化，再用微小的抽吸器把水晶體吸出。接著，醫師再為瑪麗植入人工水晶體，使她的視力恢復正常。手術完全不用縫線，每一步都無懈可擊。

身為外科醫師的我，感覺像是見證奇蹟。我發現等候室裡還有幾個人也在抬頭看電視螢幕，但他們似乎覺得無聊或焦慮，不時跟人聊天、翻看雜誌或是看窗外。偶爾一瞥螢幕上正在進行的手術時，有人一臉困惑，有人則一副覺得噁心的樣子。

非緊急手術一般而言是病人深思熟慮的選擇，病人也知道手術風險，但在緊急情況之下，病人只能接受外科醫師的意見。我自己接受眼科手術的經驗就和瑪麗截然不同。一九七〇年代初期的一天下午，我和一位外科同事一起打壁球。同事為了救球，猛力揮拍時不慎擊中我的眼睛。我記得他出手挺重。雖然一開始我並沒有覺得很痛，而且還看得到東西，但是我和他都知道我的眼睛傷得不輕。我們立刻衝到布里根醫院急診，請眼科同事來幫我急救（他們也正好在其他地方打壁球）。眼科同事證實我的眼球有嚴重裂傷，那晚花了四個小時幫我修補傷口。

瑪麗和我們的女兒焦急不安的待在等候室，開刀房同事則不時出去通報手術進展，並要她們有心理準備。我已不記得怎麼熬過這次的手術，只記得術後有好幾個星期我都得戴黑色的眼罩，而且另一眼非常怕光。拆線的經過，我則畢生難忘。手術顯微鏡很亮，我感覺眼科同事手上的器械像是要戳進我的腦子，戳到體內深處。這時我才了悟，這次意外差點就毀了我的眼睛和我的外科生涯，幸好同事以精湛的技術救回了我的視力。

醫師、病人、醫院、健保，互動演進

雖然我們有時會在有線電視節目或網路上看到手術的細節，但通常是透過連續劇對手術有了些許概念。為了吸引觀眾，劇情總是很誇張，不論是人際的互動、生死一瞬間的驚悚，或疾病使人殘障的無奈。有些好節目會仔細呈現病人的背景、病程和治療目標，但大多數都很浮面的著眼於醫護人員在開刀房的工作，很少涉及家庭的問題，更別提第三方支付者（譯注：例如政府健保單位、民間的醫療保險業者）。事實上，今天所有的醫護人員都活在第三方支付者的陰影之下，努力節省醫療支出，急著要病人出院。參與手術的人個個都背負了巨大的壓力，他們必須為躺在手術檯上的病人負責，這樣的壓力與複雜的醫學生態，實在不是大眾媒體能呈現出來的。

外科史不是歷數古往今來所有外科醫師及其技藝，就能說盡的。要了解外科的發展，必須掌握四股相異、但互有關連的作用力：

一是外科專業的養成。有志走外科的人在醫學院畢業之後，必須先接受五、六年一般外科訓練，再花費幾年工夫完成專科或實驗室訓練，才能獨當一面；想往教學醫院發展者，還得有三頭六臂的功夫，能兼顧教學、研究、臨床三方面的任務。

其次是病人。每一位病人心中都有期待，也有焦慮。醫師必須因應病人的種種心理狀態。語言隔閡、社經地位與文化的差異，以及不同的價值觀，都可能成為病醫溝通的阻礙，也是誤解的來源。這樣的阻礙和誤解都會影響到治療策略。

第三個是醫院或診所，也就是手術進行的場所。大型醫學中心擁有精於各種病症的專科醫師、護理師、醫師助理、實驗室與技術員、社工與膳食服務、行政部門與律師、公關部門、教育設備、心理或心靈諮商人員等。

最後一個就是醫療費用。醫療保險和成本控制，已成為現代醫療照護的一股無所不在的作用力。

外科醫學就在這幾股力量的交互作用下，不斷演進。

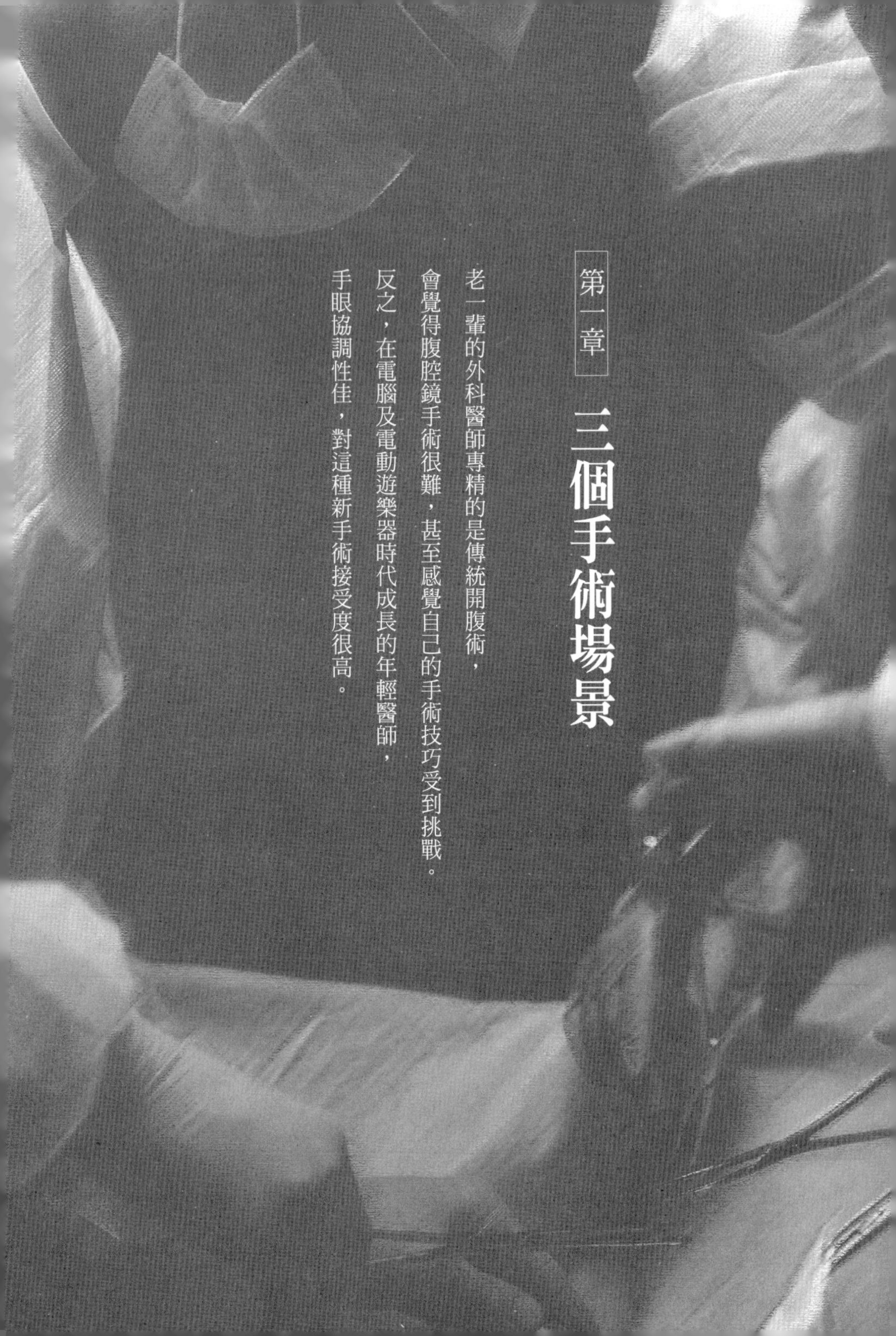

第一章

三個手術場景

老一輩的外科醫師專精的是傳統開腹術，會覺得腹腔鏡手術很難，甚至感覺自己的手術技巧受到挑戰。反之，在電腦及電動遊樂器時代成長的年輕醫師，手眼協調性佳，對這種新手術接受度很高。

歡迎來到本院旁觀三個手術場景。這三場手術都很有代表性，各相距半世紀，等於是三個不同時代的手術縮影，我們因而得以見到百年來外科手術技術、設備與器械的差異，就連病人也大異其趣。參與這幾場手術的醫護人員都真有其人，然而除了第一場手術的病人騰納太太和幾位已在醫學史上留名的人物為真實姓名，其他病人姑隱其名，不過，其病症和手術經過皆原原本本的呈現在書中。

二十世紀初期的手術

一九一三年一月二十二日，四十五歲的瑪麗．騰納（Mary Turner）是頭一位住進剛開幕的波士頓布里根醫院（Peter Bent Brigham Hospital）的病人。她生完第一胎後，小腿靜脈變得突出，有如藍色蜘蛛網。繼續生了幾胎之後，情況更加嚴重，原來的蜘蛛網已變成一條條彎彎曲曲的肥大蚯蚓。由於年紀漸增，加上日益肥胖，小腿靜脈的異常擴張讓她疼痛難忍。瑪麗的母親和兩姊妹也都有同樣問題，可見她會罹患此症，部分原因是源於遺傳。她本來在城裡大戶人家當女傭，必須久站、勞動，後來則是忙於娘家和自己家的家務，仍不得輕鬆，靜脈曲張的毛病也就日益嚴重。她在不得已之下，只好上醫院求助。

瑪麗的老公是建築工人，兩人育有五子，一家七口住在波士頓市郊羅克斯柏里區一棟三層樓木屋的頂樓。住在那一帶的都是工人階級，鄰居住的也都是那樣的木屋，每層一戶。

附近有學校、雜貨店、天主教堂和幾間酒吧——對當地居民而言，這就是世界的全部了。每天，瑪麗的老公搭街車去上工。他們家離波士頓市區約五公里，因此很少進城，然而偶爾還是會在夏日週末去查爾士河畔野餐、戲水，或去波士頓港口附近遊玩。

布里根醫院是棟狹長、低矮的樓房，共有一百一十床，對面那棟嶄新的白色大理石建築就是哈佛醫學院。布里根醫院離羅克斯柏里區不遠，瑪麗走路就可到。那個時代的人很少人上醫院，他們的父母輩和祖父母輩也是——只有窮人才會去，要去就要有死在醫院的心理準備。住在燈塔山和後灣的有錢人家絕不會上醫院，都是請醫師到家裡為他們開刀或是去私人診所診治。術後，醫師也會一一上門訪視，看病人恢復的情況如何。只有在很罕見的情況，有錢人家才會踏入麻州綜合醫院。瑪麗家沒錢請醫師上門診治，只好到新開的布里根醫院，因這家醫院是慈善機構，以「照顧薩福克郡的貧苦居民」為服務宗旨。再說，布里根醫院離她家不遠，對她這樣的窮人再方便不過。從另一方面來看，布里根是一家教學醫院，醫學生和住院醫師也需要病人，才能學習臨床實務。

為瑪麗診治的齊佛醫師（David Cheever），是該院外科部門兩位一般外科醫師之一。齊佛是波士頓人，畢業於哈佛學院及其醫學院，個性含蓄、好學不倦。他出身外科醫師世家，自從一位祖先在獨立戰爭治療過傷患，之後世世代代皆懸壺濟世。瑪麗在當女傭時就知道有錢人家才請得起醫師上門診治，因此聽從齊佛醫師的建議，在布里根醫院接受治療。瑪麗在預定手術日的前三天，即住進有三十張病床的開放式女病房，因此有充分時間認識護理師和工作人員，實習醫師也能好好的記錄病史，為她做身體檢查，並開立血液和尿液檢驗。在那個年代，能做的檢驗就只有這兩項，看病人是否有貧血、感染以及尿中是否出現蛋白質（腎臟病的徵象）。

手術那天，塊頭很大的勤務工領班瓦茲卡，用推床把瑪麗推進開刀房，把她輕輕抬起放在手術檯上——這雙大手的溫柔，後來成了布里根醫院的傳奇。除了瓦茲卡，開刀房裡的每一個人都戴上棉質口罩。口罩是不久前才發明出來的東西，直到第一次世界大戰結束之後，戴口罩才成為外科手術的常規。在口罩還沒發明之前，外科醫師在手術中則盡量避免說話，以免口鼻飛沫造成病人傷口感染。為什麼唯獨瓦茲卡不必戴口罩？因為這個巨人的上司，剛上任的外科主任庫欣（Harvey Cushing），相信他絕不會在開刀房說話，甚至可以閉氣。

由於瑪麗是這家新醫院收治的第一位住院病人，她被推到五間開刀房中最大的一間。開刀房陳設簡單，光禿禿的天花板很高，瓦茲卡剛擦過的木地板飄散著一股消毒藥水的氣味。外牆有大大的窗戶，夏天可打開透氣，而且可採光。手術檯上方掛著電燈泡。這是幾年前才有的發明，在此之前都是使用煤氣燈。和窗戶相對的那面牆上有包廂，前面圍以玻璃，可坐著看手術進行，但有些訪客和醫學生都是站在手術團隊後面的板凳上觀摩。手術檯是鑄鐵做的，上面有層薄薄的墊子。開刀房裡還有一部器械推車、幾張鐵凳和木凳、一座放布巾和器械的木架，和一個原始的抽吸器，可抽吸血液等液體，以免影響手術視野。棉袍、毛巾和鋪單每次用畢都得清洗、晾乾，以供再度使用，直到一九八〇年代，才有拋棄式產品。每次手術結束，護理師必須收集沾滿血的紗布，清洗、消毒之後，折疊整齊，下次再用。儘管有些醫師討厭用橡膠手套，護理師還是把用過的手套收集起來，用手細心清洗乾淨、消毒，灑上石松粉或滑石粉後分類、重新包裝。五〇年代末，我在麻州綜合醫院擔任學生義工的時候，也曾幫忙清洗過這種橡膠手套。拋棄式手套則還要再等十年才會問世。

開刀醫師繫著橡膠圍裙、穿著靴子，以免被病人體液噴到。他們已在開刀房門外的大洗手檯刷好手。住院醫師傑克博森（Conrad Jacobson）用肥皂把瑪麗的腿洗淨，再用酒精殺菌。他和齊佛醫師做好全身防護之後，就用已消毒的毛巾把瑪麗的腳包起來，再用無菌鋪單把她的身體覆蓋好。前一晚，傑克博森請瑪麗站好，用墨水在她的小腿上將曲張的靜脈描出來。因為站立的時候，靜脈曲張顯而易見，一旦躺下，就陷下去看不見了。要不是做了記號，手術時就很難找到正確位置。

護理師把器械推車推過來，上面擺著一把手術刀、幾支鉗子、一把持針器、針、紗布、線軸、絲線和可吸收的腸線。手術用的針是重複使用的。每次用完，瓦茲卡就會用磨刀石磨尖，供下一檯刀使用。手術刀由來已久，可說是每一檯手術最重要的工具。❶有人在考古遺址發現八千年前的石刀，古人就用這種手術刀開顱，以緩解頭痛、癲癇和憂鬱。古羅馬人則用銅和鐵鑄造手術器械。西元五世紀的外科醫師自製的手術刀常是一流的工藝品——刀刃和刀柄一體成形，刀柄上還有精緻縟麗的刻紋。到了十八世紀，手術器械的製造在歐洲已成一項專業，也是刀劍鑄造的一部分。在美國內戰期間，手術器械製造業生意興隆，特別是因應截肢之需的長刀。現代手術刀的設計最早可追溯到二十世紀初。美國人吉列（King Gillette）發明了世界第一把可拆卸、替換刀片的安全刮鬍刀。到了一九一〇年，雖然很多外科醫師都用這種刮鬍刀當手術刀，但由於刀刃的四個角都是直角，用起來不順手。現在通用的可拆卸式手術刀最早出現於一九一五年，到了一九三六年又經過改良。現在的手術刀有各種尺寸和形狀，像切開胸腔和腹部的手術刀刃就比較大，而且是彎的，還有一些刀刃小的則可在進行精細手術時派上用場，而刀刃尖尖細細的則可用來刺破膿瘡。手術刀非常銳利，但如果手術拖得很久，刀刃變鈍，也能輕易更換。

瑪麗一開始很焦慮，但麻醉科醫師布思畢（Walter Boothby）在她的紗布口罩上滴了麻藥後，她就失去意識。由於當時還沒有鎮定劑，麻醉總是讓病人覺得不舒服。傑克博森必須把瑪麗牢牢綁在手術檯上，以免她在進入短暫的興奮期時，會出現不自主的肌肉動作。瑪麗還記得，在她失去意識之前，有一股強烈的窒息感，就像曾被乙醚迷昏的小孩，永遠都忘不了那種感覺。雖然庫欣在幾年前已從義大利把袖袋式血壓計引進美國，而且要求醫師在所有手術中都必須使用血壓計，但若要正確判別麻醉深度或病人的呼吸情況仍然是不夠的，只不過別無他法。如果麻醉得不夠深，病人會掙扎，麻醉太深，就會因為缺氧而發紺。只有布思畢可以判定她的呼吸是否沒問題，臉色是否正常。

在一九一三年，也就是布里根醫院剛成立之時，抽出曲張靜脈的手術可說是相當新穎的術式。幾千年來，治療方式向來都是切開靜脈，把血液引流出來，以去除有害的體液，恢復體內平衡，緩解症狀。古時候的醫師一直不了解這些血管的功能，也不知有血液循環系統，直到十七世紀，曾在義大利帕杜亞習醫的英國醫師哈維（William Harvey）才發現血液循環系統。在這系統中，心臟就像幫浦，撲通撲通不停的把血液輸送到全身。當時，有個年輕貴族左側肋骨開放性骨折，非常嚴重，雖然保住性命，然而由於傷口發炎，患部出現一個大洞，久久不能癒合。❷哈維把手指伸進這個洞裡，不但可以感覺到心臟跳動，發現心臟上方只有一層「摸起來像海綿的肉」，他還注意到，心臟的收縮和手腕脈搏的跳動一致。儘管他的指頭已碰觸到那個年輕人的心臟，這個不斷跳動的器官似乎一點感覺也沒有。接著，他證明所有活的動物心臟左邊都會規律收縮，經由動脈，把富含氧氣的血輸送到所有的器官和組織，而色澤黯淡的藍色缺氧血則由靜脈送回心臟右邊。缺氧血行經肺臟之後，則重獲氧氣，再進入心臟左邊，進行另一回合的循環。差不多在哈維發現心臟與血液循環的同時，義大利解剖學大師馬爾畢奇（Marcello Malpighi）利用顯微鏡，更進一步發現了存在於全身各組織的微血管系統——即動脈與靜脈之間的毛細管道。

但哈維的血液循環理論與當時的觀念相左，被視為離經叛道，全歐洲醫師群起而攻之。有人相信動脈的氧氣源於肺臟，與靜脈的血液混合，並經由心肌壁的細孔經過心臟。還有人則認為，動脈和靜脈的血液是在肝臟生成的，隨著每次心跳進出各個組織。甚至還有人認為是肺臟的運動，鼓動了血流，但空氣並不會進到血液循環。正如許多科學的進程，哈維細心觀察到的現象已超越當時的教條和迷信。在那宗教與科學衝突的年代，伽利略被帶到異端裁判所審問的殷鑑不遠，但哈維還是大膽向全世界宣告他的理論。

靜脈曲張顯而易見，不管是病人或其身邊的人都很難視若無睹。好幾個世紀的醫師和自然哲學家都無法解釋這種病症是怎麼來的。因靜脈曲張好發於婦女，下肢的靜脈會擴張、彎曲，因此古希臘醫師認為這是懷孕時腿部淤血導致的，特別是「在國王面前站立太久」。❸十七、十八世紀的醫師則相信，懷孕時經血會蓄積在腿部。由於靜脈曲張很常見，十九世紀的醫學文獻很少提及，作者只是討論靜脈曲張的併發症。在維多利亞時期的倫敦，有幾位外科醫師為了治療嚴重病例，曾試著把病人大腿上方曲張的大靜脈綁住。如此一來，由於下肢血液無法回流到血液循環系統，反而使大靜脈及其分支更加腫脹，靜脈周圍皮膚變得紅腫微熱，接著出現潰瘍和爛瘡。靜脈遭受感染、破裂，病人甚至可能死亡。一八六四年就有一篇報告，討論八個這樣的死亡病例。當時的外科名醫庫柏（Astley Cooper）針對這篇報告公開發表意見：任何一個做這種手術的醫師，都該把紮靜脈的縛線套在自己脖子上！

直到一九一六年，布里根醫院的何曼斯醫師（John Homans）才解開靜脈曲張的謎團。何曼斯是布里根醫院外科四人小組的一員，和齊佛一樣是一般外科醫師。他說，下肢靜脈有兩個系統，一是表淺靜脈系，另一是深部靜脈系，兩者雖是獨立的，但之間仍有互通。❹何曼斯也跟齊佛一樣來自波士頓醫師世家，因此不愁吃穿，畢生都在醫院服務。他的同事多半為人拘謹，他則心直口快，不把傳統看在眼裡，言語機智風趣，笑聲也很有感染力。好幾代的醫學生和住院醫師都深深受他影響。他在一九三一年出版的《外科學教科書》共印行了六版，一直是外科醫師珍藏的瑰寶。

表淺靜脈主幹及其分支在腿部皮膚後方，從腳踝上行，直到鼠蹊部，然後連接深層靜脈，把來自腳、小腿和大腿肌肉和骨骼的血液，往心臟的方向輸送。深層靜脈差不多和拇指一樣粗，共有兩條，分別從左、右大腿往上，在骨盆會合，形成下腔靜脈，把下半身的缺氧血送回心臟。表淺靜脈和深層靜脈都有一連串的單向瓣膜，以防站立時靜脈的靜液壓升高，造成血液逆流。心臟每次收縮會推動循環系統，讓血液往前流動，此外小腿肌肉活動（如走路）時，肌幫浦也會收縮，把血液往上推，靜脈瓣膜就會打開，讓血液流到深層靜脈。而心臟舒張或肌肉放鬆時，瓣膜就會關閉，以免血液逆流。深層靜脈有周遭組織做為支撐，表淺靜脈則因穿行於皮下脂肪，很容易失去彈性而變得粗大。如果靜脈瓣膜閉鎖不全，血液逆流，小腿靜脈就會因為積液日益曲張，下一段靜脈壓力則變得更大，也跟著膨大，致使瓣膜更難密合。經過一段時間，整條表淺靜脈及其分支就會突出，不但影響外觀，還會使人疼痛不堪。如症狀嚴重，可將表淺靜脈中的大隱靜脈抽除，使所有的靜脈血液經由深層靜脈回流，就可杜絕後患。

由於瑪麗的靜脈曲張手術是布里根醫院落成後的第一檯刀，齊佛於是邀請外科主任庫欣前來共襄盛舉。庫欣當時才四十四歲，已是享譽國際的神經外科開拓者。他是布里根醫院從巴爾的摩約翰霍普金斯醫院延攬來的。像他這樣的人才非常搶手，和現在的名醫一樣，是各大醫學院和教學醫院亟欲網羅的超級巨星。庫欣用不久前才問世的刮鬍刀片式手術刀，在病人皮膚上劃下象徵性的第一刀，再由齊佛接手。這樣的儀式在今天的新醫院已很罕見。齊佛在傑克博森的協助之下，沿著腿上做記號的線條切了多道小小的切口，用止血鉗鉗住皮膚和脂肪中出血的血管，再用手裡那捆腸線結紮。齊佛用上幾年前才發展出來的技術，將皮膚底下白白的、管壁粗大的曲張靜脈分段抽離，方式是用一條鋼絲通條由一端插入靜脈，從另一端穿出，通條前頭有個鈕扣，可將靜脈遠端固定於上，再用力將有病的血管拉出。接著，他用一個有把手的小金屬環，套上比較細小、脆弱的血管，從其外圍滑過，以扯斷這些小靜脈周圍的連結，再將其移除，同時用加壓的方式控制出血。腫大的靜脈抽除得差不多之後，齊佛和傑克博森就用腸線縫合脂肪層，再用已穿好線的長針把皮膚縫合好。這樣縫合雖然麻煩，然而即使到了一百多年後的今天，靜脈曲張抽除術還是得這麼縫。

手術團隊把瑪麗的雙腿加壓包紮好，免得腫脹起來，接著就把她推進開刀房旁的一個房間，等她慢慢清醒。觀察之後沒問題，再把她送回病房。瑪麗醒來之後不斷嘔吐。乙醚麻醉難免會有這樣的副作用，但那時還沒有止吐藥可用。術後觀察和照護的重點主要是避免出血、讓斷裂的小靜脈趕快凝血。這種做法一直延續到七〇年代。

實習醫師指導瑪麗，要她在床上躺幾天，把雙腳放在枕頭上，之後才能坐在椅子上，但腳必須放在腳凳上。他還叮嚀瑪麗，要她不要站立，以免血液蓄積在小腿的組織之中，但有時還是要起來走動一下，讓腿部肌肉把血液推向深層靜脈。外科手術最常見的併發症就是傷口感染，幸好瑪麗無此問題。也許這是在新醫院開刀的好處——醫院人少，感染的風險也降低了。瑪麗術後住院十天，在這段期間，病房的人漸漸多了起來，瑪麗也多了聊天的對象。等齊佛確定她恢復良好，就讓她出院回家。這次住院開刀治療肯定是瑪麗一生最難忘的經驗，日後必然會一再提起，開刀當時的恐懼和不適則不復記憶。

雖然那個時期的住院紀錄已找不到了，但瑪麗應該用不著付多少錢，瑪麗的家人也不用幫她付十五至十八美元的每日病房費用——比起來，麻州綜合醫院在一九〇九年收取的每日病房費用為十六點五二美元，翌年則漲為十七點五〇美元。❺醫院之間的競爭已經開始了。

二十世紀中葉的手術

在半個世紀後的一九六〇年代，如果瑪麗的孫女去布里根醫院附近走走，將會發現當地的景觀只有一點小小的改變。那一棟棟三層樓的木屋還在，而布里根醫院已擴大為三百床的醫院，多了一棟三層樓高的側翼，以收治自費病人，增加收入。另外增建的小建築物則是新的實驗室。雖然，住在燈塔山和後灣的波士頓上流階級大都去附近的麻州綜合醫院就診，但由於布里根是哈佛醫學院的建教合作醫院，還是吸引了不少來自波士頓西邊新興市區的病人（從美國其他各州或海外來就醫的病人也愈來愈多）。布里根醫院的創辦人彼得．班特．布里根（Peter Bent Brigham）必然想不到他的慈善醫療事業創立不到五十年，已成為世界知名的醫學中心。當然，有錢的病人希望能享受到尊榮的服務，因此醫院為這些自費病人蓋了側翼。

病房、實驗室和學術研究部門都需要錢，哈佛醫學院無法挹注資金，光是靠布里根先生創院時捐贈的五百萬美元，在六〇年代的美國如何撐下去？收治自費病人於是成了布里根醫院存活的命脈。儘管如此，醫院還是留下半數的病床給窮人，繼續為他們服務。

從一九六五年我在這裡協助的一場手術，可以看出五十年來手術的演進。此時，我在布里根醫院擔任第二年住院醫師。病人名叫約瑟夫，六十八歲，肌肉壯碩，挺著個大肚子。他是一家建設公司的老闆，公司在附近城裡。他工作很拚命，酒喝得兇，也是老菸槍，心肌梗塞曾發作過兩次。由於他老是抱怨胃漲得難受，而且一直感覺肋骨下方「撲通撲通的」，老婆要他去附近的醫師那裡看診。這種情況很常見：男人總是等到老婆下最後通牒，才會去看醫生。醫師注意到他已經咳很久了，還有血壓偏高的問題。雖然腹部觸診無異常發現，從X光片的鈣化病灶可看出他體內最大的動脈，也就是主動脈，異常粗大。由於這條血管已變得脆弱，萬一破裂恐怕會致命，醫師於是建議開刀治療，並把他轉介給布里根醫院對血管重建有興趣的外科醫師，但也先聲明，血管修補還是個新領域，技術尚未成熟，接受這項手術的病人寥寥無幾，因此風險不小。

動脈硬化症主要是指心臟、頸部、腹主動脈、雙腿的動脈因變硬、退化、發炎，致使動脈管壁變得粗糙。至今，還沒有人知道為什麼其他血管，如胸腔裡的主動脈，以及供應上肢和腹部器官血流的動脈通常不會出現這樣的硬化現象。動脈硬化症和家族遺傳有關，好發於六十歲以上的人，特別是長期抽菸或血脂濃度太高者。動脈硬化症有兩種表現型式，有人只出現其中的一種，有人則兩種都有。比較常見的一種是動脈壁因為內、外皆有鈣質沉積，原本平滑、彈性良好、像澆花橡皮管的動脈壁增厚、變得僵硬。在血管特別狹窄之處可能會突然出現栓塞，血液無法通過，得不到血液滋養的組織就會死亡。如冠狀動脈栓塞，心臟得不到血液和養分，就會出現心肌梗塞的症狀；腦部血管栓塞會造成中風；而通往大腿或小腿的主要動脈受阻，腳或腳趾則會壞死。動脈硬化的另一個表現型式剛好相反，也就是血管某處會因鈣化漸漸膨出，變成一個囊。大多數的動脈瘤出現在上腹的主動脈，這段動脈約長十至十五公分左右，位於主動脈發出腎動脈分支與骨盆腔兩條腸骨動脈（髂動脈）分支之間。有時，膝蓋後方的動脈也會出現動脈瘤。我們現在仍不清楚，為何有些硬化的血管口徑會變得狹窄，還有一些則會膨大，只知在動脈瘤形成的過程中，負責血管支撐力與彈性的蛋白質變少了。

在布里根醫院，對血管修補最有興趣的外科醫師是理查・華倫（Richard Warren）。他也出自波士頓醫師世家。華倫家族已有七代是外科醫師，理查是最年輕的一代，有個祖先曾在獨立戰爭中當過軍醫。一八四六年，麻州綜合醫院首度利用麻醉進行無痛手術，主刀者就是理查的某個祖先——約翰・柯林斯・華倫（John Collins Warren）。理查還有一個祖先 J・柯林斯・華倫（J. Collins Warren）是哈佛醫學院外科教授，也是創辦布里根醫院的功臣。理查・華倫從哈佛學院畢業後，曾在劍橋大學修習古典文學，因此常在餘暇把拉丁詩譯為英文。他也喜歡戶外冒險，常駕著船在他位於愛爾蘭海岸（今之麻州南灣）的家和波士頓間來回。他是美國第一個成功移除肺栓塞的醫師。這種血栓通常在腿部的深層靜脈形成，脫落之後順著血流到肺動脈，引發栓塞。他也是一本重要外科專書和一本外科期刊的編輯，在第二次世界大戰之後，促成榮民醫院和波士頓地區教學醫院的合作，以幫助那些在戰場上受傷的軍人和照顧他們的醫師。這項創舉後來成了典範，美國其他地區也開始仿效。

華倫在第二次世界大戰期間曾在歐洲戰場擔任軍醫，戰爭結束後則回到布里根醫院服務。他對動脈硬化的外科手術治療很感興趣。儘管有些同行一直在研究用屍體正常血管取代病變血管的可能性，但他總覺得這是徒勞無功的事。他和其他幾位在美國和歐洲研究血管修補的先驅，已開始用合成纖維來做血管移植的材料。自一九五〇年代開始，已有人採用各種材料來做人造血管，如尼龍、奧綸（聚丙烯腈）、達可綸（聚酯纖維）和鐵氟龍（聚四氟乙烯），只是當時還沒有人知道身體可耐受這種人造血管多長的時間。在血管手術剛發展之時，還是住院醫師的我，就是利用華倫船上舊的尼龍製三角帆縫製人造血管。有時，我們還會加上兩根長條，看起來就像褲管，準備把這人造血管縫在通往下肢的動脈上。

約瑟夫的病房在自費病人的樓層。那裡很幽靜，有大扇窗戶和空調，和老舊的開放式病房截然不同。舊病房人多，只用簾幕相隔，很難保有隱私。約瑟夫的術前準備遠比瑪麗那個年代要周全得多。實驗室技術員依然用人工的方式計數血球數及體內化學物質的檢測，但是由於醫院已引進自動分析儀，已可用機器評估肝、腎等器官的功能。從約瑟夫的檢驗報告看來，大多數的項目都正常，只是因為抽菸，肺容量遠低於正常值。此外，可從心電圖看出他的心臟因為過去心肌梗塞出現的損害。

他在床上安頓好之後，我就去病房看他，為他在病歷上做紀錄，並做身體檢查，前後花了一個小時左右。我們在醫學院老師的嚴格指導之下，早已牢牢記住術前準備該做的事，每次有新的住院病人，就會按部就班做一次，以免漏了任何步驟。首先是問診，我們先問下面幾個問題：主訴、現在病史、過去病史、身體各部位有無異常、家族病史及社交生活史。身體檢查則從頭開始，往下檢查身體各部位，直到腳。這麼做不只有助於了解病人的原發病症，也能得知病人健康的危險因子。在問診之初，約瑟夫看起來很不耐煩，不肯好好回答問題，甚至一臉怒氣。後來，我才發現，這是因為他害怕開刀，加上夫妻關係不佳。他提到自己的酒癮、擔心公司的未來，還有一個兒子老是讓他焦慮。他一開始對我咆哮，其實是為了掩飾他的脆弱和不安。

得到上述基本資料後，儘管我還無法察覺他腹腔裡的組織是否有異常，下一步就是把射線無法穿透的染料注射到他的主動脈，照張X光片，研究疑似有病變的主動脈瘤。動脈造影是二次世界大戰之後問世的技術，已使用了十來年。在此以前，醫師只能藉由身體檢查或觀察X光片上的鈣化斑塊，來推測血管疾病的病灶及嚴重程度。到了一九七〇年代，動脈造影術開始由放射科醫師操作，但在一九六〇年代，還是由外科醫師和住院醫師執行。為了看清約瑟夫的腹主動脈和兩腿動脈，我們把他送進X光室，讓他趴在長長的X光片匣之上。

主動脈是體內最大的動脈，從左心室往上，形成一個彎曲的弓弧形，沿著脊柱下行，穿過胸腔（這段稱胸主動脈），下行到腹腔（腹主動脈）和骨盆區。通常男性胸腔中的主動脈（即胸主動脈）管徑約五公分，女性的略細，而腹主動脈管徑則約為二點五公分。主動脈弓的大血管供給頭部和手臂所需的血液，較小的血管則是肺臟的營養來源。主動脈穿過橫膈膜（分隔胸腔與腹腔的骨骼肌薄膜）之後，即出現通往肝臟、胃、腸和腎臟的各個分支。最後，大約在肚臍處分成左、右兩大分支，也就是髂動脈，血液即由此輸送至骨盆腔器官及腿部。我們特別注意橫膈膜到骨盆腔這一段，也就是腹主動脈的部分。

這是我第一次做動脈造影。我緊張得不得了，手一直抖，汗珠不斷從額頭冒出來。約瑟夫咬緊牙根，準備面對檢查。顯然，他已接受人在教學醫院的事實。他似乎沒注意到我學長就站在一旁，悄悄指導我這個菜鳥。我戒慎恐懼的把一根長約十五公分的粗針慢慢從他背部肌肉插下去，通過脊柱的旁邊。整根針都快沒入肌肉了。這一刻就像永恆那麼長。接著，我感覺到「啪」的一下，針頭穿過厚厚的血管壁，冒出鮮紅的血。至今，我還記得那終於鬆了口氣的感覺。我把很大的一支玻璃針筒接上針，然後用力推活塞，把黏黏的染料打進去。等到時機差不多了，就對X光技術員叫道：「拍！」病人的雙腿感覺熱熱的，顯示染料正在散布。等片子出來後，就可看到從上腹部到小腿的動脈樹。雖然那個時代的X光片品質粗糙，我們仍可看到充滿染料的主動脈在胸腔那一段是正常的，但進入腹部後就鼓脹得很大——差不多跟拳頭一樣粗。

不出幾年，診斷技術就有了大幅進步。病人打了鬆弛劑後，在黑漆漆的房間內，靜靜躺在精密的X光機下方。放射科醫師在病人鼠蹊部注入局部麻醉劑，之後拿著一根粗針，刺進那裡的動脈，再滑入一條長長的、有彈性的導管，使之進入血流，然後看著監視屏顯示的導管位置，把導管推進主動脈，再繼續往上到橫膈膜上方。接著，染料就利用電腦自動加壓裝置快速注入體內。同時，每一秒可拍攝多張的X光攝影也完成了。任何異常皆可看得一清二楚。動脈造影檢查不只可讓醫師看清血管脈絡，從技術來看，也算是相當容易。病人躺在全身掃描儀中，技術員利用點滴將染料注入病人體內，就可進行全身血管造影。掃描出來的圖像不只是像解剖學教科書上的插圖，而且是立體、彩色的——紅色的動脈與藍色的靜脈在黃色組織的襯托下格外清晰鮮明。這種造影檢查不但可使診斷更精確、比較安全，也可減少病人的不適。

儘管手術技術已有很大的進步，但不管在一九六〇年代或是今天，非緊急主動脈瘤修補術的死亡率仍有百分之五至百分之十。如病人還有全身性動脈硬化問題，則術後會有心肌梗塞或中風的風險。❻如不接受治療，動脈瘤直徑大於五、六公分的病人，約有百分之八十可能會在五年內死於動脈瘤破裂。其前兆通常是突發的腹痛或背痛。包覆腹腔大部分器官、並與主動脈相連的腹膜，在動脈瘤破裂早期可能會積聚血液，但腹膜很薄，容易裂開，血液就會突然湧進腹腔。只要一下子，病人就沒命了。曾出任法國總統的二次大戰名將戴高樂將軍就是因動脈瘤破裂猝逝。一九六九年，他在家中書房伏案撰寫回憶錄，突然劇痛襲來，幾分鐘後就一命嗚呼。

在動脈瘤破裂的當下，即使可緊急修補好，仍有半數病人在術後那幾天內可能因為多重器官衰竭而畢命。就算是外科醫師即時控制出血，以人工血管修補破裂的部分，病人還是可能難逃一劫。這時，因大出血，血壓太低，腎臟無法運作，就算輸再多的血，一樣回天乏術。雖則可利用血液透析處理腎衰竭，但病人同時還可能出現肝衰竭、消化道出血等無可逆轉的情況。❼病人的身體就像用紙牌堆砌的房子，一旦崩塌，再怎麼搶救也是枉然。

我就曾碰過這麼一個棘手的例子。病人七十五歲，名叫約翰・凱利。他的動脈瘤破裂，血已湧進腹膜內。儘管腹膜內有積血，由於那顆動脈瘤很大，因此顯而易見。那動脈瘤就在腹腔上部，因在肋骨下方，幾乎碰觸不到。我和幾個住院醫師設法用鉗子夾住位於動脈瘤上方、橫膈膜下方那一小段正常血管。我們拿著鉗子盲目的在病人腹腔的血池中摸索。好不容易夾住了，堵住出血，病人骨盆腔和雙腿動脈又在冒血。我們切開腹膜，才找到裂口。我們好不容易控制住出血，讓麻醉科醫師為病人輸血。至此，我們還抱著一線希望，但這時病人的尿量變得很少。這是個不祥的徵兆。更糟的是，動脈瘤的頸部因病變而變得異常脆弱，我們用合成纖維做的人造血管修補，但縫線一再脫落。最後，病人因失血過多死亡，我手裡還握著那條破爛不堪的血管。至此，我們已奮戰了八小時。

相形之下，約瑟夫的手術並不緊急，過程平順。麻醉之後，就被推到開刀房——也就是五十年前瑪麗接受靜脈曲張手術的那間。到了一九六五年，布里根醫院已有七間開刀房，牆壁都貼上磁磚，地板則鋪著光亮的亞麻地板。所有的桌椅和器械都是不鏽鋼製品。手術檯上方有座附有可調式轉臂的燈，燈光明亮，且可聚焦於手術部位。外牆的大窗戶還在，但手術需要的光線已不再依賴日光，這實在是一大進步。麻醉機可自動混合適當比例的氧和麻醉氣體輸送到病人氣道。手術過程中，從頭到尾，皆利用示波器來監測病人的心跳速率和血壓。這時已有切割或燒灼組織用的電刀，開刀房內有一部供應電刀電流的儀器。還有一部推車，上面擺放著形形色色的手術器械。

由於我是住院醫師當中的菜鳥，也是手術團隊中最沒經驗的，準備工作就由我負責。我在手術的前一晚就去血庫領了好幾袋的血。手術開始時，我也必須把病人所有的X光片都在燈箱上掛好。我把一根導管插入約瑟夫的膀胱，在手術中每隔一段時間就量測一次尿量，並把另一根管子從他的鼻孔插入胃部，使吞進去的空氣或蓄積在胃裡的液體得以排出。接著，我在他手臂兩條靜脈各打上一條點滴，以防手術中或術後需要輸生理食鹽水或輸血，另外在他手腕上的動脈再插入一條管子，直接量測血壓，同時抽取一點動脈血來做血氧濃度分析。

手術和術前準備工作一樣有條不紊，團隊每個成員也都訓練有素。麻醉科醫師（此時麻醉科已自成一科）以點滴中的藥劑讓病人睡著，用肌肉鬆弛劑讓他放鬆，再用呼吸管從口中插入氣管。插好之後，再連上麻醉呼吸器。由於不是用乙醚麻醉，病人不會掙扎，手術也就能進行得更順暢。麻醉科醫師也預先給病人抗生素，以防人造血管材料受到感染，傷口因而發炎、腫脹，縫線脫落。病人的腹部和鼠蹊部消毒完成，我們就用鋪單將他身體其他部位蓋好。那時，病人穿的袍子和床單仍是布做的，但手套和紗布都已改用拋棄式產品。開刀房內還有兩部抽吸器，以吸除手術中出血，維持手術視野清晰。

主刀醫師和資深住院醫師用電刀切開病人腹部，從胸骨切到恥骨。儘管電刀可同時將小血管燒灼止血，但比較大的血管仍需綁起來。這時，我得幫忙拉鉤（這實在是件苦差事），用一支牽引器撐開厚厚的腹壁，再用另一支拉開肝臟和腸子，主刀醫師才看得到動脈瘤。腸子可用布質敷料擠壓到一邊，以露出整個手術部位。這時，如果病人的腹壁還有點緊張，麻醉科醫師就會多加一點肌肉鬆弛劑。接著，開刀醫師仔細查看整個腹腔內的臟器和組織，看是否有其他異常。確定只有動脈瘤的問題後，他們小心翼翼的把瘤與周圍組織分離，也得把後方的血管一一結紮起來。有條從血管瘤表面通往大腸的血管也不得不切斷。由於還有其他血管可供應足夠的血液給大腸，因此切斷這條無妨。

這位病人的血管瘤真是一大奇觀，直徑有十二點七公分，長達十五公分，會隨著心跳擴張、收縮。儘管我只負責讓開刀醫師看清楚手術部位，看到這麼大的血管瘤，不由得憂心忡忡。即使我後來開了幾十檯這樣的手術，每次仍然很怕血管瘤會像炸彈一樣在我手中爆裂開來。二十世紀醫學教育泰斗、名列約翰霍普金斯醫學院創院教授之一的歐斯勒爵士（Sir William Osler）曾言：「在所有的疾病當中，最能教臨床醫師懂得謙卑的，就是主動脈瘤。」這句話至今仍迴蕩在我耳際。

華倫用無創傷性組織鉗，夾住動脈瘤頸及未受牽連的血管。這樣很安全，因為腹腔內還有小血管仍可在手術中供應下肢需要的血液。接著，華倫慢慢移除整個動脈瘤，再用口徑與長度剛好的人造血管與這條破了個大洞的動脈接好，再用已穿好絲線的半圓針縫合。那時，雖已有人工合成單股縫線，既平滑、有彈性、較不會引發組織發炎反應，也可直接用於拋棄式手術縫針，然而並不普及。現在看來，絲質縫線的確有限制。絲線是多股編織而成，縫隙容易有細菌殘留，再者病人體內的白血球可能會視之為異物，加以攻擊。縫合人工血管與動脈的縫線也有可能在幾年後裂開，動脈血就會不斷流出，在皮下形成搏動性腫塊，也就是「假性血管瘤」。假性血管瘤也會逐漸膨大，甚至破裂。這時就必須再次以人工血管修補。這種手術有相當高的風險和難度，因為前一次手術之後，修補處已形成厚厚的結痂組織，再次手術會很難切開。

華倫鬆開了鉗子，粗大的縫針穿過鈣化動脈壁的針口，冒出不少血，要過一會兒才會凝血。方才切到的小血管也開始出血。儘管我們已盡可能控制出血，仍需給病人輸四袋血——這樣的輸血量還算正常。我和資深住院醫師將腸子歸位，然後縫合腹壁。整檯刀花了將近五小時。術後，約瑟夫情況穩定。由於恢復室很小，需要用呼吸器的病人把所有床位都占滿了，我們只好把他送回手術樓層，讓護理師密切監測他的生命徵象，也注意尿量是否正常。那時，加護病房的概念才剛成形。儘管靜脈瘤修補術後還有不少危險因子，約瑟夫還是順利恢復，食量和活動量漸增，十天後就出院了。他平平安安的過了四年，之後因心肌梗塞突發才撒手人寰。

約瑟夫的手術和住院費用大抵由醫療保險公司支付。現在沒有任何醫院行政人員可以告訴我半個世紀前動脈瘤修補術的費用有多少，那個時代也還沒有電腦可以儲存資料供日後查詢。我只知那時在布里根醫院單人病房費用已達每日一百美元，大部分醫院也是如此——不只醫護人員覺得不可置信，病人也極為驚愕。

二十一世紀初的手術

像我們這樣在一九六〇年代行醫的人，很少人可以想像，疾病型式的變化、新觀念的出現以及設備器材的創新，對傳統處理疾病的態度與方法、診斷工具和手術技巧，造成什麼樣的挑戰。醫學演化的腳步要比我們想的來得快。

二〇〇七年，雪莉・賴文因為肥胖問題來布里根醫院接受治療。以前，我們真的想不到肥胖會是一種疾病。三十七歲的雪莉和當會計師的先生及十歲大的女兒住在波士頓南郊。從小，家裡就有很多吃的東西。她父親是個石匠，這是相當耗費體能的工作，因此胖不起來，但她的母親和姊妹都很胖。雪莉一直有過重的問題，她還記得小時候常因此被同學嘲笑。婚前她的工作是接線生，鎮日坐著不動，體形也更加龐大。生下孩子之後，體重又再攀升。她試過很多減肥法，都只有一時的效果，最後還是復胖。現在，她的體重已逼近一百六十公斤，稍微動一下就氣喘吁吁，無法做家事、照顧家人。她因為肥胖而陷入憂鬱與羞愧，很少外出，身體也開始出現一些毛病，連動一下都很困難。乳房、腹部和鼠蹊部的肥肉一圈又一圈，皮膚皺褶處總是濕濕的，不時因感染而發炎。只要走幾步路，臀部和膝蓋就會痛，有一個腳踝的皮膚潰瘍一直好不了。診所醫師告訴她，她的血糖很高，已罹患糖尿病。她覺得自己活得好辛苦。

雪莉睡覺的時候鼾聲很大，有時會因呼吸急促而驚醒，甚至還會呼吸中止，把她先生嚇個半死，她只好坐在椅子上睡，幾乎從早睡到晚。她愈來愈擔心，於是又回診所求診。醫師知道她的睡眠呼吸中止症源於過度肥胖，於是幫她轉診到布里根醫院，請年輕的外科醫師羅茲（David Lautz）評估是否可為她進行胃繞道手術。羅茲完成五年的外科訓練之後，再花一年當研修醫師，專攻減肥手術。近年，由於肥胖人口急遽增加，利用外科手術巨量減重的減肥方式應運而生，以改善病人生活品質，減少死亡率。羅茲醫師就是這個新領域的專家。

病態肥胖是指：體重至少是正常體重的兩倍、或多出四十五公斤以上。在一些已開發國家，病態肥胖已成為流行病。美國約有一億人（約占總人口的三分之一）已嚴重超重，病態肥胖的人約有五百萬到一千萬。[8]

肥胖衍生出的醫療費用和經濟損失，每年大約耗費美國幾近一千億美元。有病態肥胖的不只是中年人，國小學童、青少年、年輕人和老年人都受到波及。[9]現代人體重失調如此嚴重，主要源於缺乏運動、以車代步、每天長時間看電視，以及在學校或速食店攝食過多高熱量垃圾食品。肥胖已成重大公共衛生問題，既影響目前的生活品質，長期下來也會引發其他疾病。預期壽命可能會減少七年之多。肥胖已嚴重到使人無法忽視，如法國和英國政府和產業皆積極改變兒童的飲食習慣。美國政府也在輿論的壓力下限制學校不可供應某些食物。美國第一夫人蜜雪兒・歐巴馬推動的「Play 60」活動（鼓勵孩子每天至少要活動六十分鐘），也讓人注意到兒童肥胖問題。

雪莉初次前往布里根醫院減重中心參觀時就遇見羅茲醫師，之後參加減肥教室的課程，聽專科護理師詳細講解減肥手術的各個層面，包括在什麼樣的情況下可接受手術，或是還有其他減肥方式可以嘗試；術前需要哪些諮商；每種術式的風險與優點；以及術後長期追蹤檢查的必要性。雪莉等病人也知道減肥手術的療程都有嚴格周密的規定，並得知在美國，每年約有二十萬位病人接受手術改善肥胖問題。二十萬這個數字儘管看似很多，但還是不到合乎手術條件者的百分之一。最後，每個想接受這種手術的人要個別與減重中心的行政人員洽談，以了解保險給付範圍的細微差別和複雜度。

不久，雪莉回到減重中心接受更進一步的評估。她先填好一份電腦表格，詳述自己的病史，然後接受醫師助理的訪談，以了解她的體重增加模式、曾試過的節食法，以及目前因肥胖出現的健康問題。這位助理接著幫她做詳細的身體檢查，並開立一系列的檢驗。（由於住院醫師工作繁重，目前又有多變的工作時數規定，因此術前評估都不是由他們做，和以往不一樣。）最後，羅茲醫師與雪莉做進一步的討論，並回答她其他的疑問。雪莉說，她已經無法忍受目前的生活，拜託羅茲醫師為她解決肥胖問題。她後來說，她對減重中心提供的訊息很滿意，覺得院方的評估很周全，也感謝羅茲醫師對她的關注。

根據減肥中心團隊的評定，雪莉的確適合接受減肥手術。接下來，她必須接受精神科的評估以及營養師的詢問與輔導。雪莉胸壁和乳房的重量使她呼吸困難，因此她還需要接受睡眠評估，以了解她的呼吸中止症有多嚴重。由於雪莉曾吃過一種食欲抑制劑，此藥因為有心臟瓣膜受損的副作用，在一九九七年下架，所以她還需接受心臟檢查。她已有膽結石，術後體重遽降可能會出現更多膽結石，因此也必須接受放射科醫師的檢查。每位會診醫師除了把最後評估報告交付羅茲醫師，也得寄一份給保險公司以供費用審核。

雖然也有青少年在這個減重中心接受手術，大多數的病人還是像雪莉這樣的中年人。通常他們的體重已超過一百三十五公斤，合併高血壓、高膽固醇和糖尿病等問題。這些病人因為久坐不動，容易出現腿部靜脈血栓以及後續的皮膚解體，髖關節和膝關節受損的風險也大幅提高。再者，麻醉的風險也不小：病態肥胖者因頸部短、脂肪多、舌頭肥厚，不容易看到喉頭，麻醉插管難度很高。此外，由於肺功能不佳，術後可能必須長時間使用呼吸器。減重成功之後，病人還得下定決心，此生都得嚴格控制飲食，並持之以恆的運動，以免前功盡棄。胃繞道手術雖然已是目前美國最常施做的減肥手術，卻不是萬靈丹。

減重團隊用圖片為雪莉講解胃繞道手術的步驟：一般而言，主刀醫師用傳統開腹術或使用侵犯性最小的腹腔鏡手術進入病人腹腔，然後將胃分割成兩個部分，上部的胃囊很小。因此，病人只要吃少量食物就有飽足感。正常的胃能容納一千四百毫升的食物，但胃繞道手術分割出來的小胃囊只能容納一百一十至二百二十毫升。

在多數情況，外科醫師使用傳統剖腹方式、或以微創腹腔鏡技術進入病人腹腔，把上方一小部分胃與其餘的胃分離，並釘合成一個胃小囊。然後將小腸於十二指腸下方切斷，與小胃囊相接，好讓吃入的食物一下子就能到達小腸中段。最後，醫師把切斷的小腸另一端（與胃連接的十二指腸）與中段小腸相接，可讓較大但沒有功能的胃、以及胰臟與肝臟的分泌物排入小腸。[10]病人在術後兩年中過多的體重，通常可減少百分之六十至百分之七十。

減重中心的指導員也告訴雪莉，除了胃繞道手術，還有胃束帶手術可供選擇，也就是利用可調節的橡皮束帶環繞在胃的上方，就好比拿根橡皮筋紮在氣球的一端一樣。外科醫師將束帶紮緊，把胃上部與其餘部分分離，再如前述方式重新連接小腸。這種減肥手術無須以手術將胃分離，做起來最簡單，但成效不如胃繞道手術，不時需要重新調整束帶的張力。儘管如此，食品暨藥物管理局最近還是核准了這項手術。這適合肥胖程度沒那麼嚴重、可慢慢減肥的病人。此外，還有一種沒有提供給雪莉的做法，是讓病人吞入氣球，然後將氣球充液脹大，占據胃內部空間。一般而言，氣球可留置在病人胃部幾個月。這種非侵入性的減肥法在歐洲比在美國流行。[11]

雪莉和手術團隊都知道，手術用自動縫合釘，要比傳統縫線來得方便。胃壁和腸壁都有三層：最外層平滑、晶亮，可讓胃腸道在腹腔內自由移動；中間是厚實的肌肉層，會收縮或擴張，把食物往前推；最內層則負責消化和吸收，把養分送到血液中。自從十九世紀末開始，治療胃癌或胃潰瘍的外科醫師通常用兩階段的縫法：先將胃由內往外翻，用可吸收的縫線縫好厚厚的胃壁，縫好後再翻回來，用絲線加強最外層，以防滲漏，也可避免與鄰近的組織發生沾黏。近二十年來，自動縫合釘漸漸取代縫線。如利用腹腔鏡，就可用長手柄經由小小的孔洞（直徑〇點五至一點五公分）把自動縫合器送進腹腔。早在一九六〇年代末就有外科醫師使用的原始自動縫合器，經過半個世紀的改良，已成為非常實用、普遍的手術器械。例如，有些自動縫合器可自動完成切割與縫合的步驟，要比用手術刀切割、用線縫合省時。整體而言，這些利器大大提高了傳統手術的效率。⑫

護理師也對雪莉及其他病人講解各種術式的差異。如接受傳統開腹術，由於切口很長，術後會比較疼痛，特別是身體移動或咳嗽時。住院期間可能長達一個星期或是等到可正常進食、也能照顧自己的時候。之後的六週，病人不能提重物，也不能開車。此外，脂肪層或皮膚與腹部肌肉組織之間也可能出現感染。手術切口出現疝氣的風險可能高達百分之二十，而疝氣修補通常會很麻煩。因此，以胃繞道手術而言，選擇傳統開腹術的病人愈來愈少，執刀醫師也傾向採用腹腔鏡手術。由於雪莉已超重九十公斤，如要接受手術，侵入性低的腹腔鏡手術當然是她的首選。她在術後兩天內就可出院，幾乎不會痛，很快就可像正常人一樣活動，而且幾乎沒有切口疝氣的風險。

儘管胃繞道手術的死亡率很低（大約只有百分之〇點二），手術併發症風險仍約有百分之七，相形之下，傳統開腹術的併發症發生率則為百分之十四。如有出血、滲漏或縫合釘沒釘好，醫師都必須再度打開腹腔解決問題。偶爾也會出現長期的副作用，如腸阻塞。此外，由於胃的結構已經改變，也可能使重要礦物質（例如鈣）的吸收受到抑制，最後衍生出骨骼方面的疾病。因此病人在考慮是否接受減肥手術之時，必須衡量多個層面，包括生活品質的改善程度、日後的健康、手術併發症以及日後可能出現的代謝障礙等。

侵入性低的腹腔鏡手術日益普遍，已經改變了整個外科手術的領域與外科醫師的養成教育。[13]以外科手術而言，腹壁顯然是一大障礙，不但阻隔了內在器官，也無法操縱內部結構。為了進行手術，不得不開一個很大的切口。反之，腹腔鏡手術醫師藉由腹部孔洞置入腹腔鏡鏡頭，便可利用監視器窺視腹腔，並在另一孔洞置入手術器械，在光源穩定的冷光系統照明下，進行手術。腹腔鏡手術可說開啟了微創手術的新紀元。

其實，古代醫師已有內窺鏡的想法，也就是利用病人身體孔洞，窺視內部以做診斷或執行簡單手術。古希臘就有醫師曾把短短管子插入病人肛門，以診斷痔瘡和瘻管。然而，到了十九世紀初，歐洲的醫學研究者才藉由燭光的反射，從病人的膀胱、直腸或胃插入硬硬的管子，以窺視身體內部。到了十九世紀中葉，又有人利用松節油和酒精燃燒產生的火焰來做光源，並在管子上加上透鏡，以集中光線。接著，稜鏡又使人得以從不同角度觀看。光源也有了改善，從火焰改為尖端發熱的白金絲，後來又出現迷你燈泡。

到了一九一〇年，有位瑞典醫師率先把這種附有內窺鏡的管子插入病人腹壁，因而得以檢查胃腸等臟器。「腹腔鏡」之名於焉誕生。之後，有幾個臨床團隊開始研究用腹腔鏡操弄體內構造，也就是從腹部上的一個孔洞把鏡頭置入腹腔，再用另一個孔洞插入長長的器械。像這樣一手拿接目鏡，另一隻手操縱器械，就可進行肝臟組織切片。到了一九五〇年代，影像已可藉由攝影系統傳輸到監視器的螢幕上。攝影機可由助手拿著，醫師就能用雙手操縱手術器械。婦產科醫師利用腹腔鏡已有數十年的歷史（譯注：應用範圍從結紮、子宮內膜異位燒灼、骨盆腔沾黏之剝離，到試管嬰兒、子宮外孕手術、卵巢良性腫瘤切除和輸卵管造口等）。一九八七年，法國醫師穆瑞（Phillipe Mouret）完成第一例腹腔鏡膽囊切除手術。

儘管法國、德國、美國有些醫師對這種新手術的興趣逐漸增加，特別是自行開業醫師，然而因為腹腔鏡手術的學習曲線很長，大多數醫師並不怎麼熱中。老一輩的外科醫師在這種手術問世之前已完成訓練，他們專精的是傳統開腹術，會覺得腹腔鏡手術很難，甚至感覺自己的手術技巧受到挑戰。反之，在電腦及電動遊樂器時代成長的年輕醫師，手眼協調性佳，對這種新手術接受度很高。事實上，病人都希望接受微創手術，傷口比較小、比較不會疼痛、住院天數短，術後不久就能恢復正常生活，所以腹腔鏡的運用愈來愈廣。

在此同時，醫療器材廠商也設計出愈來愈精良的器械，使手術更精準、安全。腹腔鏡手術一般會打三到五個孔洞，分別置入鏡頭和手術器械，已有人再創新，將之縮減成單孔手術，只透過肚臍的孔洞來窺視並進行手術。傷口很小，癒合後幾乎看不出來。但是如果必須伸入一隻手用以固定或牽引特定組織，或是要切除腎臟、胰臟或部分直腸，腹壁就得再多切一個五公分長的開口，但這影響不大。目前，在所有的腹部手術之中，利用腹腔鏡的微創手術約占百分之三十到四十。就連胸腔手術也漸漸採用內視鏡（即胸腔鏡手術）。也有醫師利用這種技術，經由腋下切口進行甲狀腺切除術，以免在病人脖子上留下明顯的手術疤痕。

腹腔鏡手術和傳統開腹術截然不同，訓練需要花很長時間。近年來已有很多醫學中心提供訓練課程給外科住院醫師和專科醫師。受訓醫師除了符合訓練時數的要求，還必須在指導醫師的監督下完成十檯腹腔鏡手術，才能得到資格認定。儘管標準嚴格，腹腔鏡手術也和一般手術一樣有風險，病人在接受手術之時，可能出現心肌梗塞或肺栓塞（機率小於百分之五）。即使醫師很有經驗，處理非常普遍的腹腔鏡膽囊切除術時，手術過程中仍可能傷到重要的鄰近組織（機率為百分之〇點三至百分之〇點五）。腸子的連結處也可能滲漏，沒控制好的血管則會出血。總之，腹腔鏡手術並不容易，也不是萬無一失。

大多數接受腹腔鏡手術訓練的醫師，一開始都是在實驗室裡練習。一旦他們熟悉手術器械和操作技巧，就必須從平常的立體視覺習慣監視器上的平面影像。這需要練習，因為他們只看得到監視器上的影像，無法區分手術組織的深淺。很多人都曾在活體動物上練習，如豬隻，有時則利用紙箱做的訓練箱或很逼真的塑膠或橡皮假人。以訓練箱而言，指導醫師會在箱頂內面釘一塊塑膠皮代表腹膜。學員先學習從箱外經由這個假的腹膜插入器械，然後在箱子裡面的模擬器官或組織的一塊海綿上，練習切割與使用縫合器。至於假人就是非常昂貴的教具了，可完全模擬複雜的手術過程，極有真實感。假人的腹壁上有孔洞，而腹腔內的器官一樣擬真。這些教具效能驚人，對學員幫助很大。

雪莉在預定手術那日清晨五點來到醫院。她幾個小時前就醒了，準備接受這項複雜而有潛在風險的手術。醫院大廳空蕩蕩的，只有小貓兩、三隻睡眼惺忪的在一旁的自助餐廳買咖啡。她在先生的陪同下辦好住院手續之後就坐上輪椅，由勤務員推到地下一樓的手術準備區。這個區域可不像一百年前那麼狹窄，畢竟現在已有四十間開刀房，所有即將接受手術的病人都在這裡等候。她在簾幕後換好衣服，跟先生說再見之後，兩位護理師協助她躺上一張特大號的推床。不久，麻醉小組就來跟她打招呼，在她手臂上打上點滴，幫她注射鎮定劑。

接著，她就被推進開刀房。裡面少不了光潔的磁磚、不鏽鋼燈座以及複雜的監視儀器。手術團隊把她抬到名為「海克力士」的手術檯上——這是特別為肥胖病人訂做的，不但寬大得多，支撐力也比較強。他們利用轉位床單，小心翼翼的把她從推床水平移到手術檯上。一位護理師幫她套上空氣脈動靴，透過間歇性充氣，擠壓靜脈，以幫助靜脈血回流，如此就可避免血栓形成和肺栓塞。麻醉科醫師還打了少量的抗凝血劑，以防萬一。她在接受強效安眠藥注射後，沒幾秒就失去意識，麻醉科醫師再用另一種藥物，讓她肌肉完全放鬆，以進行氣管內插管。由於她的脖子短，脂肪又特別厚，插管有點難度。然後麻醉科醫師幫她接上呼吸器，正如半世紀前接受動脈瘤切除術的約瑟夫。接著，麻醉科醫師用一根導管插入她的手腕動脈，以量測血中氧和二氧化碳的濃度。住院醫師則將一根導管插入她的膀胱，另一根導管插入她的胃，幫她在手臂上打上點滴，然後為她進行皮膚消毒，再用無菌、可拋棄式的紙製鋪單覆蓋她的身體。很多手術用品早就改為拋棄式的，如袍式隔離衣、手套、刀刃等，甚至包括一些腹腔鏡器械。

羅茲醫師小心的用尖銳的器械刺入雪莉的腹膜腔，以免傷到下方的腸子。接著，將一支導管插入腹腔，灌入空氣，以抬高腹壁，使之與下方器官分離。然後以套管置入前端有廣角鏡頭的迷你攝影機，並從上腹左、右兩側各置入兩支套管，再從套管插入器械。助手握著有長手柄的抓取鉗，看著牆上的大型監視器螢幕，將肝臟、大腸從小腸和胃那裡拉開。於是，手術視野清晰無阻隔，羅茲醫師得以精確切割組織、結紮血管。他先用自動縫合器把小腸切斷，用釘子封好；然後用類似但大號的縫合器在胃上部，分離出一個小胃囊。除了釘子外，他還用絲線縫合，使釘合處更加牢靠。然後他再用另一種縫合器，把切斷小腸的一端與小胃囊連接，另一端則與正常腸道相連。他從胃管注入液體和氣體，測試縫線，確定沒問題後，手術團隊就開始縫合腹壁和皮膚的小切口。縫好後，就把雪莉送到恢復室。在手術過程中，出血量極少。

雪莉術後恢復得很快。三年後，她回減重中心做追蹤檢查。她告訴醫護人員，她就像獲得新生。的確如此。她的糖尿病好了，血壓降到正常，血糖值、膽固醇、血脂肪也都下降。她現在重六十三公斤，有精神和氣力照顧孩子，也能參加社區活動。由於她已瘦了將近一百公斤，肚皮變得像沙皮狗一樣鬆弛，於是又接受兩次手術，切除多餘肚皮。拜胃繞道手術之賜，她終於得以享受人生，因此滿心感謝。每次去羅茲醫師那裡回診，都再三對他表示謝意。由於她的肥胖問題已嚴重危及健康，醫療保險公司批准了她的手術申請，為她支付手術及住院費用，總計四萬五千美元。

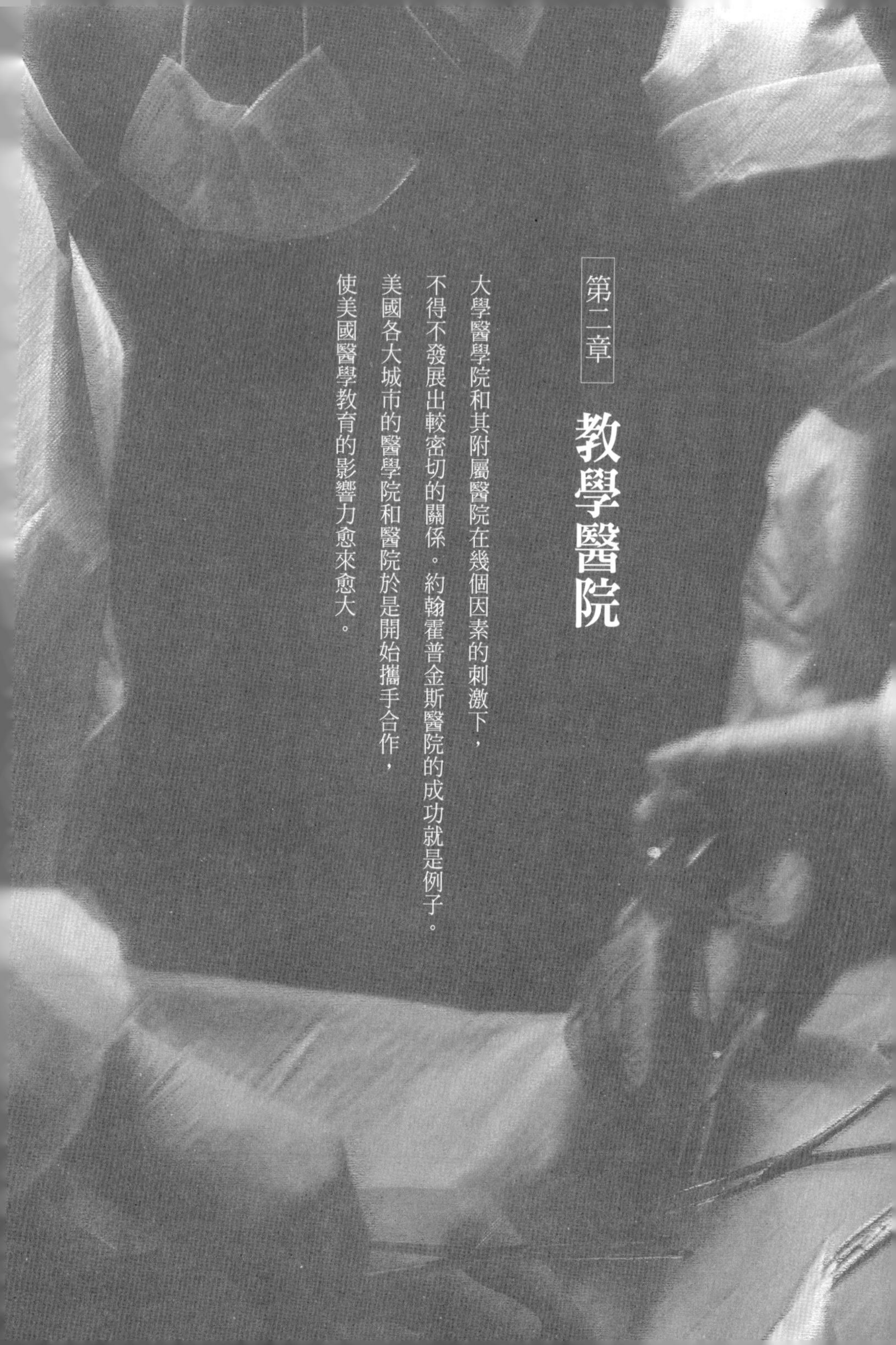

第二章

教學醫院

大學醫學院和其附屬醫院在幾個因素的刺激下，不得不發展出較密切的關係。約翰霍普金斯醫院的成功就是例子。美國各大城市的醫學院和醫院於是開始攜手合作，使美國醫學教育的影響力愈來愈大。

瑪麗要去醫院住院開刀那天，她走出家門，從一條坡路往下走。街上人車稀少。一部街車噹啷噹啷駛過。這裡有一家護理學校是最近才成立的。瑪麗在學校附近過馬路，很吃力的走上一條坡路，經過醫院前的門房走向主建築，建築正面有一排雄偉的多立克式柱子。她推開大大的玻璃門，步入牆面鑲嵌著白色木板的圓形大廳。抬起頭來可看到兩邊有挑空走廊，圍以鑄鐵欄杆。走廊通往各科診間。

一個身材高大的女人，就站在半圓形桃花心木做的接待桌後方，協助病人和訪客，指引方向。最早在布里根醫院服務的一位外科醫師還記得這位接待員卡爾太太：「她個子很高，相貌福泰，胸部偉大，頂著王妃般的髮型，講起話來聲音很有威嚴。」❶她和瑪麗打過招呼後，就叫負責接住院病人的護理師過來。護理師簡單詢問瑪麗幾個問題，就帶她到病房。

布里根醫院剛開張，第一位病人走進來的時候，大廳空蕩蕩的，但是在接下來的幾個星期和幾個月，住院病人漸多，大廳也變得門庭若市。

每天下午一點整，訪客皆在大廳集合，聽院方解釋其住院親友的情況。卡爾太太必須確認醫院裡的四位資深住院醫師都在場，以答覆病人親友的問題。探病時間在下午兩點整。她會打開門，讓訪客魚貫入內，進入通道。病房和診療室分布於通道兩側。通道南端覆蓋著紫藤蘿蔓，直通戶外。這裡雖然夏日氣候怡人，冬天則時常漫天雨雪。醫療人員如果要到各病房查看，碰到天候不佳則苦不堪言。有人說，這家醫院的建築師雖曾獲獎，但絕對沒在冬天待過新英格蘭。❷直到一九六〇年代，南端才築起一道外牆。此外，許多人認為醫院建築群的某幾棟在蓋好時已經趕不上流行了。

瑪麗與其他住院病人很快就發現，雖然醫院的人做什麼都慢吞吞的，但環境還算舒服。這裡有四間圓形的大型開放病房，每間各有三十床，病房之間有草坪、果樹和網球場相隔。如果天氣好，護理師會把挑高天花板上的天窗打開。自費病人住的二樓病房有木隔板，再加上簾子，因此能享有隱私。他們還可在旁邊的門廊曬太陽。

這家新醫院有一點讓人不解：病人一住進來，就發現沒衣櫃可以掛衣服以及存放私人物品。表面上看來，這似乎是醫院的疏忽，其實建築師是故意這樣設計的。顯然，他擔心護理師小姐可能會無法抗拒某些男病人的引誘。為了杜絕任何機會，索性不放置大型衣櫃。[3]

瑪麗出院那天，兩個開電動救護車的彪形大漢擠在前座，後面坐著瑪麗以及幾位要回家的病人。他們在車子旁邊的門上掛了個大銅鈴，兩人輪流開車，車子一邊行進，一邊以鈴聲示警，要車輛和行人讓路。

堅硬的橡皮輪胎套在木頭輪輻上，車子因此顛簸得厲害。救護車的電池不夠力，碰到上坡路爬不上去，其中一個壯漢就得下車幫忙推。到了下坡路，他們還得把一根鏈在車架上的大木頭從車旁丟下去，以免車子衝太快，剎不住。由於醫院在一九三九年把電力系統從直流電改為交流電，這部老爺車無法充電，只好作廢。

布里根家族的善行

哈佛醫學院創立於一七八二年，在波士頓有好幾個校區，各校區離劍橋查爾士河畔的校本部和研究所約有五公里。❹哈佛醫學院在一百週年校慶之際搬遷至市區的另一個校區，然而教授和學生都知道這個新校區不但實驗室空間有限，也沒有多餘的校地可擴建。就連課程安排也引發不少爭議。有些教授很重視基礎科學，堅持學生應該學習化學和生理學，但是另有一些教授不以為然。

哈佛醫學院向來由波士頓醫界幾個大老掌控，這些大老都是自私自利的傢伙。一八六九年，來自麻省理工學院、身兼數學家與化學家的查爾斯・艾略特（Charles William Eliot）當上哈佛大學校長，大刀闊斧進行改革，終於為哈佛帶來新氣象。在那個年代，醫學院都是學店，只要是富家子弟都能用錢換得一紙文憑，學生素質堪慮。❺其實，艾略特早就注意到這個令人憂心的現象。他曾說：「一般美國醫學院畢業生，知識、能力都大有問題，想到這群庸醫拿到文憑之後就開始執業，就不由得讓人頭皮發麻。」❻

在波士頓，如波士頓市立醫院（一八六四年創立）和兒童醫院（一八六九年創立）等較新的醫院和麻州綜合醫院一樣，堅持行政獨立，以及有人員任用的自主權，而哈佛醫學院的臨床師資端賴這些醫院的決定。用人唯親的現象很普遍。艾略特針對課程和財務進行一系列的改革，以提升醫學院的水準，期待帶動醫學教育革命。他破天荒設定嚴格的入學標準，安排嚴謹的核心課程（計劃在三年內上完），而且堅持學生參加筆試。儘管來自麻州綜合醫院的保守派在一位外科醫師的強勢領導下，與其他教授聯手反對艾略特，他還是不肯讓步，雷厲風行，哈佛醫學院的學術表現因此得以讓人刮目相看。

一九〇〇年，艾略特及其顧問得知波士頓市中心西邊長木區有一塊九點三公頃的土地可能求售。此地名稱源於拿破崙被放逐到聖赫勒拿島的住所長木園。由於醫學院及所轄的大學醫院規模漸增，艾略特等人不得不尋覓更大的校地，以利未來發展。當時，巴爾的摩的約翰霍普金斯大學也走上類似的發展路徑。長木的確是個好地點，緊臨人口日益成長的市中心，交通便利，而麻州綜合醫院則在波士頓的另一邊，不會太近。❼

儘管哈佛校方承諾全力支援這個案子，有史以來第一次不對投資金額設限，但從購地、建築到設備的購置恐需好幾百萬美元，即使哈佛每年都能獲得不少捐款，還是不足，艾略特不由得憂心忡忡。幸好此時是募款最佳時機。二十世紀初，美國轉為工業化國家，經濟飛快成長，企業和金融巨頭聚斂了大量財富。波士頓和紐約有好幾位富豪在慈善家和企業家的鼓舞之下，對哈佛大學慷慨解囊。艾略特終於如願買下校地，也著手設計新校區。哈佛醫學院新大樓及其中庭在一九〇三年動土，大樓使用的義大利大理石則是以極低的價格從紐約市立圖書館買下。圖書館因為這批大理石顏色不對，全數棄用。哈佛醫學院新建築群於一九〇六年落成。

對哈佛醫學院很多教授和支持者來說，如果能有一家附屬醫院當然再好不過。這時，他們在偶然間得知，波士頓有位名叫彼得．班特．布里根的商人在二十五年前立了遺囑，指明交付信託管理的龐大遺產必須用於設立慈善醫院，以救助窮人。彼得．布里根一八〇七年生於佛蒙特貝克斯菲德的一戶農家。父母本是麻州人，十年前遷至該地。布里根家境小康，而且重視教育，家中有間圖書室，也訂閱波士頓的報紙。但是一八一八年彼得的父親尤里亞過世後，一家人的生活隨即陷入困境。胸懷大志的彼得在十七歲那年騎馬前往波士頓闖天下。他的鞍囊裡只有幾項隨身用品和十四塊錢，打算到了波士頓就把馬和鞍囊賣掉，然後把錢寄給母親。結果，這匹馬走到半路腿就跛了，彼得於是用六塊錢和殘廢的馬跟一位牧師換他的老母驢。不幸，母驢沒多久後也跛了，彼得只好在運河的一艘船上工作，籌措旅費。等他好不容易徒步走到波士頓的時候，已身無分文。

為了討生活，他用手推車叫賣生蠔和鮮魚。那裡盛產生蠔，當地的人又很愛吃，他賣力工作了一陣子，就得以在附近一家旅館裡頭開設生蠔吧。他刻苦耐勞，努力儲蓄，終於買下一間餐廳，經營得有聲有色。他有投資的眼光，加上出手謹慎，從波士頓房地產交易賺了不少，還當上麻州北部一家鐵路公司的董事。他成了百萬富翁，坐擁波士頓市中心的豪宅。儘管他是個單身漢，然而生活嚴謹，無不良嗜好，也不碰菸酒。他的正直和熱心公益在波士頓有口皆碑，官員因此常向他請益，聽取他對市政建設的意見。或許因為出身貧寒，他總是不遺餘力幫助貧苦的人，而且勇於高聲反對奴隸制度。他終身未婚，也無子嗣，遺囑執行人在他的遺物中發現兩份作廢的遺囑，皆立於一八六二年，欲將其大部分遺產用於為黑奴爭取自由和更進一步的權利。[8]最後一份遺囑在他一八七七年過世之後正式生效，則言明大部分的遺產將交付信託保管，在二十五年後用來設立一家濟助波士頓貧民的慈善醫院。這個決定讓他一些滿懷期待的親戚落了空，為之大動肝火。他也捐了一些錢給貝克斯菲德的學校，用以改善師資和設備。他有個姊姊和幾個好心的親戚也共襄盛舉，共同出資購地，在貝克斯菲德的故鄉設立布里根學院（Brigham Academy），讓貧苦人家的小孩得以就學。儘管已不再招生，這所有百年歷史的學校建築依然屹立在原地。

彼得．布里根的善行也激勵了幾個家族成員起而效尤。他的餐廳開張不久，一個姪子就離開佛蒙特來餐廳幫忙。這姪子和他一樣為人誠正、急公好義，存了錢、開了旅館，也從房地產投資致富，最後也拿出巨資成立一家為關節炎病人服務的醫院。這家醫院名為羅勃．布瑞克．布里根醫院（Robert Breck Brigham Hospital），成立於一九一四年。七十五年後，這兩家鄰近的醫院與波士頓婦女醫院合併，成為布里根婦女醫院（Brigham and Women's Hospital）。

對哈佛理事會的成員而言，彼得．布里根的信託基金就像紅蘿蔔在前方引誘，於是他們在一九〇七年和布里根的遺囑執行人洽談，看是否有可能合作，為哈佛醫學院創建一所附屬教學醫院。[9]執行人同意這個合作計畫，但堅持醫院的運作必須完全獨立。此事曝光之後，波士頓議會大廈傳出不平之鳴。議員先生質疑這筆錢名義上雖是用來幫助窮人就醫，提供醫學生和住院醫師臨床學習的機會，然而最後的獲利者可能是哈佛。這可是全體市民不樂見的。年輕市議員柯里（James Michael Curley）還為此事把哈佛大學告上法院，最後則以敗訴收場。

柯里後來當上了波士頓市長，接著又更上一層樓，成了麻州州長，但功過參半。

哈佛醫學院設立教學醫院引發不少爭議，但這在美國並非絕無僅有的例子。自內戰以來，美國醫院和未來醫師的養成教育一直沒有多大關係，因為醫院方面一直認為他們最主要的責任是照顧病人，而非訓練醫師。[10]儘管醫學院的師生都希望能有更多的時間待在醫院病房，參與臨床實務，但在一九一〇年之前，臨床學習的機會還是少得可憐。我們可從麻州綜合醫院和哈佛醫學院的關係略知一二。麻州綜合醫院的醫師認為自己做好臨床工作就好了，沒必要肩負醫學教育的責任。巴爾的摩約翰霍普金斯醫院則是個特例。這家醫學院附屬醫院不但致力於臨床醫療照護，特別是濟助窮人，也不遺餘力指導住院醫師和醫學生。

約翰霍普金斯醫院創立於一八八九年，四年後醫學院成立，約翰霍普金斯醫院成為其附屬醫院。這是第一所向歐洲跟進的美國醫學院，是現代醫學史上重要的一頁。約翰霍普金斯大學的首任校長季爾曼（Daniel Coit Gilman）從全美延攬了四位傑出教授，以設計並執行這項改革。這幾位教授為年輕醫師設計了一套嶄新的學習課程和訓練計畫，使基礎科學與臨床實務結合，並注重研究。約翰霍普金斯醫學院的入學條件是全美國最嚴格的。當時，只有這家醫學院規定必須先取得學士學位，才能申請入學；並師法德國與法國的高等教育制度，各學系在教授的領導之下展現特色。他們認為德國特別值得效法：醫院和大學都很有組織、以研究為導向、研究成果豐碩，而且有獎學金的傳統，也很重視研究所的訓練。反之，當時美國醫學院與其附屬醫院的關係還是繼續依循英國那套——醫學生像徒弟般跟著教授學習，而教授只花很少時間去醫院診治窮人，倒是每年有好幾個月都在自己的私人診所看病。

但大學醫學院和其附屬醫院在幾個因素的刺激下，不得不發展出較密切的關係。約翰霍普金斯醫院的成功就是個例子。由於強調以科學方法診治疾病，醫學院師生要求臨床診療必須與時並進。美國各大城市的醫學院和醫院於是開始攜手合作，首先是密西根大學醫學院及其附屬醫院，接著是哥倫比亞大學醫學院與紐約長老教會醫院（Presbyterian Hospital），之後就是華盛頓大學醫學院與聖路易巴恩斯醫院（Barnes Hospital）。這種合作關係使美國醫學教育的影響力愈來愈大。

不過，儘管在往後的幾十年中，有關病人照護的各個層面都大有進步，年輕醫師的訓練與指導更周全，研究成果也愈來愈可觀，仍有醫學院與附屬醫院各行其是的例子。像哈佛就沒有密切合作的附屬醫院，只是和幾家醫院有結盟關係，而醫院皆是獨立自主的機構，有自己的董事會、行政人員和職員。[11] 事實上，某些醫學院和教學醫院之間的穩固連結，如今似乎也遭受財務與社會動態日增的威脅。

波士頓風雲變幻

彼得．班特．布里根醫院在一九一一年動土，這時離最初提議做為哈佛醫學院的教學醫院，已過了好幾年。這麼一家新醫院在當時的波士頓醫界可說是異數，給在當地經營已久的一些老字號醫院來者不善的感覺。特別是麻州綜合醫院，一個世紀以來，在好幾代董事會的努力經營之下才有今天，因此認為自己是獨立運作的機構，與醫學院無關。而布里根醫院不但深深認同約翰霍普金斯醫院的信念，甚至延攬在該院受訓的醫師，因此成為現代醫學革命的先鋒，兼顧病人照護、教育與研究的多重目標。儘管該醫院才成立不久，規模很小，床數也少，但已完全成熟，吸引不少優秀的醫學院教授以及享譽全美的外科醫師前來任職，免於受到地方醫界派系與士紳的干擾，科學研究和住院醫師訓練也得以更上層樓。

儘管如此，彼得・布里根的遺澤要在波士頓風行草偃，並沒有那麼容易。波士頓以「美國的雅典」自豪，彼得・布里根在世之時已是東岸大城，到他過世的時候，居民已達二十五萬人，郊區人口則已超過五十萬。波士頓商業繁榮。早在內戰之前，有些投機商人透過與中國的貿易獲得巨額財富。內戰結束後，附近河流兩岸冒出很多紡織品和鞋子製造廠。此外，沿海貿易、製糖和鑄造廠也都生意興隆。[12]當時，波士頓的金融掌握在幾個旺族手中，他們有海外貿易的管道，也能提供資金給鐵路公司，讓他們興建橫貫美國東西兩岸的鐵路。

錢滾錢，利滾利，波士頓權貴因而得以在燈塔山及位於海埔新生地的新市街上蓋豪宅。這些名門婚嫁講求門當戶對，也透過聯姻鞏固自己的社經地位。他們於是成了波士頓文化、教育與公共建設的意見領袖。這些世家在清教徒傳統的灌輸之下深具社會良心，很多人都認為自己是「上帝的委託人」，有濟弱扶貧的責任。建立慈善醫院救助付不起醫藥費的窮人，使他們得以實踐基督教博愛濟世的精神，也有助於社會安定。不少波士頓權貴就是因為強烈的社會責任感，才會出任麻州綜合醫院、波士頓市立醫院和兒童醫院的董事。[13]

這些權貴為了保護自己的財富與尊榮的地位，於是把那些白手起家的新貴看成眼中釘。布里根就是其中一根眼中釘。儘管他很有影響力，也是波士頓商界的重量級人物，但連去教會做禮拜，也沒有相襯的位子給他坐。然而，這樣的待遇只會激發布里根的社會良知。波士頓上流社會的偏狹心態，或許也是見不得天主教會等「外來組織」愈來愈蓬勃發展，見不得外來人口的生根壯大與漸增的力量——特別是愛爾蘭移民，已在地方政壇嶄露頭角。到了一八七〇年，總人口數的百分之三十五都是在外國出生的移民，其中大多數是愛爾蘭人。[14]不過，他們多半不是在海港就是在工廠出賣勞力，在有錢人家幫傭的愛爾蘭女性更多達一萬四千人。她們棲身在波士頓這個大都市破敗落後的區域，居處擁擠不堪，衛生條件欠佳。雖然第一章提到的病人瑪麗的境遇已比她的母親和外婆好多了，但仍是這個社會階層的典型。

需要醫療救護的人非常多。當時，很多美國大城市仍難逃傳染病的肆虐，波士頓也不例外。因病早夭的兒童多不勝數，霍亂也不時在紐約爆發流行。儘管波士頓沒有霍亂疫情，肺結核仍是居民健康的主要殺手，肺炎和白喉也常出現。新興工業的勞工因意外而傷殘之事時有所聞。當時，市區人行道狹窄難行，一不小心就會跌落到車道，慘遭馬車輾過。雖然一般居民不到最後關頭絕不會去醫院，但這些窮人沒錢請醫師出診，生病或受傷只能去不用花錢的醫院。

波士頓的醫師和外科醫師都來自上流社會，清一色是男性，通常都是哈佛畢業的，而且常常前往蘇格蘭、法國和德國等著名醫學中心進修。他們是天之驕子，與來自底層社會的求診病人有著天壤之別。當時，也有一些年輕人去那些沒受過正規教育的當地醫師那裡當學徒，當然也不被貴族醫師看在眼裡。貴族醫師倒是每個星期會去醫院幾個小時診治窮人，藉這個機會見識形形色色的疾病。來醫院求診的病人很多，醫師不但可以精進自己的醫術，也可指導醫學生和實習醫師。這樣的工作沒有金錢報酬，好處是得以躋身哈佛醫學院教授之列，社會地位高，能擴展人脈，以名聲吸引富有的私人病人。有錢人自然也喜歡去他們的診所就診，既方便又舒適，不必去設施寒酸、又可能受到感染的公立醫院。

美國醫學教育革命序曲

在醫學史上，醫師養成教育與治療疾病的方法一直要到十九、二十世紀之交，才有了比較明顯的變革。幾百年來，西方醫師除了根據古希臘醫師留下的醫學典籍（阿拉伯哲人後來加以翻譯、增色）來治療病人，也相信靈療和超自然的力量。[15] 儘管文藝復興時期的學者對解剖學、生理學和自然律已經有比較深入的研究，醫學仍是一門粗糙的學問，大多數的醫師仍身陷無知的迷霧，無法擺脫迷信與民俗，只有少數重視臨床技術，戮力於研究身體組織、傷口照料和傳染源。在宗教改革之後，新教文化又給疾病加上道德意涵，認為罪過與邪惡會使人生病，這也是上帝表達憤怒的方式。由於當時對疾病尚無合理的解釋，民眾只能接受這樣的訓示，直到十七世紀，歐洲清教徒在北美建立殖民地，更對這樣的思想深信不疑。

儘管十七世紀的人相信魔法、巫術和占星學，當時的科學發現有如一道分水嶺。關於自然現象的探索，不再只是以哲學的角度來詮釋，而是根據客觀的觀察。歐洲思想家在數學和物理學的新發現往往和宗教教條牴觸。農業、航海、工業、工程和生物學的創新為日後的進展鋪好了路。十八世紀英國工業革命興起，也出現新的製造者、勞工和消費者，他們也渴求文化薰陶和科學知識。航海家與博物學家在天涯海角探險，他們對異國草木蟲魚鳥獸的描述，使人對大自然的種種現象更加著迷。十九世紀接棒的是大學，扮演起提升科學與技術水準的角色。

然而，相當比例的人口卻無法受惠於工業革命的成果。由於出生率上揚，人口爆增，不少人離鄉背井，遠渡重洋，到煙囪林立的工廠謀生。愛爾蘭的廉價勞工也大舉進入英國，使都會區擁擠不堪，生活環境惡劣。公共衛生的改良並不是政府的要務。孕婦臨盆都找產婆，一旦難產，母子都有生命危險。在倫敦出生的孩子有三分之二活不到五歲，多半死於營養不良、治療不當或傳染病。在英國和歐陸，天花等傳染病不時爆發，奪走無數人命。大西洋對岸也好不到哪裡。麻州牧師馬瑟（Cotton Mather）不但宣揚清教思想，北美殖民地的第一本醫學教科書《畢士大的天使》也是他寫的。一七一三年麻州爆發麻疹疫情，馬瑟牧師的妻子和三個孩子在半個月內相繼送命。白喉在原住民部落流行起來尤其恐怖。霍亂和傷寒一樣令人恐懼。蝨子叮咬會帶來斑疹傷寒。蚊子引發的黃熱病曾在一七九三年侵襲費城。即使到了一八七八年，曼菲斯仍有半數人口死於此症。

在過去的幾百年間，醫院也有不少轉變。在中世紀的歐洲，儘管當時對醫學與科學的了解非常有限，醫院仍是窮人的庇護所，可得到親切妥善的照顧。到了十八世紀，醫院數目漸增，有鑑於解剖學與疾病診斷的進展，加上提供外科訓練，醫院不只是慈善機構，也是臨床醫療和醫學教育的所在。然而，邁入十九世紀之後，住院猶如踏上不歸路，比在街頭流浪好不到哪裡；要踏入醫院，就要有無法活著走出來的心理準備。這種恐懼一直延續到二十世紀初，也就是瑪麗因靜脈曲張就醫的那個年代。醫院過於擁擠，衛生不良，致命的感染時有所聞，開放性的病房更助長疾病的流傳。病人躺在床上，準備接受外科手術，隔壁床的病人可能因得了肺炎或天花而奄奄一息。酒醉、打鬥、汙穢、絕望，在醫院裡向來不缺。但南丁格爾和她的一群助手改善了醫院衛生，降低術後感染的機率，使病人照護品質得以提升。不過，即使南丁格爾畢生致力於護理改革，在往後的幾十年，醫院依舊混亂、骯髒，讓人卻步。[16]

難怪醫療行業不受尊敬。在古羅馬時代，從事醫療此一「賤業」的主要是外國人、奴隸或自由人（即獲得解放的奴隸）。到了中古時期，神職人員雖然負起照顧病人的重責大任，但提供的主要是心靈上的支持，多過實質的協助。至於教士給病人使用的藥膏則以修道院花園裡的藥草煉製而成，偶爾似乎見效。在十八世紀的英國，行醫人數很少，醫師處於最低階層，一心只想為地位較高者服務。後來一些有辦法的醫師變得惡名昭彰，但求攀附高官顯貴，不思醫術精進，完全被貪婪和無知蒙蔽。⑰

最早在北美殖民地行醫的人也面臨很大的挑戰。固然有些醫師在東部沿海城市地位尊榮，但大多數的醫師還是只能勉強獲得溫飽。無照行醫的大有人在。由於行醫生活貧苦，很多醫師還得靠農場補貼家用，或是兼營成藥的製造和販賣。美國人大抵認為醫學就像法律，應該是基礎教育的一部分，讓所有想學的人都可以入行。⑱即使在彼得．布里根過世之時，仍有學究表示對醫師這一行的輕蔑。當時美國社會的反智和反學術的文化，的確令專業人士沮喪，例如竟然鼓勵在地婦人在自己家裡用民俗療法醫治病人。那時，招搖撞騙的江湖郎中也很多。美國最早的大學，也像英國的牛津大學和劍橋大學，注重古典文學和神學，以培養神職人員。醫學教育仍毫無章法，既沒有品質，也沒有架構。但美國愈往西部開發，也就愈需要醫師。在美國最早的醫院，受訓機會很少，如費城賓州醫院（一七五一年創立）、紐約醫院（隸屬國王學院，一七七五年創立）和麻州綜合醫院，因此有志習醫者一般都跟在開業醫師身邊當學徒。

以營利為目的私立醫學院於是大行其道。只要有錢，就可以入學。儘管在一八四七年成立的美國醫學會曾想好好整頓這些學店，但遭到出資醫師的強烈反對。一般人甚至可用郵購的方式取得醫學博士文憑，連一堂課都不必上。到了一八五〇年，這樣的醫學院共有五十二所。直至一九〇〇年，更多了一百六十所，其中有四十二所在密蘇里州，三十九所在伊利諾州（光是芝加哥就有十四所），二十七所在印第安納州，十八所在田納西州，十八所在俄亥俄州的辛辛那提，十一所在肯塔基州的路易斯維爾，四十三所在紐約。[19]有人專攻另類醫學當中的順勢療法，與傳統醫師一較長短。醫師之間競爭激烈，彼此看不順眼。像辛辛那提集成醫學院（Eclectic Medical Institute of Cincinnati）一八五六年就曾出現這樣的事件：該醫學院的教授因為對財務問題和新醫學的引進意見不合，分成兩派，其中一派竟把另一派鎖在醫學院門外，不讓他們進來。雙方於是正式宣戰，甚至亮出武器。最後，被鎖在門外的那一派推出一門六磅加農砲，雙方才握手言和。[20]

內戰落幕之後，學院大老開始構思醫學專業訓練的問題。在這方面，其他研究所的學門，如工程、法律和神學早已上軌道。有些大學的校長，例如私立的耶魯大學、哥倫比亞大學、芝加哥大學和聖路易的華盛頓大學，以及州立的明尼蘇達大學和威斯康辛大學，對其醫學院不再採取放牛吃草的態度，希望提高入學標準，加強教學品質。艾略特眼見約翰霍普金斯大學、密西根大學和賓州大學展現的新氣象，於是也在哈佛大學大力推動改革。他增加了相關的科學新課程，讓學生在專任教授的指導下、於設備齊全的實驗室做研究。這些行動就是美國醫學教育革命的序曲。

醫學教育經費不足，長久以來一直是個讓人頭痛的問題。例如，美國所有醫學院在一八九一年的經費只有五百萬美元。相形之下，神學院獲得的經費則高達一千八百萬美元。[21]然而，風水輪流轉。美國教育學者佛萊斯納（Abraham Flexner）走訪美國與加拿大各醫學院，之後出版《美國與加拿大醫學教育調查報告書》。佛萊斯納針對醫學教育提出的這份「政策白皮書」影響深遠，致使醫學教育生態永遠改觀。由於有了洛克斐勒基金會大筆資金的挹注，美國教育部終於在一九二八年將醫學院的經費提高到六千一百萬美元。卡內基基金會也共襄盛舉。接下來慈善家紛紛慷慨解囊，地方政府也提高了給醫學院的補助款項。美國醫學教育自此財源穩固，擺脫巧婦難為無米之炊的困擾。

自一七五二年賓州醫院創立以來，該付給醫師多少酬勞一直是爭議話題。那時的醫師和現在一樣，大都比較關心自己收的病人，臨床教學只是偶一為之。到了一八九〇年代，醫學教育因為有洛克斐勒基金會的贊助，新成立的約翰霍普金斯醫院於是推動一項薪資方案：醫學院教授與大學簽約後，必須承擔臨床醫療與教學工作，因此大學必須支付這些教授薪資。由於這有別於長久以來的「論量計酬制」，自實行以來，即爭議不斷。教授會不會花太多時間在自己收的病人身上，而忽略了在醫院的責任？醫院管理人員也擔心，支付給醫師的手術費用太高，醫院財務會受到影響。佛萊斯納就曾在調查報告書提到，在醫學院任教的名醫收治的有錢病人住教學醫院，將使私人病房變成高級療養區，對臨床教學也有影響。[22]此外，這些名醫靠收私人病人已日進斗金，再領一份醫院薪水是否合適？霍普金斯等教學醫院於是要求醫師在醫院專任。因為洛克斐勒基金會的資助，有些醫學院教授非常贊同這個方案，但擁有眾多私人病人的名醫則反對。其實，霍普金斯醫學院院長本來也覺得這個做法不錯，考慮再三之後，最後還是決定辭去職務。接任院長的教授後來壓力大到病倒。步入二十世紀之後，洛克斐勒基金會也向哈佛提出類似方案，希望醫師皆在醫院專任，以免他們無法兼顧自己收的病人和醫院職責。然而，由於反對聲浪太高，哈佛只好婉拒這個提議。

彼得．布里根遺囑的執行人也提出嚴格要求，要醫師專心照顧醫院的病人，才能領到醫院薪資，但庫欣擔心這樣的制度衝擊過大，會引發醫師反彈。當然，這對教學醫院來說是好事，有助於臨床醫療、研究和教育水準的提高，但對醫師而言會造成利益衝突，讓他們少了自己收病人的豐厚收入。為了兩全其美，他提議讓醫師繼續收治自己的病人，同時保留在教學醫院的工作，但醫院薪資必須提撥一部分做為科裡的公積金，做為教育與研究經費。後來，不少醫院都採行這種做法。布里根醫院的醫師也是，既可從醫院領取基本薪資，自己收治的病人也可利用醫院床位。儘管最初在布里根執業的醫師只有庫欣一人因這樣的制度而受益，但之後來此服務的外科醫師也都循此前例。

由於上述種種轉變，美國醫學院不再能夠靠販賣文憑生存下去。再者，科學知識日益進步，醫師訓練也建立了一套標準，醫師這一行不再是一盤散沙。[23] 聯邦政府也祭出嚴格的藥品管理法，以打擊氾濫的成藥。醫學的專業化也使密醫和江湖術士漸漸消失。公共衛生的改善不但能抑止傳染病的蔓延，降低嬰兒夭亡率，人民的預期壽命也增長了。麻醉與外科手術日益精進。美國價值觀也有了改變，從崇尚簡單和常識轉為擁抱科學與科技。醫師這一行的地位終於得以提升，能夠當醫師變成令人豔羡的事。

由於美國工業實力漸強，醫學教育又有充足的經費，美國醫學院很快就迎頭趕上歐洲和英國。醫院也不再是病人不得已的選擇。基於生物學方面的進展，醫院給病人的照護水準大幅提升，病人也得以安然度過手術。約翰霍普金斯在醫學教育和病人照護上樹立新的典範，波士頓的布里根醫院也創造出有別於麻州綜合醫院的新氣象。布里根醫院發展出有條理、扎實的住院醫師訓練計畫，臨床醫師盡心盡力帶學生，他們並以臨床觀察、科學知識及更精確的檢驗為基礎，提供病人周全的臨床照護。霍普金斯大學附設醫院和布里根醫院在診斷、治療、醫學教育與研究等各方面不斷進步，因此成為美國其他醫院效法的對象。

醫學仍在演化中

儘管這樣的進展令人雀躍，我們必須記住，在二十世紀曙光乍現之時，醫學知識還很原始。不管醫師再怎麼努力，也只能緩解幾種病症的症狀。很多疾病只能任其自然發展，器械、技術與藥品還使不上力。歐斯勒醫師幾年前才曾說過，醫師能治療的疾病只有四、五種而已，通常他們頂多只能減輕病人的痛苦，以及讓病人得到妥善的護理照顧。儘管很多醫師都覺得這樣的話很刺耳，歐斯勒指出的畢竟是事實。其實，早在兩百年前，法國思想家伏爾泰就曾挖苦說，疾病能夠痊癒完全靠的是自然的力量，醫學的目的不過是讓這一行的人自鳴得意而已。一八七〇年代的哈佛解剖學家、臨床醫師霍姆斯（Oliver Wendell Holmes）也曾說過：「我深信，如果我們現在使用的藥品全部沉到海底，對人類來說不失為一件好事，只是魚類會因此遭殃。」[24]

即使到了二十世紀初，細菌理論已經確立，科學家也已辨識出一些會致病的微生物，傳染病的控制仍只是差強人意。糖尿病常使人致命，胰島素則要等到第一次世界大戰結束之後才出現。雖然醫師已開始用毛地黃來治療心臟衰竭，抗生素、高血壓藥物、抗憂鬱劑和消炎藥等今日常用藥物，在那個時代連影子都不見。輸血仍很罕見，儘管麻醉和消毒已成手術常規，但能用外科手術處理的病症僅限於幾種簡單手術。醫學的演化之路，還有漫長的路途要走。

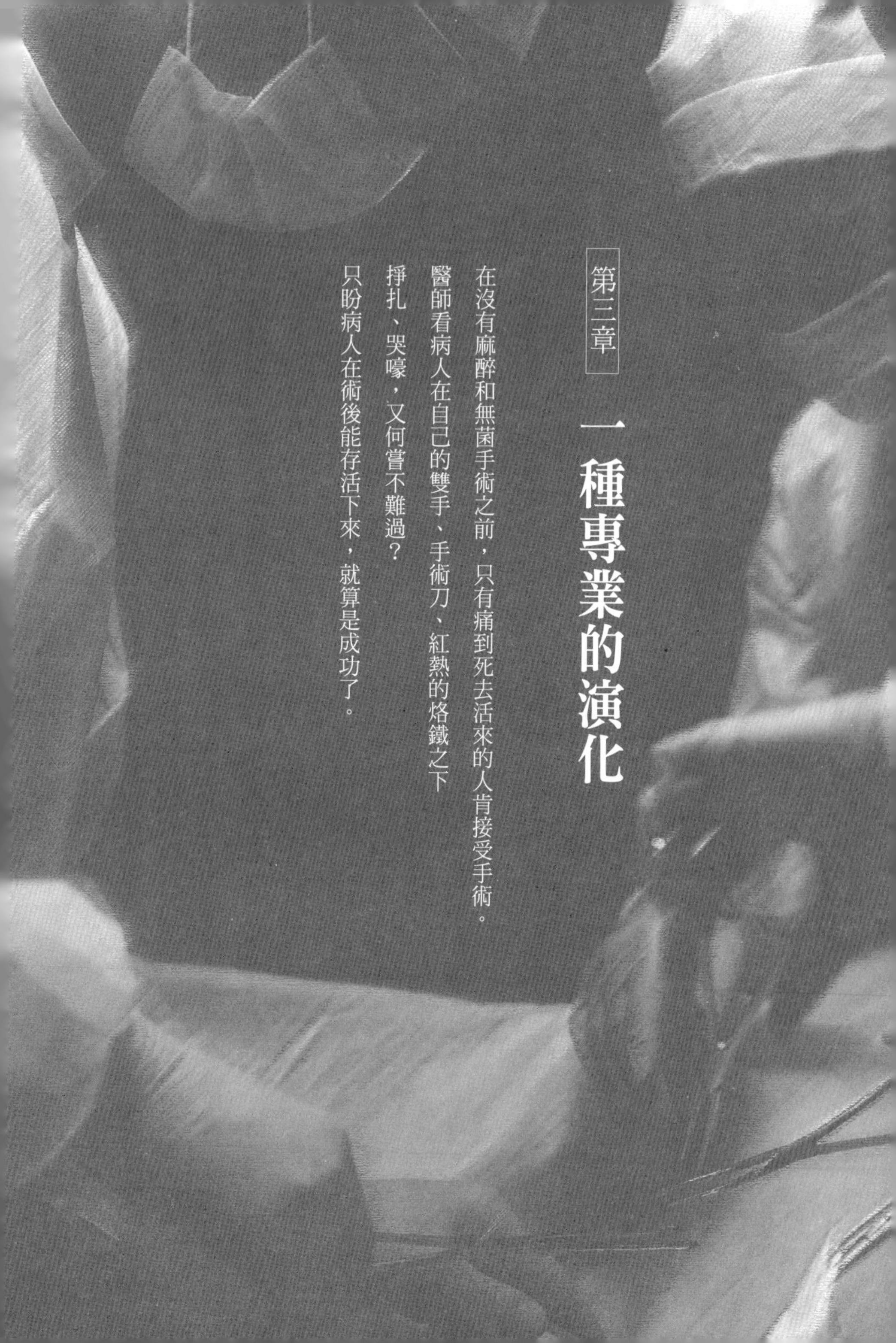

第三章

一種專業的演化

在沒有麻醉和無菌手術之前，只有痛到死去活來的人肯接受手術。
醫師看病人在自己的雙手、手術刀、紅熱的烙鐵之下
掙扎、哭嚎，又何嘗不難過？
只盼病人在術後能存活下來，就算是成功了。

翟爾思·穆林思是一八四〇年代在倫敦史密斯菲德肉品市場工作的屠夫。聳立在市場一旁的，就是有七百年歷史的聖伯薩勒繆醫院（St. Bartholomew's Hospital）。已邁入中年的穆林思最近下腹部常會劇烈疼痛，有時會尿不出來，有時則伴有血尿，還會發燒。這幾個月，他簡直痛苦得快要活不下去。

儘管膀胱結石不知為何到了現代變得少見，在古代可是經常見到的疾病。例如，在十六世紀的法國，宮廷就有精通結石手術的御醫，以為國王去除腹中大患。其實，不獨王公貴族，社會各階層都需要這樣的專家。膀胱結石的清除於是成為一項專門技藝。以日記聞名於世的英國皇家學院院士皮普斯（Samuel Pepys）在一六五八年成功動了結石手術後，一直保留那顆大如網球的結石，以提醒自己曾經離死亡不遠。拿破崙·波拿巴（Napoleon Bonaparte）多年飽受膀胱結石之苦，一八一二年帶兵遠征俄羅斯，在博羅迪諾一役中不時得下馬，在樹下小解。他的姪子拿破崙三世在一八七〇年貿然發動普法戰爭攻打普魯士，據說也是因為膀胱結石，痛苦難耐，乃至思慮不周。儘管多次接受結石手術，還是無法完全清除，三年後，這位不可一世的君王終因手術失敗而與世長辭。美國人也無法倖免。富蘭克林晚年也一直遭受膀胱結石的折磨，但他遲遲不願接受手術，被結石凌遲了八年，直到八十四歲那年撒手人寰，才得到解脫。❶

穆林思心頭雪亮，即使接受治療，大概一樣凶多吉少。他沒有錢請醫師來家裡為他診治，只好上聖伯薩勒繆醫院求助，渾然不知結石手術是怎麼樣的酷刑。由於草藥止痛效果不佳，面對不斷尖叫、掙扎的病人，外科醫師只好使出快、狠、準的絕招。最高明的醫師，用金屬鉗子伸進膀胱，不到一分鐘就可將結石取出，最差勁的就不知要花多少時間了。在這種情況之下，慢工非但出不了細活，還會要了病人的命。❷截肢手術亦然，如果是有經驗的醫師，兩三下就好了。據說拿破崙戰爭時期的法軍軍醫處處長、軍醫先驅賴雷（Dominique Larrey），參與一場重要戰役之時，曾在二十四小時內切除兩百條腿。❸根據野史所載，十九世紀中有位倫敦外科醫科是有名的快刀手，只要揮一下手術刀或鋸子，就可切下病人的一條腿、兩個睪丸或是兩根手指。❹

古代的手術室猶如刑房。旁觀者像在看好戲般把手術檯團團圍住。以前能執行的手術只有少數幾種。有的手術室結構和圓形劇場相同。以一七五〇年的愛丁堡皇家醫院為例，階梯式的旁觀席共可容納二百人，讓人居高臨下，觀看手術進行。地板血跡清除乾淨後，就可變成演講廳、解剖室或教堂。❺達爾文中學畢業之後，就被父親送到愛丁堡大學習醫。目睹手術室的鮮血、尖叫和暴力，教他恐懼萬分，終於在一八二五年放棄。❻他說：「我曾兩度前往愛丁堡醫院手術室旁觀，看了兩檯非常恐怖的手術，其中一位病人還是小孩。手術進行到一半我就看不下去，衝到外面。之後，我再也不曾回到手術室，沒有任何誘因可使我回去。用來麻醉的氯仿則要再等待多年才會出現。那兩場手術就像噩夢，長年來一直困擾我。」

在古代，膀胱結石取出的過程直教人毛骨悚然。非醫師出身的古羅馬時期醫學作家凱爾蘇斯（Aulus Cornelius Celsus）曾仔細描述病人接受結石手術的經過。病人在長桌上仰臥，膝蓋和手腕都被綁起來，兩腿外展，頭和身體則由體格壯碩的僕役壓制住。這種姿勢就是所謂的「截石位」，整個會陰（從生殖器到肛門的部位）因而暴露出來，醫師才可進行直腸、泌尿和婦科手術。手術醫師先用一根指頭伸入病人直腸，摸到膀胱之後，隨即把裡面的結石推到靠近皮膚的地方。接著，迅速切開皮膚組織，用手指、鐵鉤或鉗子等器械取出結石。❼十七世紀的法國修士雅克·博瑠（Frere Jacques de Beaulieu，即法國童謠的「雅克弟兄」）精通結石手術，常巡迴各地治療病人。他設計了一套比較沒那麼痛苦的手術方式，也就是用一把長刀從病人左側坐骨突隆內側斜斜往上，切到探針的地方，遠離前列腺及尿道。由於這樣可避開會陰神經叢，因此不會像以前的術式那樣疼痛。膀胱結石取出後，小便順暢，下腹劇痛也就消失了。如術後沒有感染的問題，手術造成的瘻口就會慢慢癒合。一八四六年，麻醉術出現後，結石手術從下腹壁進入膀胱即可。

另一種處理結石的方式是古埃及人發明的，這種術式之後又經過多次改良，也就是從陰莖開口經尿道把碎石鉗插入膀胱，將裡面的結石夾碎，再夾出來。❽有時，醫師可把結石夾到粉碎的地步，即可隨著尿液自然排出。到了科技進步的現代，已可使用雷射光纖，搭配泌尿科內視鏡或膀胱鏡，在清楚的目視下處理膀胱結石。現在更有先進的體外震波碎石機，也就是以震波經過水與身體的傳導，使結石裂解，最後隨著尿液排出體外。

儘管穆林思的結石手術一下子就完成了，實際經驗必然不是痛苦二字足以形容。那雞蛋般大小的結石取出後，排尿就順暢多了。但在術後那幾天，他開始出現敗血症的症狀。顯然是在手術過程中遭受細菌感染，原因包括手術醫師沒洗手或手術器械不潔。他在人間活受罪的最後一個星期，主治醫師繼續折磨他，給他起泡劑、灌腸劑、蕃瀉葉、大黃、鴉片和香料，最後還為他放血，終於送他走上黃泉路。[9]在外科手術發展的早期，這種悲慘的例子可說司空見慣。

一八二八年，有位外科醫師以誹謗罪名控告《刺胳針》主編華特利（Thomas Whatley）。這本醫學期刊是不久前才創刊的。華特利刊出當時手術助手的證詞。[10]這位助手描述的手術經過非常驚悚——儘管那位外科醫師不斷擴大在病人下腹部的切口，還是找不到膀胱。

> 我們從病人皮膚上的大切口置入各種器械，像是鉗子、刮匙、探針、棒子等。「這手術真的很難開——噓！噓！你沒聽到石頭的聲音嗎？手指再伸長一點！再拿一個器械過來。找到了！謝天謝地！我剛剛聽到石頭的聲音了，但鉗子就是搆不到——啊！啊！」手術醫師一下子叫出聲來，一下子又發出噓聲，手術室接著陷入死寂，只聽到得鉗子在病人會陰部擠壓的聲音。可憐的病人不時哀嚎：「噢，算了吧——拜託，就讓石頭留在那裡吧。」

這場手術歷時五十五分鐘。二十九小時後病人死亡。

放血療法盛行

幾百年來，外科醫師常按照一定的常規來進行手術，而非依據臨床經驗。例如，在穆林思的手術準備階段，醫師會先幫他灌腸和放血。自古以來，醫師即認為放血有開竅泄熱、活血消腫之效，因此能治百病，於是常在手術前為之。同時，病人也因為放血體虛，比較不會那麼痛。這種做法可說只是依據傳統，而非源於客觀證據。放血最早的源頭已不可考，只能追溯至古埃及紙草捲軸上的記載。自希臘、羅馬開始，放血一直很常見，沒病強身，有病治病。西方醫學的始祖，也就是西元前五世紀希波克拉底認為體內有四種體液（黑膽汁、黃膽汁、血液、黏液）分別與憂鬱、躁熱、過動和遲鈍等氣質有關，如果失衡會帶來各種病症。因此，體液失衡就是萬病之源。若要調節、矯正，則可透過放血。西元二世紀的偉大醫家蓋倫（Galen）特別推崇放血療法，認為疾病是病灶部位的「血液不潔」造成的，利用放血排出受到汙染的血液，就可痊癒。蓋倫是為羅馬競技場鬥士治療的名醫，也在醫學著作中描述靜脈曲張手術、唇裂修補術以及腸子被劍或矛刺穿要如何修補等手術，對放血療法尤其熱中。[11]

早期外科醫師能做的手術只有少數幾種，儘管哈維已在一六二八年發現血液會在體內不斷循環，放血療法還是非常流行。其實，利用放血讓體液恢復平衡是基於錯誤的前提。[12]直到一八五〇年，至少在英國有幾家大型醫院，將近有四分之三的病人經常接受放血治療，很多甚至天天放血。美國醫師對放血療法一樣積極。一七九三年，黃熱病疫情在費城爆發，那個時代的醫師拉許（Benjamin Rush）就是因放血療法聲名大噪，找他放血的病人絡繹不絕，這無疑縮短了許多人的性命。六年後，也就是在一九九九年的一個冬日，六十八歲的美國第一任總統華盛頓返家之後，覺得喉嚨痛。他的醫師於是用放血為他治療。多次放血之後，這位總統先生不但沒有起色，反倒一命嗚呼。

儘管已有愈來愈多的臨床證據指出放血的害處，被奉為現代醫師之父的歐斯勒仍在一九〇七年印行第七版的教科書《醫學原則與實務》中提倡放血療法。但他也承認，從很多例子來看，「皮下注射嗎啡的療效或許比較好。」[13]此書在一九四八年印行第十六版，仍有一大段落論及以放血來治療各種病症，包括肺炎、肺氣腫、中風、肋膜炎、腹膜炎、譫妄、腮腺炎。但自第十七版開始，已刪除了放血的建議。即使到了一九六〇年代，也就是我接受住院醫師訓練那幾年，仍有醫師利用放血來改善心臟衰竭的症狀。生了病的心臟沒有足夠的氣力把血液打出去，造成血漿液體溢出循環系統，滯留組織，特別是出現肺積水，病人因此呼吸困難。由於當時還沒有利尿劑可用來增加排尿量，我們只能為病人放血，流出一公升或略多的血液，希望因此可減少多餘的體液，改善呼吸困難的症狀。但放血只是一時有效，不久體液又會繼續在身體組織蓄積。

除了刺胳放血，早在古羅馬時代，已有醫家提議利用水蛭放血。水蛭在醫療上的用途很廣，可用來治療肺炎病人，減輕肺充血的症狀，或用水蛭吸取手術切口冒出來的鮮血，以及為發炎腫脹的部位消腫等。例如在一八三三年，法國就進口四千一百萬條水蛭，做為醫療之用。[14]即使在今天，整形外科醫師有時也會在組織重建手術利用水蛭吸乾傷口汙血，改善局部瘀血和腫脹的問題。水蛭雖長相有欠美觀，然而在人類醫療史可是占有一席之地。

早期外科醫師地位低下

麻醉和無菌手術啟動了現代外科手術革命，但直到十九世紀末才被醫學界廣為接納。在沒有這些措施之前，只有像穆林思這樣痛到死去活來的病人才會接受手術。醫師看病人在自己的雙手、手術刀、紅熱的烙鐵之下掙扎、哭嚎，又何嘗不難過？只盼病人在術後能存活下來，就算是成功了。

雖然古代醫師會利用鉗子、探針、鋸子、長刀等器械進行一些比較複雜的手術，醫學知識從蘇美和埃及傳到其他地中海國家、小亞細亞及歐洲之後，外科技術即停滯不前。中世紀圖書館收藏的醫學典籍幾乎都是拉丁文譯本，從阿拉伯和基督教學者的著作翻譯而來。書中所述非常主觀，常參雜作者的意見，而且充滿謬誤，在詮釋、論述古希臘、羅馬醫學經典之時，除了述及當代信念，還加上演繹推理、理論辯證和神學教條。儘管對希臘醫師而言，外科手術也是重要工作，然阿拉伯學者認為碰觸人體（特別是血液）是不潔的，因此鄙視外科這門技藝。羅馬天主教會更認為外科手術是對聖靈體（即人體）的侵犯，因此一一六三年召開圖爾斯會議，頒布禁止神父與修道士進行外科手術的敕令。自此醫師分為兩派：一派會積極利用手術為病人解決病痛，另一派則「動口不動手」，完全不碰這樣的實務。

醫師和外科醫師之間的位階差異，向來存在。例如，在十七世紀的巴黎，只有醫師學者能在醫學院任教，且皆以拉丁文授課。他們傳授的學問不但一點也不實用，也不肯降貴紆尊為病人做身體檢查，總是高高在上，用賣弄學問的方式來診斷，開立無效藥方。若病人需要放血或灌腸，就交由地位低下的外科醫師來做。十七世紀偉大的劇作家莫里哀，就常在作品裡諷刺這些既無知又自大的醫師。十九世紀的漫畫家克魯克宣克和杜米埃，也常用畫筆嘲諷這樣的醫師，讓人看了忍俊不住。但有些醫師可就不開心了，因為淡漠和高傲的形象已留在不少人的心目中。

早期的外科醫師則走上完全不同的路。在中古時期，執行手術的通常是沒有受過醫學訓練的理髮師、閹割羊的人、開澡堂的，偶爾刑場的劊子手也會開刀。這些人當然是上述學者醫師看不起的，但他們會固定骨折、引流膿瘍、切瘻管以及切除皮膚潰瘍。他們也會修復顱骨凹陷骨折，做法和古代醫師一樣，在凹陷處鑽一排小孔，再將骨頭整形復位或摘除游離骨片。手術摘除的頭骨碎片可是很搶手的避邪物。他們當然很會縫合傷口，甚至會用彎曲的針撥斷水晶體的懸韌帶、推出白內障，即所謂的「金針撥障」。即使早期的外科醫師沒有麻醉技術，也不知道無菌手術的重要，這些小手術還是造福不少病人。

法王路易十四長年為肛門瘻管所苦，御醫用外科手術為他解決這一大隱疾，外科醫師因而揚眉吐氣。幾個世紀以來，貴族常穿戴厚重的盔甲騎馬，夏日燠熱，令人揮汗如雨，冬季則濕冷，騎士的肛門附近因而很容易出現膿瘍。膿瘍若不引流，細菌就會不斷擴大膿瘍的空間，在脂肪組織挖出一個愈來愈大的洞，肛門附近皮膚和直腸壁之間就會出現一條管狀結構。在長期感染、發炎之下，肛門及其周圍組織會腫脹、疼痛，偶有膿性分泌物。一般療法不外乎灌腸、放血以及在患部置放水蛭。在麻醉術發明以前，外科醫師的終極手段就是以線或鐵絲將瘻管結紮，或是用火紅的烙鐵燒炙患部，然而還是徒勞無功。

苦不堪言的太陽王向御醫費利克斯（Charles Francois Felix）求助，看有無一勞永逸的解決之道。由於費利克斯未曾做過肛門瘻管手術，於是去巴黎慈善醫院找了一群有肛門瘻管的農民和鄉下人來練習。儘管病人皆在術後死亡，他終於解開肛門瘻管的奧祕，開刀技術也精進了。一六八六年十一月十八日清晨，他進入國王寢宮。[15]有好幾個人在場，包括曼特農夫人（路易十四的第二任妻子）、大將軍、神父、三個外科醫師和四個藥師。眾人將國王牢牢抓住。費利克斯用一把細如柳葉的刀切開兩處，然後用剪刀咔嚓咔嚓、剪了八下，剪開直腸和皮膚連結的部分。雖然在接下來的幾個星期必須再進行三次手術，路易十四的傷口還是得以由再生組織填滿，慢慢癒合。翌年一月，國王的肛門瘻管已完全痊癒。這種肛門瘻管切開術也流傳到今天。

路易十四熬過痛苦的手術及漫長的恢復期，終於痊癒，龍心大悅，給了費利克斯貴族頭銜，賜給他一座很大的莊園，而且堅持付一大筆錢給這位神醫，甚至在大學設立五個外科講座教授的位置，以表示他的感激之情。外科醫師的地位因而提高。不過，儘管外科醫師得到國王的重視與支持，仍然和以正統自居的學院醫師無法相比。巴黎醫學院還是強迫外科醫師發誓，願意屈居在醫師學者之下，以他們的治療意見為主。這項規定直到一七五〇年才廢止。即使到今天，外科醫師偶爾仍會遭到奚落，說他們的祖師爺是理髮師或屠夫。

人體解剖學興起

醫師為了明白身體各結構的部位與關係，已花了幾百年，而要了解這些結構的功能，又花了更久的時間。最早的解剖學研究始自古希臘，當時即有醫師以罪犯展出「活體解剖秀」。後來，由於禁止解剖人體，解剖學家只好將目標轉向動物。儘管蓋倫留下龐大的解剖學論述，但他未曾解剖過人體，書上資料都來自動物解剖觀察，因此有關人體解剖學的描述錯誤很多。到了中世紀，科學因宗教的箝制而停滯不前。那個時代的人認為身體是屬於上帝的，因此神聖不可侵犯，最終目的則是上天堂，而且不可質疑權威，只能接受、服從。到了文藝復興時期，社會終於擺脫教會的統治，知識的穹蒼因此變得廣大。由於神聖羅馬皇帝已下詔解除人體解剖的禁令，解剖學家就可從直接觀察來得到正確知識。一四四〇年古騰堡發明活版印刷術以及大學如雨後春筍在歐洲各地成立，更有利於解剖學知識的傳播。

十五世紀末，達文西引進了功能解剖學，他解剖了多具屍體，留下七百五十幅人體解剖圖，包括肌肉與器官的橫斷面。維薩留斯（Andreas Vesalius）在一六四三年出版的《論人體結構》則是劃時代的人體解剖學巨著。他和幾位一樣傑出的解剖學者和弟子藉由屍體解剖，描述多種疾病，並設法重現在中世紀失傳的古代手術技術。然而，這些發現只是招來守舊派醫師的反感與嫉妒。當時，重事實輕教條的自由思想家還是會遭到宗教迫害，如提出肺循環的醫師學者瑟維特斯（Michael Servetus）因反對基督教義被視為異端，最後遭到火刑。[16]那時的醫師不只利用屍體研究解剖學，也在病人身上開刀。由於麻醉尚未發明，他們只能進行幾種比較簡單的手術，如膀胱結石取出術、血管結紮、腿部截肢、切除皮膚上的腫瘤等。因為他們還不知道細菌的存在，對疾病進程也不甚了解，幾乎所有的病人術後都難逃感染。

從十八世紀到十九世紀初，由於科學進展，加上大眾對自然世界愈來愈好奇，外科醫師於是自行創立解剖學學校。各校為了招生，競爭激烈，特別是在當時還沒有醫學院的倫敦。學生只要繳學費就可到學校，透過老師的示範和指導，學習解剖學。在歐陸、蘇格蘭和愛爾蘭則早已有這樣的學校。愛丁堡醫學院的孟洛家族三代（譯注：孟洛家族有三代都是解剖學教授與外科醫師，名字也都一樣，皆是Alexander Monro）和倫敦的杭特兄弟——威廉·杭特與約翰·杭特（William and John Hunter），都是教授人體解剖學的名師。大西洋對岸的美國也有類似的解剖學學校。

解剖課程需要的屍體數量不少。儘管亨利八世在一五四〇年發出皇家特許狀，允許「理髮師—外科聯合公會」成立，也挑選出一些解剖學校，每年可獲得四具被處絞刑的罪犯屍體

（後來增為六具）。當然，官方供應的數量遠不及學校的需求。於是，非法屍體買賣的生意興隆，直至二十世紀仍有人從事這種不法勾當。[17] 英文中的「盜墓者」（resurrectionist）本義是使人復活，後來即指把死者從墳墓中挖掘出來，帶回活人的世界，供人解剖。盜墓者不但對新墳下手，也會從絞架上直接把人抬走。由於盜屍案層出不窮，引發公憤，公眾要求政府當局制止這種行徑。喪家無不提心吊膽，不得不雇人駐守墳墓，以免親人屍骨未寒就被偷走了。行刑場更常上演搶屍大戰。甚至有人使出謀殺手段，然後偷偷把屍體運到解剖學校。愛丁堡的柏克與海爾就是醫學史上赫赫有名的謀殺二人組。他們連續謀殺多人，然後將屍體賣給開解剖學校著名的外科教師諾克斯（Robert Knox）。海爾在警方的策動之下轉成汙點證人，供出實情，以逃過一死。諾克斯的解剖學校關門大吉。柏克在一八二九年被絞死、解剖，他的姓氏 Burke 卻名留千古：此後這個字成為英文動詞，意為「訂製謀殺」。

供解剖之用的非法屍體買賣在美國一樣非常盛行。住在救濟院裡的人或都市裡的窮人常成為歹徒覬覦的對象，大部分是黑人，在波士頓則受害者多半是來自愛爾蘭的乞丐。雖然有些醫學院要學生自己去墳墓盜屍，但屍體來源幾乎為職業盜墓者獨占。他們已和守墓人、葬儀社業者甚至醫師串通好，經常把剛下葬的屍體從墳墓挖出來。[18]

儘管這種行為引發眾怒，而且違反社會風俗，盜墓者依舊猖狂。一七八八年四月終於出現暴動事件。導火線是一群小孩在紐約醫院窗外看到一個醫學生在解剖手臂。醫學生很白目的對其中一個男孩說，這就是你剛過世的母親的胳臂。男孩的父親於是集結一群人衝進醫院，搗毀解剖室的設備，而且把幾具屍體帶走，以重新埋葬。醫學生和外科醫師為了保命，只得待在監獄躲避。翌日，忿恨難消的群眾攻進監獄。獄卒對闖入的民眾開槍，有七人死亡，多人受傷。之後，其他城市也不時可以看到民眾出來抗議屍體解剖。[19]然而，官員大抵還是袖手旁觀，直到事情鬧大了，報紙大幅報導這些駭人聽聞的手法，地方政府才拿出行動，把盜墓者繩之以法。

例如，一八八二年，費城的報紙就曾報導盜墓的犯罪集團經常在黑人的墓地下手。[20]民眾不時可看到這樣的新聞標題：「滿載而歸！盜墓者被捕」、「屍體解剖需求龐大，數千具屍體被盜」。就連名人之子也無法倖免。曾任俄亥俄州議員的美國第九任總統哈里森之子，一八七八年被人發現懸掛在俄亥俄州醫學院的解剖室中。盜墓者已猖狂到敢在太歲頭上動土，入侵總統在辛辛那提的家族墓園。[21]直到一九三〇年代，美國政界和醫界的領袖才通力合作，制定嚴格的屍體解剖法令，以扼止盜墓行為。無人認領的屍體若要供醫學院解剖，則由相關委員會審核、分配。

外科手術迭有重大進展

從古代至十九世紀後半，大多數的外科手術都堪稱殘忍，所以要不是實在痛苦難耐、完全失能，或生命垂危，是沒有人會上醫院求助，答應手術的。穆林思就是一例。還有些病人則是因為覺得太危險而拒絕手術。因此，接受外科手術治療的病人其實很少。以麻州綜合醫院為例，從一八二一年到一八二三年，總共只開了四十三檯刀。[22]這些外科手術不只讓人痛苦，更常以失敗收場。

像腸阻塞這樣的病症，則連醫師也覺得棘手。病人除了可預期將進一步惡化的腹痛痙攣、腹脹，還會嘔吐、脫水，甚至可能死亡。原因可能是腸子扭轉、沾黏、腫瘤阻塞腸道內徑，或是一段腸子卡在腹股溝或肚臍。如果無法趕快把腸子推回腹腔，就可能會變成疝氣（嵌頓型疝氣）。嵌塞住的那段腸子會因充滿氣體和液體而腫脹，而血液則可能無法流通，致使腸道缺氧、組織壞死或穿孔。

自古以來，醫師曾以各種方式來處理腸阻塞的問題。如果從腹部外觀看不出疝氣，研判屬機械性的腸阻塞，有些醫師可能要病人倒立一段時間，看腸子是否能暢通。有些醫師則會用水灌腸。也有醫師要可憐的病人吞下一公斤半左右的水銀或鉛粒，希望藉由金屬的重量去除阻塞。[23]後來，還有醫師利用電擊，把一個電極置入直腸，另一個電極接上腹壁。[24]其他如放血、利用水蛭、泡冷水浴和冰敷等療法也都曾經流行。如果腸阻塞明顯是疝氣造成的，外科醫師可能會採取比較積極的處理方式，用針刺穿嵌塞住的那段腸子、或用手術刀劃開；他們偶爾也會用切割或燒灼的方式，分離受阻窒的組織，緩解這個問題。然而，受絞勒的腸子若是有一部分回返了腹腔，那就有可能破裂，使腸道細菌在整個腹膜腔蔓延。如果只受幾天的苦就死了，還真要感謝上天仁慈。

進入二十世紀之後，腸阻塞手術的成功率提高了很多。這時，疝氣的修補已不是問題。外科醫師可切開病人腹腔，將腸子與沾黏的組織分離。扭轉的腸子也能復位。腫瘤可以切除，壞死的腸子也能切掉，再把正常的部分接好。如果大腸或直腸腫瘤太大，無法立即處理，則可進行結腸造口術，也就是利用腸道在腹壁上做個開口，將排便的出口從肛門改到此處（即人工肛門）。倫敦外科名醫崔佛斯（Frederick Treves）曾在一八九九年說過這麼一句話：「急性腸阻塞如不開刀，比從克利夫頓吊橋往下跳還來得危險。」[25]即使到了今天，此言仍不虛。

以安斯巴赫的凱洛琳（英王喬治二世的王后）之死為例，就知道急性腸阻塞不開刀有多嚴重。[26]凱洛琳年輕時是豐腴可人的才女，步入中年之後，因為餐餐山珍海味，加上生了八個孩子，體態變得痴肥臃腫。她在一七二四年生老么時，因為難產而得了臍疝氣。儘管母女均安，她的臍疝氣卻變得愈來愈大。到了一七三七年十一月初，凱洛琳腹痛如絞，不斷嘔吐。由於她貴為王后，御醫無法碰觸她的玉體，只能開立一些藥物和反覆放血。由於症狀變本加厲，兩天後外科醫師才獲准檢查她，結果發現有一段腸子已牢牢嵌在疝氣囊中，腫脹得厲害。手術風險太高，沒有人贊成外科醫師從腹部切下去，解開被疝氣囊卡住的腸子。醫師只好用引流的方式，看能不能使腸子消腫。結果，腫脹的那段腸子破裂，大量液體流出。這已是發病的第十一天，王后終於在漫長痛苦的折磨中撒手人寰，得年五十四歲。當時最頂尖的醫師環伺在側，但無能為力。

然而在某些特別的情況下，十八、十九世紀的手術還是有成功的例子。儘管沒有人相信在十九世紀初的美國荒野，醫師能以外科手術為病人解決病痛，一八〇七年肯塔基的醫師麥道爾（Ephraim McDowell）還是在他家客廳桌上，成功為病人切除了一顆巨大的卵巢囊腫。麥道爾曾跟一位從愛丁堡醫學院畢業、在維吉尼亞執業的醫師學了三年，之後又去愛丁堡和舉世聞名的外科名醫貝爾（John Bell）學了兩年。儘管貝爾曾在上課的時候提到可用外科手術切除巨大的卵巢囊腫，但他自己不曾開過這樣的刀。[27]

麥道爾的病人名叫珍。她騎著馬，翻山越嶺，騎了將近一百公里的路，來到麥道爾的家門前，隔壁則是一間藥局。珍像孕婦一樣大腹便便，因此必須注意平衡，才不會從馬鞍上摔下來。之前，麥道爾已跟她說過，要解決這顆巨大的卵巢囊腫，除了手術，別無他法。儘管珍知道手術風險很大，還是決定冒險一試。麥道爾給她喝下鴉片酒，告訴她在接下來的二十五分鐘要不停唸誦讚美詩，以免心思被劇痛占滿。麥道爾先開了個小小的切口，由於囊腫出不來，他只得切開病人腹壁，將囊腫裡的黏液引流出來，引流物竟然重達六點八公斤之多。接著，他把血管結紮好，切除這顆三點一公斤重的囊腫，再把腹壁和腹部皮膚縫好。珍術後復原良好。麥道爾總計為十三位病人進行卵巢囊腫切除術，其中有八位順利康復，在那個年代可是了不起的紀錄。原因有幾個：首先，腹膜是可以承受單次刺穿的，但無法承受持續的汙染。由珍的例子來看，由於環境潔淨，加上麥道爾動作迅捷，所以她既沒受到感染，也沒大出血。

外科手術下一個重大進展，則是膀胱陰道瘻管修補術。這種瘻管常是分娩撕裂傷造成的。由於病人陰道會一直不自主的滲出尿液，尿濕衣物，身上飄出異味，因此受到家人和社區的排擠；大腿內側皮膚也會反覆發炎，讓人苦不堪言。這種病症古已有之，在今天的未開發國家仍很常見。[28]幾個世紀以來的外科醫師曾設法用布塞住或用線縫合瘻管，但最後還是因感染而不斷裂開。只有極少數治癒的例子。

席姆斯（Marion Sims）終於解決了這個問題。他於一八一三年生於南卡羅萊納州，在該州大學畢業後，曾前往費城，在外科醫師身邊見習了好幾個月。他父親是律師，看不起醫師這一行，曾對他說：「早知道你會走上這條路，我就不讓你去上大學了！」[29]

席姆斯後來到阿拉巴馬鄉下開業。不久，他就發現有好幾個奴隸為膀胱陰道瘻管所苦。她們可能因為在童年罹患軟骨症而骨盆扭曲，生產時出現嚴重撕裂傷，因而出現膀胱陰道瘻管。這種不斷漏尿的病症帶給她們很大的精神折磨，甚至想自我了斷。席姆斯先前曾成功矯正病人子宮移位的問題。他要病人採取跪姿、前彎，前額和手臂放在桌上，如此就比較容易使子宮復位。他最初在兩位病人身上施行膀胱陰道瘻管手術，則是用線縫合，再用鉛粒固定。可惜都失敗了。席姆斯發現縫線會引發感染，於是從珠寶商那裡訂做很細的銀線來縫瘻孔，並把導尿管插入膀胱，以免膀胱積尿，給縫口帶來壓力。儘管只是小小的改進，但他終於嘗到成功的滋味，並持續造福很多有同樣問題的病人。他在內戰時期移居歐洲，說服歐洲醫師用銀線縫合瘻孔，成效很好。席姆斯最後回到紐約，繼續改良手術技術。

從整個醫學與科學的發展史來看，實驗創新總會遭遇那些固守傳統、保持現狀派的阻力，讓新想法窒礙難行。儘管麥道爾和席姆斯在外科手術上有所突破，依然受到不少同行質疑。即使歐洲和美國很多醫師都參照麥道爾的做法，成功移除了卵巢囊腫，法國皇家醫學會歷經數月辯論，仍不接受這種術式，認為必須繼續評估。在我們這個時代，過於先進的做法也不會輕易被人接受，如第一章所述的微創胃繞道手術。然而還是有人不斷堅持、推動創新。例如，十九世紀的倫敦名醫魏爾士（Spencer Wells）在一八五八到一八八〇年間開了一千檯的卵巢囊腫切除術，最後一百位接受手術的人，死亡率僅為百分之十一；但大西洋兩岸的醫師一直有人質疑這樣的數據。[30]

不管如何，自席姆斯成功開創膀胱陰道瘻管縫合術以來，採用此術式的結果大抵令人滿意。其他手術也變得普遍，如在切除乳房腫瘤之時一併廓清淋巴結；從髖關節或肩關節做截肢也有成功的例子。外科這門技術終於慢慢成熟。

麻醉問世

穆林思不幸在膀胱結石手術後死亡，不出幾年，由於麻醉問世、加上抗菌法和無菌手術掀起的革命，外科終於有了驚天動地的變革。

麻醉的出現使絕望和恐怖從開刀房消失，手術的過程變得安靜、從容。在此之前，外科醫師為了幫病人止痛，曾試過種種辦法，包括使用曼陀羅根、天仙子、鴉片、大麻、酒精，甚至用菸草灌腸法（即以煙燻器往病人的肛門吹煙）。有人試過催眠。英國皇家海軍軍醫也曾想出在病人耳邊用力擊鼓的點子，試圖轉移病人的注意力，忘記疼痛。不管如何，要好好開完一檯刀，絕不可少的是助手那雙強壯的手臂，這樣才能壓得住病人。英國暢銷小說家柏妮（Fanny Burney）曾在日記中描述自己接受乳房切除術的經過。那是還沒有麻醉的年代，執刀醫師就是曾任拿破崙軍醫處處長的賴雷男爵。

一八一一年，男爵在柏妮的巴黎寓所幫她開刀。因她完全清醒，所以能從覆蓋臉部的紗巾看到部分過程。[31]根據柏妮所述：「我不要別人抓著我。但是，我一看到刀子的閃光，隨即閉上眼睛。那可怕的刀子插進我的乳房——切過靜脈、動脈、肌肉，我不由得開始尖叫，整個手術過程時斷時續的尖叫。我簡直以為那叫聲會永遠在我耳邊縈繞！那種劇痛實在難以形容。我可以感覺到刀子刮過我的胸骨。」術後，她一直被夢魘糾纏，過了好幾個月，她才有勇氣提筆，寫了封長信告訴妹妹這次手術的經過。

藉由吸入氣體麻醉的做法，終於可以去除這樣的恐怖。一八〇〇年，在倫敦附近研究「氣體醫學」（即氣體醫療用途）的年輕化學家戴維（Humphry Davy）對一氧化二氮的效果非常好奇。一氧化二氮是英國化學家卜利士力（Joseph Priestley）在二十五年前發現的；他也是氧氣的發現者。戴維注意到一個現象：吸入一氧化二氮的人會感到愉悅，甚至不由自主的大笑，好像吸了這種氣體就不會感覺到痛苦。戴維於是將這種氣體取名為笑氣，並在自己身上做實驗，發現能消除牙疼。然而，他的同事都把笑氣當成派對助興的玩意兒，沒有人認真考慮運用在手術上。

一八一五年，戴維的助手法拉第（Michael Faraday，即後來的電學之父）發現如果吸入另一種氣體，即乙醚，和吸入一氧化二氮的效果差不多。儘管在一個世紀前已有人用乙醚催眠，但還沒有人想到用乙醚來止痛。十九世紀初的倫敦大學生和美國醫學院、牙醫學院的學生，都常在派對把一氧化二氮和乙醚當作助興的藥物。

還要再過三十幾年，才有人想到在手術中利用麻醉氣體。美國喬治亞州鄉下的一位醫師龍恩（Crawford Long）一天和朋友參加乙醚派對。他發現，吸了乙醚的人，即使倒下撞到淤青或流血，也不覺得痛。

一八四二年，他為一位名叫凡納博斯的友人切除頸部腫瘤，就使用這種氣體，果然在無痛之下完成手術。然而，為人謙和的龍恩，直到七年後才在醫學期刊發表使用乙醚的臨床運用結果。

一八四四年，在哈特福德執業的牙醫魏爾斯（Horace Wells）從演講聽聞一氧化二氮的效果，於是靈機一動，決定吸入這種氣體，並請一位同行幫他拔除臼齒。在拔牙的過程中，魏爾斯不但不覺得痛，甚至像失憶一樣，完全不知道拔牙的時候發生了什麼。後來，魏爾斯利用一氧化二氮幫幾位病人無痛拔牙，只是在一場公眾示範中，因為氣體使用不當，病人突然醒來、驚聲尖叫。曾與魏爾斯共事的莫頓（William Morton）搬到波士頓後，有位化學教授跟他提起乙醚的神奇效果，並建議他為病人拔牙時改用這種氣體試試看。莫頓在用於病人之前，先在一隻狗、以及他的助手和自己身上做了實驗，結果都很成功。他因此說服麻州綜合醫院的外科醫師華倫公開示範乙醚無痛手術。

一八四六年十月十六日。麻州綜合醫院的醫師和醫學生把小小的圓形階梯講堂，擠得水瀉不通（此即在醫學史上留名的乙醚廳）。華倫用特製的吸入器讓病人吸入乙醚。病人名叫艾伯特，接受乙醚麻醉之後，隨即失去知覺。華倫不慌不忙，為他切除一顆長在下頷的巨大血管瘤。在場觀看的人莫不嘖嘖稱奇。手術歷時三十分鐘。艾伯特醒來之後，既驚奇又感激。無痛手術的消息很快傳了開來。在麻醉之下，病人完全放鬆，而且沒有感覺，醫師得以從容、精準的進行手術。若無麻醉，病人在驚恐之下會一直掙扎，手術必然會受到影響。後來，英國外科醫師開始使用乙醚麻醉，成效斐然。維多利亞女王在生第八胎時，也以氯仿進行無痛分娩，麻醉因而開始流行。她在分娩前已下定決心說道：「我會把這孩子生下來，而且要使用氯仿。」

全身麻醉功效卓著，但仍引發爭議。贊成派（特別是因麻醉得以免除分娩劇痛的女性）和反對派互相角力。前者認為這是病人的福音，更引述《創世紀》：「神使亞當沉睡，他就睡了。」反對派也引用《創世紀》中的「你生產兒女必多受苦楚」，認為生產的痛苦是必然的，母親願意為兒女受這樣的苦正是母愛的表現。

至於發明麻醉的功勞也引發很多辯論。野心勃勃的魏爾斯因為得不到認可和讚揚，抑鬱度日，三年後吸入大量乙醚自殺身亡。[32]而莫頓在為麻醉氣體申請專利之時，則改用神話中的「忘川」（Letheon）來命名。不久被人揭發這種神祕氣體就是乙醚，他只好放棄執業，花費巨資以維護自己的專利權。後來，他變得一貧如洗，幸而有位好心的同事接濟他。（譯注：一八六四年，美國牙醫學會在魏爾斯逝世十六年後，終於公告他是現代麻醉學發現者，而美國醫學史也在一八七一年承認莫頓對麻醉手術的貢獻。）

終於知道要控制細菌感染

儘管有了麻醉藥劑，手術依然潛藏致命的危險。問題出在感染。很多醫院的產婦產後都難逃產褥熱的死劫，然而很少人相信只要醫師把手洗淨就可避免感染的擴散。美國醫師霍姆斯早在一八四三年就曾提出警告，醫師切勿在進行傳染病人的屍體解剖後，就去檢查正在分娩的病人，以免使產婦受到感染。但是，當時很多醫師都把這樣的勸誡當耳邊風。

差不多在同時，在著名的維也納綜合醫院服務的一位年輕醫師山姆維茲（Ignaz Philipp Semmelweis）為院內產婦的死亡率偏高而納悶，他注意到，如果病人是由嚴格遵守個人衛生規定的產婆照顧，產婦死亡率就很低。相反的，如果病房就在解剖室旁，醫師或醫學生解剖完屍體就去病房為產婦檢查，產褥熱就居高不下。這觀察非常正確：由產婆負責的，產婦死亡率只有百分之一至百分之二；由醫師和醫學生照顧的，死亡率則高達百分之十八。[33]山姆維茲堅持用肥皂和溫熱的加氯水把手洗淨，還要用指甲刷仔細清除指甲底下的汙垢，才能去檢查下一位病人，產婦死亡率果然大幅下降。儘管洗手一事簡單，但由於挑戰傳統，引發守舊派的敵意，霍姆斯遭到許多產科教授的抨擊，而山姆維茲則因不斷受到非議與責難，後來精神錯亂被送進瘋人院，受到毒打，內臟受傷，兩週後在院中死亡。多年後，醫學界才知道這兩位先驅提倡無菌觀念正確無誤，洗手才成為醫療常規。

一八六五年，格拉斯哥外科醫師李斯特（Joseph Lister）更進一步創立消毒科學，提出外科手術消毒法，使手術變得更安全。在此之前，開刀房的常規、傳統與文化一成不變。手術器械用完後很少會清洗乾淨。外科醫師身上的衣服往往沾染上病人的膿汁和血液；在開刀之時，甚至直接把縫線掛在鈕孔上。因此，開刀房就成了細菌叢生的溫床，常使病人遭受致命的感染。在某些醫院，接受手術的病人十個裡有八個在術後死亡。很多住院病人因為生了壞疽，造成組織壞死而送命。外科醫師往往用燒灼術處理明顯受到感染的部位，然而這種有如酷刑的療法很少奏效。

李斯特偶然間發現：流經格拉斯哥市中心的克萊德河，有一小段因為河畔化學工廠排放大量廢水而變得清澈，其他部分的河水則一樣汙濁。他發現，工廠排放的廢水含有苯酚。基於這樣的觀察，加上吉普賽人幾代以來常用這種東西清洗傷口，他因而用含苯酚的碳酸噴霧在病房和開刀房中噴灑。起先，他在治療複雜性骨折的病人時利用這種消毒法。由於這種骨折骨頭斷裂、穿出皮膚，細菌因而會進入身體組織，進而擴散到全身，往往需要截肢才能保住一命。李斯特在室內噴灑碳酸噴劑，並用碳酸溶液來處理傷口和周圍皮膚，加上他堅持器械消毒，因而使術後死亡率大幅降低。以一八六四至一八六六年為例，李斯特及其同事共開了三十五檯複雜骨折的大腿截肢術，十六位病人術後死亡，死亡率高達百分之四十六，不過尚屬常態。但自李斯特引進消毒法後，在一八七七年至一八八〇年開的四十檯截肢手術中，只有六人死亡，死亡率降到百分之十五。[34]消毒成效無庸置疑。

李斯特的抗菌革命，使外科醫師得以對付難纏的術後感染。儘管如此，他的處境就像霍姆斯與山姆維茲這兩位先驅一樣，遭到醫界的抵制，多年後同行才能接受。例如，一八七六年，美國立國百年慶，他在美國幾個城市巡迴演講，發表手術成果。雖然很多美國醫師已聽聞他的名聲，還是對他提倡的消毒法半信半疑。[35]費城外科名醫葛羅斯（Samuel Gross）甚至公開否定李斯特的貢獻，說道「大西洋這邊觀念進步、經驗豐富的外科醫師」根本沒幾個人相信這種做法，注意傷口敷料的潔淨即可。他還更進一步預言，就算不採用李斯特的消毒法，「美國外科的名聲、尊嚴與榮耀將一直延續下去」。[36]有趣的是，我們可從美國現實主義大師艾金斯在一八七五年完成的巨幅畫作〈葛羅斯診所〉，瞧見美國這位外科大老開刀的身影——西裝筆挺，加上領結、珍珠扣和鏈錶。顯然，這位美國醫師完全不甩李斯特的無菌手術概念。

李斯特的概念源於歐陸的科學家巴斯德（Louis Pasteur）和柯赫（Robert Koch），從他們的論文了解疾病的細菌學說。根據無菌原則，手術器械和手術袍都必須消毒，開刀房也必須完全潔淨。早在西元前一百年，羅馬百科全書作者瓦羅，就曾提出微生物可能是致病之因的概念，文藝復興時期也有人想到這點，然而直到十九世紀中期，細菌病原說才正式確立。一六七九年，荷蘭布商雷文霍克（Anthony van Leeuwenhoek）精心研磨鏡片製成顯微鏡，因而得以將微生物放大觀看，包括微小到肉眼看不到的水中浮游生物、口中的細菌和他自己的精子。李斯特的父親約瑟夫．傑克森．李斯特（Joseph Jackson Lister）也是醫師，但對光學研究相當有興趣，一八三二年發明具有消色差透鏡的複式顯微鏡，自然學家才得以深入觀察微生物世界。

接下來的進展更是一日千里，科學家了解微生物無所不在，而且在自然界的平衡和疾病都扮演關鍵角色。法國的巴斯德和德國的柯赫開啟科學知識的大門。巴斯特是化學家，他在一八五七年解開動物屍體與植物腐敗之謎，亦即源於空氣中的細菌。後來，他發明了加熱滅菌法，於是可使葡萄酒、牛奶和奶油久放不壞。巴斯德揭示發酵的本質，發現防止葡萄酒變酸的祕密，可說是葡萄酒釀造學之父。他認為微生物世界是自然生態的一部分，[37]他的微生物研究還從細菌學發展到免疫學，證實細菌是疾病的成因之一，進而發明對抗狂犬病等疾病的疫苗。他還從病死的家畜血液分離出炭疽病病原菌（即炭疽桿菌），並研發炭疽病的疫苗。當時法國的綿羊和牛常死於這種致命的病症，讓法國農業蒙受數百萬法郎的損失。

柏林的柯赫醫師也是微生物學的始祖，與巴斯德齊名。柯赫年輕時曾在普法戰爭期間志願到前線當軍醫，照顧傷兵，戰爭結束後擔任外科醫師，並設立了一間簡陋的實驗室，開始研究微生物。他不但驗證炭疽桿菌是導致炭疽病的致病微生物，並提出分離純化細菌的技術，進一步培養出結核病的病原，也就是結核桿菌。結核病每年在全世界奪走約五百萬條人命，柯赫因結核病研究在一九〇五年榮獲諾貝爾生理醫學獎。之後，他又分離出霍亂的元凶——霍亂弧菌。柯赫確立了疾病病原說，並強調術後細菌引發的傷口感染很難避免，因而提倡滅菌的重要。儘管鐵證如山，柯赫的同行多年後才心服口服，同意細菌感染會引發術後敗血症。[38]

從一八四六年到一八六五年，麻醉與細菌感染的控制，掀起外科手術史上最重要的兩次革命，手術治療成效因而大有進步。

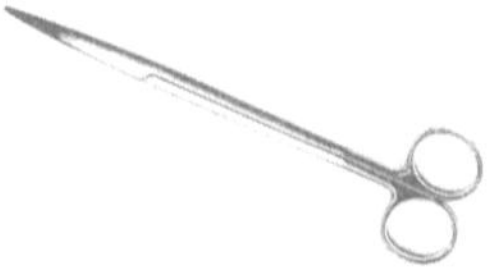

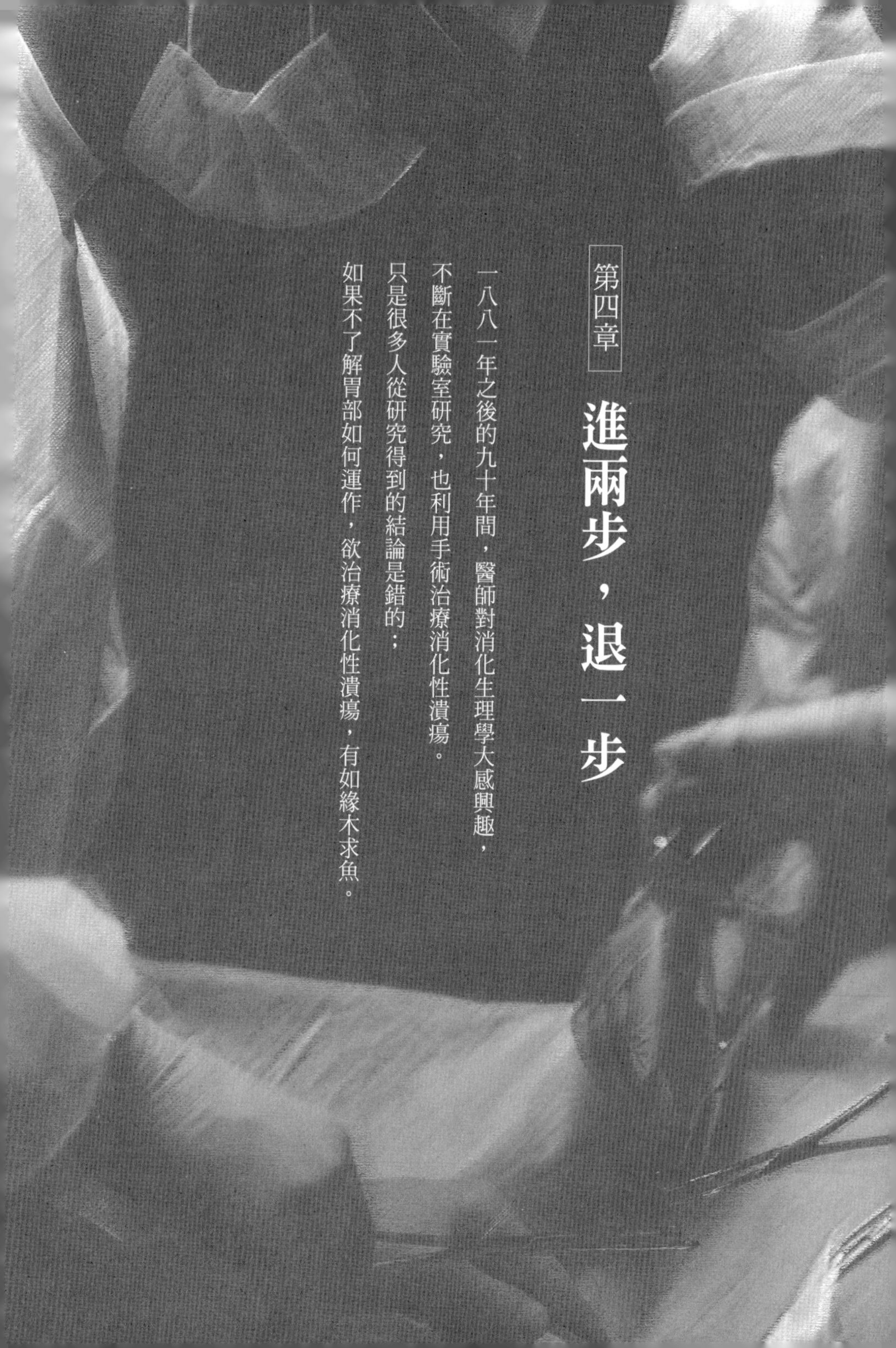

第四章

進兩步，退一步

一八八一年之後的九十年間，醫師對消化生理學大感興趣，
不斷在實驗室研究，也利用手術治療消化性潰瘍。
只是很多人從研究得到的結論是錯的；
如果不了解胃部如何運作，欲治療消化性潰瘍，有如緣木求魚。

雖然大多數的外科醫師已漸漸了解無菌手術的重要性，不過實際做法還是和以前差不多，改變速度緩慢。例如，一八九六年庫欣在麻州綜合醫院實習時，外科手術多半是截肢、乳癌腫瘤及皮膚表面腫瘤的切除和小小的皮膚修補。旁觀者通常穿便服就直接走進階梯講堂，應有的殺菌技術和安全措施都還沒有落實。儘管庫欣覺得這個實習階段讓他獲益匪淺，也很尊重幾位外科教授，但他還是覺得其他幾位醫師開刀的手法過於倉促、粗糙、不夠精準。這是沒有麻醉時代的遺風——刀開得愈快，代表能力愈強。❶而且即使他們已按照李斯特的無菌手術原則來做，幾乎所有病人還是會在術後出現傷口感染。外科醫師會在開刀前洗手了，但開完一檯刀後，總懶得更換血跡斑斑的手術袍，又繼續開下一檯。❷他們也認為沒必要戴口罩和橡膠手套，用乾熱消毒鍋消毒器械更是前所未聞。

那個年代的外科前輩也不是很重視麻醉，常把麻醉的工作交給沒經驗的醫學生、住院醫師和護理師。例如，庫欣在醫學院三年級到階梯教室見習手術，就曾被教授叫上去，要他在旁邊的一個房間為一位腸阻塞的老人麻醉。他在勤務工的指導下，把乙醚倒在一塊布上，然後覆蓋住病人口鼻。主刀教授一直催促他快點。已失去意識的病人被推上臺後突然嘔吐，胃裡的東西因而跑到肺部，造成吸入性肺炎，就此一命嗚呼。庫欣嚇壞了，而且非常難過，考慮就此放棄醫學這條路。教授安慰他說，這是常見的麻醉併發症，難免會碰到，勸他別放在心上，但年輕的庫欣始終忘不了這樁悲劇。我在布里根的老師曾跟我說，四十年後，也就是在一九四〇年代，他自己實習的時候，也曾遇過類似事件。那時，麻醉科醫師很少在場，刀一檯接著一檯，麻醉工作量很大，都是由護理師負責，如有緊急手術，則是由住院醫師來為病人麻醉，然而既沒有人教他們怎麼做，也沒有人在一旁監督。他們覺得這樣風險太大、無法獨自承擔，因此要求資深醫師在場，否則拒絕配合。

儘管麻醉的好處顯而易見，在英國麻醉科醫師已是受人尊重的專業人員，但美國直到第二次大戰開打之前，也就是麻醉問世一百年後，才認可這門專業。威斯康辛大學在現代麻醉教育之父華特斯（Ralph Waters）的影響下，於一九一五年設立了麻醉科講座教授一職，以培養對麻醉有興趣的研究生。還有幾家醫學院也起而效法。例如哈佛，兩年後設立了麻醉科講座教授的職務，只是這個職務得不到應有的重視，直到一九三六年才有人上任。❸醫院中的麻醉科醫師可謂鳳毛麟角，像布里根醫院好不容易才延攬到一位，也就是布思畢（見第28頁）。當時絕大多數的醫師都對麻醉興趣缺缺。

手術技術在二十世紀突飛猛進，手術慢慢變得普遍。即使是在非緊急的情況下，外科醫師也會為病人開膛剖腹，以解決內臟器官的種種問題。例如，梅約兄弟在一八八九到一八九二這幾年間，在他們創立的醫院只開了五十四檯非緊急手術，但在一九〇〇年則開了六百一十二檯；五年後，據說手術總數更破紀錄，總計開了二千一百五十七檯。❹由於麻醉安全措施不足加上經常感染，致使這樣的紀錄失色不少。等到庫欣到約翰霍普金斯醫院擔任住院醫師之後，他對外科的未來終於感到比較樂觀。這家醫院的外科，在主任賀斯泰德（William Stewart Halsted）的領導之下，手術不慌不忙，切割精準，也小心翼翼的控制出血。這樣的慢工細活與波士頓外科醫師的匆促草率，形成強烈對比。

以乳房腫瘤切除為例，雙方的信念與做法就大不相同。庫欣在波士頓看到的一樁乳房腫瘤切除術只花了二十八分鐘就完成了，類似的手術在巴爾的摩則歷時四個半小時。賀斯泰德囑咐，術後十天都不要碰病人傷口。庫欣半信半疑，不知這樣可好，他想起過去在波士頓看到的傷口感染——傷口濕潤，而且發出惡臭。十天後，掀開敷料那一刻，他發現病人傷口已完全癒合，於是對賀斯泰德佩服得五體投地。不過，要讓全國各地心有疑慮的醫師信服，則還要更多的時間。梅約醫學中心的威廉·梅約（William Mayo）就曾譏諷說，如果一樁刀要開這麼久，到開完的那一刻，病人的傷口已經自然癒合了。❺

闌尾炎手術今昔

不管如何，無菌和麻醉的概念、訓練，以及技術的日益進步，讓外科領域漸漸變得寬廣。急性闌尾炎的治療就是個重要的例子。闌尾炎雖然常見，但很容易被誤診為「胃痛發作、胃痙攣、腸絞痛」等。大多數醫師都認為闌尾炎是其鄰近部位發炎造成的，致使闌尾最後遭到波及。

一八三九年，倫敦醫師艾狄生（Thomas Addison）以屍體解剖的發現為基礎，首度正確描述闌尾炎的臨床表徵。四十幾年後，哈佛醫學院病理科醫師費茲（Reginald Fitz）指出闌尾炎源於闌尾本身發炎，並證明闌尾破裂會引發嚴重的腹膜炎，導致死亡。英文的闌尾炎（appendicitis）一字就是他創造出來的。不管闌尾炎的成因為何，大多數的外科醫師都依循長久以來的傳統，直到闌尾穿孔或破裂，才會施行手術。他們認為局部化膿的形成可使感染免於擴散到整個腹腔，把膿汁抽吸乾淨即可。反之，如果沒形成局部化膿，通常則會出現致命的腹膜炎。多年後，外科醫師才知道應該盡快切除已經發炎但仍完好的闌尾。

一位國王的登基大典因為闌尾炎而延後舉行，闌尾炎最佳手術方法的論辯，於是引起大眾關注。這位國王就是英王愛德華七世，原本預訂於一九〇一年六月二十六日加冕。典禮的一切已準備就緒，各國元首、歐洲皇室、政要等貴賓已來到倫敦。然而，在加冕大典的前兩天，愛德華出現腹痛、嘔吐和發燒的症狀。據外科名醫崔佛斯（見第90頁）的診斷，愛德華應該是得了闌尾炎。

崔佛斯是解剖學家，也是一本外科著名專書的作者（他也曾濟助過著名的「象人」梅里克）。崔佛斯醫師認為發炎的部位主要在闌尾附近的組織，致使闌尾受到波及，因此建議先別急著手術，再等五天，等化膿形成之後再看看。他依據李斯特的原則，把膿汁抽吸乾淨之後，再進行闌尾切除術。❻幸好愛德華最後沒事，只是加冕大典必須改期舉行。後來，崔佛斯寫了一篇經典論文，分析闌尾炎的解剖學、徵兆、症狀和手術治療，他在文中推翻之前的立場，認為確診後早一點開刀應該比較好。❼之後，有鑑於即早手術療效較佳，世界各地的外科醫師也都漸漸同意這麼做。

闌尾炎的症狀與徵兆有時並不明顯，與卵巢囊腫破裂或扭轉、腎結石或急性胃炎不容易區分，鑑別診斷於是相當困難，必須持續小心評估，才不會誤診。如拖太久才開刀，等到開下去之後，常已形成大範圍的腹膜炎和膿腫，而難以確診。由於醫師都怕闌尾炎沒診斷出來後果堪慮，凡是病人腹部疼痛，都會懷疑是否是闌尾炎造成的，以致在我當住院醫師的年代，切下來的闌尾經顯微鏡檢查，大約有百分之二十其實是正常的。我們從病人下腹部有壓痛之處正上方下刀，切一個小切口，通常就可以看到一條腫脹、充血、失去正常光澤的闌尾。手術約三十分鐘即可完成。對任何獲准開闌尾的實習醫師而言，都是畢生難忘的學習經驗。眼看著病人前一晚肚子還痛個半死，第二天早上術後即露出微笑，還會喊餓，這種起死回生的經過，總是讓醫師有莫大的成就感。

至於闌尾破裂就是另外一回事了。在闌尾破裂之前，疼痛是局部的，而且會愈來愈痛；但在破裂之後，疼痛會消失。只不過不要幾個小時，疼痛復現且範圍變大，一動就加劇，接著則是高燒和寒顫。接下來，細菌可能進入血液，造成病人休克。這時才進行手術，就不是切除指頭般腫脹的闌尾就可了事，病人整個腹腔會滿溢惡臭、混濁的液體，甚至已出現腸沾黏的情況。此時，闌尾因為穿孔、膿汁都流了出去而變小，而且因為壞疽而發黑。我們通常得擴大手術切口，以便把腹腔沖洗乾淨。術後，病人可能還得在醫院住好幾天，以點滴接受輸液和抗生素治療。很多病人都需要休養幾個星期，才能完全康復。

儘管闌尾炎整體治療成果佳，在電腦斷層掃描和磁振造影掃描等先進造影科技問世之後，闌尾炎的確診率才大幅提高。住院醫師幾乎很少為病人做仔細的身體檢查，就直接把病人送進檢驗室，以這類昂貴的高階造影儀器證實臨床印象，接下來外科醫師再用內視鏡進行闌尾切除微創手術。儘管內視鏡手術耗時要比傳統開腹術來得長，但術後復原速度較快，病人也比較不會痛。不管用哪種方式手術，如果闌尾炎能早一點診斷出來，及時開刀，一般而言都沒有什麼問題。但以目前的闌尾切除術而言，切下來的闌尾中仍有百分之十是正常的。

在二十世紀初的美國，闌尾切除術的成功已成一把雙刃劍。的確，這種手術的普遍，使不少訓練不足的醫師在沒有明顯的臨床適應症之下，就匆匆開刀。有鑑於此，醫院於是成立病理組織委員會，以減少不必要的手術。這樣的委員會等於是同儕審查的前身，而類似的手術「熱潮」幾個世紀以來屢見不鮮。[8]克服像急性闌尾炎這種可能致命的急症，可說是外科手術的一大勝利，只不過這種手術太普遍了，以致今天看來沒什麼了不起。不管如何，在一九三〇年代，急性闌尾炎仍是第十五大常見死因。即使是在一九七三年，仍有一千個以上的病人死於此病。現今闌尾炎的致死率不到百分之一，但如遭到誤診，病人仍會有生命危險。[9]

令人遺憾的是，目前闌尾炎的治療已有退步的跡象。會出現這樣的趨勢，一個原因是醫師過於自信，認為闌尾炎是一種再普通不過的疾病，不可能診斷不出來。其他原因則有誤信抗生素的神力，或是醫療保險公司想方設法核刪手術費用。

我認識的一個年輕人，最近就因此吃足苦頭。有一天晚上，本來好端端的他，突然吃不下飯，肚子不舒服。到了早上，肚子愈來愈痛。由於沒有家庭醫師可為他看診，他於是打電話給醫療保險公司。該公司人員要他去一家地區醫院看急診。他在急診室等了好幾個小時，護理師才來問他狀況，然後開了些胃藥給他，要他回家休息。過了六個小時，他依然腹痛難忍，只好再回急診，可還是被請回家。沒有人好好幫他檢查，也沒幫他做任何檢驗。最後，他在絕望之下第三次來到急診，要求看外科醫師。醫師一看就知大事不妙，立刻安排手術，切除已經破裂的闌尾。病人術後在醫院待了一個星期，以點滴接受抗生素治療。由於元氣大傷，過了六個星期他才覺得自己恢復健康了。如果他第一次去急診，確診為急性闌尾炎之後盡快接受手術，應該只要幾天就可復原得差不多。

從這個例子可見，醫療保險公司為了控制支出，迫使醫療由「實證」走向「取巧」，讓病人承受傷害與病苦。而為了收拾爛攤子，醫療保險業者往往必須付出更大的代價。

大大小小的進步

在二十世紀開頭那幾十年中，外科專業知識漸增，在美國各大城市如波士頓、紐約、費城、巴爾的摩以及西部教學醫院任職的外科醫師，對手術適應症的定義變得比較明確，開刀技術更加純熟，手術療效也勝過以往。

有些重要的醫學中心與任何醫學院都沒有依附關係，例如在明尼蘇達羅徹斯特的玉米田中矗立的一家醫院。這家醫院對外科進展有重大貢獻，附近卻無任何一所大學。威廉・梅約與查爾士・梅約這對兄弟的父親是位鄉下醫師，兄弟兩人曾跟在芝加哥和紐約的外科名醫身邊學習，後來在紐約建立了自己的名聲，不只吸引中西部的同行和學生前來，全美各地和歐洲都有醫師來到他們的醫院觀摩、學習。⑩

後來的醫師也仿效他們創辦醫院，包括克利夫蘭的柯里爾醫學中心（Crile Clinic，一九二一年）、波士頓的雷希醫學中心（Lahey Clinic，一九二三年）與紐奧良的奧克斯納醫學中心（Ochsner Clinic，一九四二年）。由於這些私人醫院致力各專業的發展，不但成為畢業後醫學訓練計畫的重鎮，也成了預付費聯合執業團體的先聲。〔譯注：預付費聯合執業團體目前已成為美國主要的醫療組織架構。在美國許多州，規模最大的預付費聯合執業團體都是凱澤醫療計畫（Kaiser Health Plan）。他們在各地區都有自己的醫院和診所，而且只提供醫療服務給加入其醫療計畫的被保險人。〕

即使是在比較小的社區，訓練精良的外科醫師也相當受到重視。儘管如此，在那個年代，外科仍有許多阻礙。首先，肌肉鬆弛劑尚未問世，光靠麻醉，手術的難度較高；再者，這時也沒有輸血、點滴注射；還有許許多多今天常見的藥物，根本是那時的人想像不到的。以致傳統開腹術的併發症如感染和大出血，仍不好控制，因此術後死亡率無法降低。

雖然物理學家和工程師利用真空管做了多年研究，直到一八九五年十一月，倫琴在德國烏茨堡進行陰極射線實驗，才發現了一種尚未為人知的新射線，並命名為X射線（俗稱X光）。拜這種利器之賜，疾病診斷的正確性得以提高。倫琴用黑紙包好陰極射線管然後通電，發現陰極射線管會發出一種穿透性極強的射線，如果把手伸到電極管和螢光屏之間，螢光屏上就會出現手骨的影像。利用這種新的射線可以顯現不同密度的身體組織——身體的軟組織密度小，射線可以穿透；密度大的骨頭，看起來就會比較白。醫師因此可從X光片看出心臟的輪廓、肺結核的影像以及骨折的裂縫或移位等。醫師也可使病人吞下放射線無法穿透的染料，來觀察病人腸胃活動的情況，以診斷胃潰瘍或胃癌。[11]

放射科於焉成立，放射科醫師、外科醫師和生理學家自此常花好幾個小時，盯著病人的X光片，看是否有異常。接下來的發現是：長時間照射放射線，可使動物身上的腫瘤變小，接著人體試驗也成功了，令醫學界十分振奮。救人心切的醫師不分青紅皂白，便使用放射線來治療許多病症，不知這種療法會帶來不幸的副作用。結果，有的醫師和病人因為缺乏防護而罹患致命的癌症。不過，儘管放射線治療有其限制和危險，放射學與放射治療還是改變了醫學的面貌。

還有一些進展雖不是那麼引人矚目，但也一樣重要。各種尺寸中空針頭的問世，使得進行抽血、靜脈點滴輸液以及其他侵入性措施，變得更有效率。古代醫師就曾用鵝毛管刺入病人血管來放血，偶爾也會用金屬管從病人肋骨縫隙插入，引流出胸腔積液。無菌針頭的廣泛使用則是二十世紀的事。可拋棄式針頭直到一九七〇年代才問世。

一九六一年，還是醫學生的我，曾在紐約一家大型市立醫院見習。每天離開醫院前，我必須完成的一項工作，就是把所有的針頭收集起來，清洗乾淨，把針頭磨尖，再一根根用毛巾包好、消毒，以供第二天早上之用。抽血也是我們這些見習生的工作。我們把推車推到三十床的開放式病房，上面擺了很多針頭、一支大針筒，和許多貼好標籤、上面注明病人姓名與檢驗項目的試管，此外還有一個大臉盆，裡頭裝了「無菌」生理食鹽水。我們來到每一張病床前，將消毒好的針頭裝在針筒上，再從病人手臂靜脈抽血，把血注入合適的容器中。然後拔掉針頭放在一邊，針筒則在臉盆裡漂洗，準備給下一位病人抽血。在那個年代，我們對肝炎的種類和傳染途徑所知有限，不大清楚使用針頭注射毒品的風險，更沒聽過愛滋病。我們渾然不知這種抽血方式會傳播疾病。

現代外科推手——賀斯泰德

賀斯泰德是現代外科演進的推手，也勤於提攜、教育年輕醫師。他思慮縝密，行事大膽、果決，是當時外科的傳奇人物。

一八七八年，賀斯泰德完成耶魯大學與哥倫比亞大學醫學院的學業，隨即前去歐洲，跟在知名解剖學與外科教授身邊學習。在這段期間，他接觸到無菌手術的概念，也了解應用生物學在疾病診斷與治療的價值。一八八〇年，他回到紐約行醫，漸漸在美國外科界嶄露頭角。他的手術以精細與精準著稱。由於他在醫學教育與實驗室研究的貢獻，於是受邀至巴爾的摩，與內科泰斗歐斯勒等人並列約翰霍普金斯醫院之「四大創院教授」。他自一八八九年擔任該院外科主任之後，不少傑出的年輕醫師慕名而來，加入外科住院醫師的陣容。

從他個人遭逢的兩個危機，可以看出他善於跳出思考框架，展現創造力。一八八一年，他妹妹產後大出血，瀕臨死亡。還不到三十歲的他立刻接手，一邊控制出血，一邊用自己的血給妹妹輸血。那個年代沒有抗凝血劑，二十年後才有人發現人類有不同血型。幸好賀斯泰德與妹妹血型相同，這次輸血成功了。這也是美國的第一例。⓬

幾個月後，他母親病倒了，出現黃疸、高燒和腹部劇痛等症狀。為她診治的醫師認為手術太危險，然而賀斯泰德孤注一擲，切開腫脹發炎的膽囊，取出七顆膽結石，膿瘍也流了出來。術後，他母親恢復良好。因賀斯泰德對人體解剖學的熟悉加上嚴守手術原則，因此第一次開膽囊手術就獲成功。他還成功締造美國醫界第一例膽囊造口術的紀錄，讓引流管留置數日，好把殘留在膽管內的感染物引流出來。這樣的膽囊造口術也在二十世紀成為標準術式。

賀斯泰德從歐洲返回紐約幾年後，一位維也納眼科醫師發表以數滴古柯鹼溶液為病人眼球局部麻醉的臨床研究報告。這位眼科醫師名叫寇勒（Carl Koller），是佛洛伊德的同事。由於局部麻醉要比全身麻醉來得安全，賀斯泰德為這樣的發現大為興奮。不久，他的助手牙疼，賀斯泰德就請牙醫同事在這位助手口腔附近的神經節，施打古柯鹼溶液，來做局部麻醉，結果非常成功。他也是第一個把這種溶液注入病人脊椎內進行脊髓麻醉的醫師。幾年後，他在約翰霍普金斯的助手庫欣因為過去的經驗，對乙醚全身麻醉戒慎恐懼，於是修補疝氣和腿部截肢的手術改採古柯鹼，來麻醉局部神經。消息傳開之後，其他各地的醫師也對局部麻醉大感興趣，認為可利用於某些手術上。賀斯泰德與三位年輕同事在為病人局部麻醉之前，曾先在自己身上做實驗，嘗試用古柯鹼來阻斷周邊神經。很不幸，賀斯泰德後來嚴重成癮，終身擺脫不了毒癮。⓭儘管古柯鹼成癮可用嗎啡治療，但這種療法猶如提油救火。賀斯泰德的個性也因此生變，從樂觀、開朗變得陰沉、內向、刻薄。

即便有藥物上癮的問題，賀斯泰德還是在約翰霍普金斯醫院服務了三十年，推動許多重要的外科手術革新。他在醫學院課程加入應用大體與顯微解剖學、病理學及手術細節的介紹。在某種術式的示範之後，學生就在指導醫師的緊盯之下，在屍體或動物身上練習。或許最重要的是，學生必須花很多時間在病房觀察和照顧病人，從實際臨床經驗學習。住院醫師在為期數年的訓練期間，也必須專攻某一個專業領域。賀斯泰德是美國最先採取李斯特無菌手術技術的醫師，也把無菌的原則引進美國。一開始他要他的刷手護理師（後來成為他太太）戴橡膠手套，以免她的手受到消毒藥水的傷害，最後規定所有參與手術的人員都必須戴手套。他在實驗室進行的動物實驗，不但基於生理學與解剖學仔細觀察，而且精益求精，之後再用於臨床醫療。

賀斯泰德的影響力在一九一〇至一九四〇年間登峰造極，徒子徒孫日後都成為美國外科的領導人物。這些門徒傳播他的信念、標準與原則，使外科日益成熟。

賀斯泰德最重要的外科技術之一，就是在開刀時小心切割，把出血量控制到最少。自古以來，控制出血一直是所有外科醫師念茲在茲的問題。西元前一五〇〇年，古印度醫師會在產婦分娩之後將臍帶結紮、切斷。古希臘時期的醫師已知使用棉線把裂斷的血管綁起來。為羅馬格鬥士治療的蓋倫，也曾敘述各種阻止大出血的技巧。[14]在急救之時，蓋倫會把他的手指伸入傷口，壓迫出血部位。為了把出血控制得更好，他還會用鉤子把血管的斷端扭曲、鉤住。如果傷者仍出血不止，他則會用絲線把斷裂的血管綁紮起來。若是出血的情況不嚴重，他就用乳香、蘆薈、蛋白加上一點馬毛，做成「止血劑」覆蓋在傷口上。其實，在傷口上面加壓，止血效果應該比較好。後來，為了使破裂的血管凝結，他也會把糖漿倒入熱燙燙的油，淋在新形成的傷口上。但這種做法也不是很有效。為了止血，十七世紀的巴黎醫師還曾把腐蝕性更大的硫酸，倒在病人的傷口上。[15]當然，用這些東西來止血，病人的傷勢只會更加嚴重。

自古以來，醫師都有這樣的概念，也就是：用鐵（即手術）治不好的病，就得用火（熱療）來治。直到十九世紀，醫師都相信燒灼可以控制出血。[16]一千二百年前，阿拉伯醫家就曾讚頌火的「神聖」，提倡灼烙止血法，也就是把質地較軟的金屬（如銅）用火燒紅，然後直接灼烙創面的出血點。十七世紀外科醫師為病人截肢，也會把手術刀燒得火紅。這種手術恐怖之至，早就沒有人這麼做，目前只能留存在我們的想像之中。不過以前的外科醫師的確總是在手術檯旁邊的地板上，擺一籃熾熱的炭，裡面放著要用的器械。

雖然用線結紮終於取代這些恐怖的做法，還是有人研究出更容易控制、更有效的工具，來為傷口燒灼、止血。自從十九世紀末，電成為能源供給的方式之後，外科醫師也開始嘗試用電燒止血，但第一把電刀是在波士頓一家醫院工作的物理學家鮑維（William Bovie）發明的。一九二六年，庫欣用這把電刀進行神經外科手術，不但能把組織切割開來，同時能將小血管燒灼、止血。[17]先前，庫欣去大西洋城參加醫學研討會，看見有人用電刀切割牛排做為示範，回到波士頓之後，他隨即連絡這把電刀的發明人鮑維，希望能用在病人身上。手術電刀的實用顯而易見。三天前，他曾為一位六十四歲的病人切除一顆巨大的腦部血管瘤，結果因為出血很多，無法控制，只好中斷手術。他決定改用鮑維發明的電刀。雖然過程中出了不少狀況，結果還算不錯。[18]

手術時，開刀房來了一堆想觀摩的法國醫師，他們因為感冒，猛打噴嚏；坐在板凳上志願輸血給病人的醫學生緊張得昏倒；庫欣戴的金屬手術頭燈一度漏電，把電傳到他的手臂，讓他觸電，幸無大礙；為病人全身麻醉用的乙醚極為易燃，電刀火花居然沒引發爆炸，真可說是奇蹟。最後，庫欣成功切除這顆巨大的血管瘤，而且出血量極少。電刀自此成為開刀房不可或缺的利器，廣為全世界外科醫師採用。

由於外科手術的安全性提高了，外科醫師的技巧也日益嫻熟，以前無法治療的病症終於可放手一試，如仿效賀斯泰德的手術方法，來進行乳癌根除手術和修補腹股溝疝氣；把膽囊和總膽管的結石清除乾淨；切除胃的部分組織以治療消化性潰瘍；切除子宮和腸道腫瘤；很精準的把腸子連結起來等等。時至今日，這類手術對受過完整訓練的一般外科醫師而言，已是家常便飯。

建立醫師資格考試制度

在二十世紀早期，很多醫院都希望給病人優質的醫療照顧，於是紛紛採行約翰霍普金斯醫院的做法。由於那時沒有人認為醫師資格是需要審核的，不管接受過什麼樣的訓練、是否有經驗，任何人都可以施行手術。幾位美國外科界的領導人為了提升醫學教育品質、加強醫師專業能力，於是在一九一三年參考三所英國皇家醫學院的規章，組成美國外科醫師醫學會。其中，英國皇家內科醫學院早在十六世紀於亨利八世的特許之下成立，幾百年來一直堅持只有受過外科訓練的人，才能為病人開刀。

然而，類似的改革在美國的醫學院則花費了好幾十年才成功。雖則有些訓練不夠的人還在幫人開刀，特別是在蠻荒地區，但一九三七年新成立的美國外科醫學會，總算訂定了比較嚴格的甄審原則，包括最少需接受多少年的訓練，在資深醫師的指導下最少執行多少例的手術與若干術式，且通過正式考試之後，才能執業。第二次世界大戰落幕之後，各領域的專科醫師甄試委員會紛紛成立，也有類似的資格要求。

我們可別忘了，那時還是可用郵購取得醫學證書的年代，因此醫學會與專科醫師甄試委員會的成立與要求，都是為了鼓勵年輕人接受正式的專業訓練。一九四〇年出版的醫師名錄就列出認證資料，以供就醫民眾參考。[19] 外科大老也籌組地區性或全國性的專科學會或協會，引進繼續教育的概念。二十世紀下半葉，大多數的外科醫師皆已通過專科資格考試，領有執照，成為外科醫學會會員。目前，所有已在執業的外科醫師每年都必須完成若干小時的繼續教育，每十年申請展延資格，通過之後，就得以換發新證。賀斯泰德當年為外科醫師設下的教育標準，也就是外科史上的第三次革命，終於開花結果。

美國外科醫學會是獨立的非營利組織，凡是取得醫學士學位之後，在外科完成至少五年有系統的訓練、達一定手術經驗且記錄在案者，都可從外科醫學會取得外科專科醫師執業執照。外科專科醫師甄試分兩部分：第一部分是筆試（多選題），分兩次，一次考三小時，住院醫師完成第三年訓練後應考；第二部分是口試，在住院醫師第五年訓練接近完成之時。取得專科醫師執照是這一行的基本要求。萬一未通過，則可重考，但淘汰率會變得更高。

當年的考試，我還歷歷在目。我參加筆試那次很特別。那時是六〇年代末，我拿了研究獎學金在英國進修，考試地點是在英國的一處美軍基地，離我住的地方有幾小時車程。由於我已在英國待了一段時間，沒想到在優美的異國鄉間竟會冒出一個與我家鄉神似之地。接近入口之時，我發覺馬路兩邊淨是二手車行、各種物品的廣告招牌和速食店。雪佛蘭和福特一輛挨著一輛，擋風玻璃上貼著售價。走進入口之後，我看到四周全是大型轎車，似乎多半是給那些滿頭髮捲的女士開的。警衛和士兵看來就像是剛從美國本土某個軍事基地走出來的。我反而覺得自己像是外國人。來參加考試的都是在英國或其他歐洲國家工作的外科醫師和實驗室研究人員。我發現了幾張熟面孔。我們在上士的命令之下，進入試場，找到自己的座位坐下。為了這次考試，大家都卯足了勁，把外科教科書讀得滾瓜爛熟，畢竟淘汰率約百分之十五，沒有人想重考。儘管我們已盡力準備，很多題目還是挺陌生的。考了六個小時下來，天色已黑，我們也都筋疲力竭。

三年後口試，我又剛好在英國，這次就得飛回波士頓赴試了。考試當天，應試住院醫師一早就必須到一家旅館報到。考官多半是外科教科書的作者或編者，他們的大作我們已拜讀多次。這些考官每隔半年就會飛往美國外科醫學會的大本營費城，討論出題範圍，並提供答案給全國各地的考區參考。口試只需一天，但要參加三場，住院醫師單獨進入考場，接受三位一組的考官提問。口試過程讓人感覺正式、客觀，沒有什麼閒聊。他們以醫學會的題庫為主，涵蓋一些相關主題，很快就能估量出應考者的知識深度。如果回答不夠精準、過於籠統或是有欠思量，考官就會揚起眉毛，露出狐疑的表情。儘管考試壓力很大，事後回想起來，大多數的人還是覺得很有收穫，特別是過關的人。

《外科手術圖譜》開先河

要提升病人照護的水準，關鍵在於外科醫師是否能安全又有效率的執行許多手術。庫欣在一九三二年卸下布里根醫院外科主任的職務之後，繼任的柯特勒（Elliott Cutler）對住院醫師的教育與訓練貢獻很大。他要同事以賀斯泰德的原則為基礎，為住院醫師的手術訓練打造更好的基礎。柯特勒是一位注重技術的大師，認為合格的外科醫師應該精通所有技巧，他自已不管開的是腦部、胸腔或腹腔，都遊刃有餘。他對外科的熱情、驚人的生產力與技術的精熟，感染了很多追隨他的年輕醫師，使他們有志在學術生涯更上層樓。在二次大戰終結之後的幾十年間，美國各大教學醫院的外科主任皆取法賀斯泰德的哲學，並把自己學到的醫學教育原則傳給住院醫師，他們日後再將觀念灌輸給下一代。

柯特勒還有一大成就，亦即在一九三九年出版與年輕同事左林格（Robert Zollinger）合著的《外科手術圖譜》。[20] 出版此書的宗旨為提倡周全、標準的手術步驟，讓所有外科醫師參照實行，以增進手術的安全性。既有的外科教科書，往往只描述疾病的情況與身體表現出來的異常，至於手術細節的敘述則失之草率。唯獨他倆合著的這本圖譜以清晰、精確的鋼筆畫，描繪出人體組織與手術過程。負責的插畫家就站在手術檯旁邊的凳子上素描。每一個步驟都有簡要的描述，加上適應症的說明和術前的準備。這本特別的著作開啟了外科手術圖譜的先河，日後又出現許多各個次專科的手術圖譜，但柯特勒與左林格的這本已成經典，至二〇一〇年已印行至第九版，由左林格之子接棒編纂，繼續讓年輕一代的外科醫師從精美的圖例，學習基本手術技巧。

《外科手術圖譜》的重要章節之一就是消化性潰瘍的手術。由於這種病症是二十世紀的重要手術之一，我將講述得仔細一點。整體而言，消化性潰瘍的研究與治療很有代表性，可從中看出現代手術的優點與缺失，讓我們學到許多。不管在哪個年代，總有很多人為這種病症所苦，偶爾也有死亡案例。長久以來，我們皆認為消化性潰瘍是情緒、壓力引發的。在一般人的刻板印象中，高階主管、金融業者等專業人士因為責任重、野心太大或是自我要求過於嚴苛，常會罹患此症。莎士比亞就曾在《凱撒大帝》劇中以「瘦巴巴、餓鬼投胎似的」來描寫工於心計、過分克己、狡詐多端的貴族卡西俄斯在凱撒前面的模樣。如果你看拿破崙的肖像，你會發現他的右手常插入背心，好像在搓揉胃部上方。他的確常年被胃病折磨，最後也因胃癌喪命。愛爾蘭小說家喬依斯因嘔心瀝血的大作《芬尼根守靈夜》沒能得到重視，抑鬱寡歡，最後死於消化性潰瘍穿孔。

胃液的特性早為人知。[21] 現代實驗外科學的先拓者約翰．杭特早在十八世紀就注意到，人即使死了，胃液仍會侵蝕胃壁。還有一些人觀察到胃液在體外仍有消化組織的能力。第一位親眼觀察人類消化生理作用的是美國軍醫博蒙（William Beaumont）。話說有個名叫聖馬丁（Alexis St. Martin）的加拿大船夫因為槍枝走火，胃部被射穿一個大洞。他在博蒙醫師的悉心治療之下保住一命，只是胃部多了個無法癒合的洞（即胃壁與肚皮之間有個瘻洞）。儘管聖馬丁個性乖戾，常常不肯配合，但博蒙發覺這是個千載難逢的機會，可藉由這個洞觀察胃液。他發現胃液中有相當多的氫氯酸（即鹽酸），情緒和消化的食物都會影響胃液的分泌。[22] 他從這個孔洞把自己的指頭伸進去，可以觸摸到幽門（胃部通往十二指腸的關口）。幽門是由擴約肌構成，藉由收縮和放鬆控制胃消化過的東西進入小腸。

消化性潰瘍是胃酸分泌過多，在胃壁或腸壁侵蝕出凹洞。儘管胃潰瘍在十九世紀比較普遍，到了二十世紀之後，十二指腸（即小腸前段）潰瘍則愈來愈流行。至今，我們仍不明白為何消化性潰瘍有此轉變。傳統療法不外乎多休息、飲食清淡、喝牛奶，但有很多病人（男性居多）還是會因此常常胃痛，而且經久不癒。有些人則會有嚴重的併發症，包括穿孔、出血或阻塞。

在二十世紀六〇、七〇年代，我們在布里根醫院每個星期總會收治三、四位這樣的病人住院開刀。如果已出現穿孔，我們會立即開刀，以免胃酸灼蝕胃壁，流到腹腔。要是病人吐血，我和其他住院醫師則會趕緊用粗塑膠管或橡膠管，從病人的鼻孔插入，直到胃部，然後灌注冰冷的生理食鹽水，使血管和黏膜快速收縮，並把血塊沖刷出來，以控制出血。往往我們忙個半天，病人吃盡苦頭，還是無效，病人依然出血不止，非手術不可。如果胃的出口阻塞住了，我們就得插入一條管子，把胃酸抽吸出來，以解決胃部腫脹的問題。那個年代還沒有靜脈營養輸液系統，如果潰瘍的問題不解決或者手術延遲太久，病人常會因失重過多而有生命危險，甚至死亡。

如果幽門阻塞，可採取保守療法，但若已穿孔造成急性大出血，那就得立刻手術。通常，我們一切開腹壁，就可看到一個大大的、粉褐色、肌肉壁肥厚的胃囊；把覆蓋住胃部下方的結腸推開，就可看到幽門和十二指腸。我們很快就能找到出血點。胃或十二指腸潰瘍造成的穿孔，看起來就像被打孔機打出來的。如果胃液從這孔洞流出，灼蝕到附近內臟，病人只要稍稍動一下，就會劇痛難忍；要是不緊急處理，病人可能會休克。我們用強韌的縫線把孔洞補好，再用大量的生理食鹽水沖洗腹膜腔。手術完成後，病人很快就可恢復正常，就像得了闌尾炎即時接受手術的病人。由於擔心會出現感染，我們總要讓病人復原幾個星期，才進行真正重要的手術，通常是切除部分的胃。

胃或十二指腸潰瘍出血，由於血液與胃酸作用，血色黑褐。有時我們可利用X光片找出出血位置，其他時候就只能猜測。出血點最常出現在十二指腸。我們將十二指腸前壁切開，把血和血栓抽吸出來，通常就可看到後壁被灼蝕的孔洞噴出一道鮮紅色的血。這是因為潰瘍已經深入腸子後壁底下的大動脈造成的。這時，助手用手指幫忙堵住出血的孔洞，我們趕緊把血管縫合好。同樣的，我們會先讓病人復原幾個星期，如有必要，再進行切除術。

消化性潰瘍的療法終於有突破

消化性潰瘍的手術歷史久遠，而且問題不少。

維也納外科名醫畢爾霍特（Theodor Billroth）一八八一年在德國成功完成第一例胃腫瘤切除術。畢爾霍特喜愛登山，具有音樂才華（本來想當音樂家，因父母反對才改學醫），布拉姆斯就是他的摯友。他遵照李斯特的無菌手術原則，使用氯仿做為麻醉劑，在那次的胃腫瘤切除術中，切掉病人胃的下半部，然後把一部分的小腸與剩下的胃接起來。但這是他第三次嘗試，前兩次的病人都死了。據說第一位病人術後死亡引發一些民眾的憤怒，對他丟石頭，想砸死他。

自從畢爾霍特締造第一個成功之例，在之後的九十年間，醫師對消化生理學大感興趣，不斷在實驗室研究，也利用手術治療消化性潰瘍。只是很多人從研究得到的結論是錯的；手術的概念有誤，當然也沒能解決問題。多年後，研究人員才知道在所有的物種當中，唯獨人類會罹患消化性潰瘍，動物模型根本沒有參考價值。如果不了解胃部如何正常運作，治療消化性潰瘍這樣的病症有如緣木求魚。

非惡性腫瘤的幽門阻塞是消化性潰瘍的嚴重併發症，有時可能致命。畢爾霍特在歐洲的一些同行進行幽門阻塞手術時，盡可能保留整個胃部，繞過阻塞之處，把一段小腸接到胃囊，使胃裡面的東西直接進入小腸。這種胃腸造口術不只能解決幽門阻塞的問題，概念也非常先進。如此一來，鹼性的腸液就可進入胃部，中和胃酸。儘管這樣的理論很合理，仍需實例來印證。從一八九〇年到一九三〇年這四十年間，外科醫師開了很多胃腸造口術。回顧這段時期，我們發現這種手術和闌尾切除術一樣流於浮濫，「醫師常沒清楚鑑別是否為幽門阻塞，就貿然下刀。」[23]

年紀大的病人因為胃酸分泌較少，接受胃腸造口術之後，胃裡的東西直接進到小腸比較沒問題，不像年輕病人因胃酸較多，容易出現胃腸吻合口邊緣潰瘍，亦即薄薄的腸壁和其下的血管受到胃酸的侵蝕，造成嚴重出血。吻合口邊緣潰瘍如果波及附近的結腸，形成瘻管，這樣的併發症則又更難纏。因為沒有消化的食物將從胃繞過整段小腸，從瘻管直接進入結腸，最後排出體外。若不接受手術矯正，病人將無法得到營養。

儘管醫師有時必須面對這些可怕的併發症，也還不了解胃酸生成的機轉，但他們對潰瘍孔洞的縫補愈來愈精熟，並用更激進的方式調整胃腸結構。[24]

從一九三五到一九四五年，外科醫師認為胃酸是在胃底部三分之一生成的，於是想出種種方法切除這個部分。[25]就算他們在實驗室做再多的實驗也無法明白，胃酸並不是在胃的底部生成的，而是那裡的細胞分泌的荷爾蒙促使胃的上半部產生胃酸。因此，如果胃裡已充滿胃酸，促使胃酸產生的荷爾蒙就不會分泌那麼多。反之，如果胃的內容物偏鹼，如含有較多的牛奶、飲食清淡或鹼性的腸液因胃腸造口術得以進入胃部，胃的底部則會分泌較多促使胃酸形成的荷爾蒙。即使分泌荷爾蒙的胃底部手術切除，促使胃酸生成的細胞依然會繼續作用。如果醫師想藉由切除胃的底部減少胃酸分泌，那就錯了。

到了二十世紀下半葉，由於醫學界已能掌握消化生理學，消化性潰瘍的治療終於有了進步。此時，醫師已經可以辨別胃壁上的不同細胞及其表現，也知道迷走神經的功能。迷走神經有兩條，源於腦部，出延髓之後，沿著食道兩側穿過胸腔，然後進入腹腔。迷走神經是自主神經的一部分，影響吞嚥、心跳速率、腸胃的蠕動和功能等。

到了一九四五年左右，外科生理學家已證實，胃部迷走神經切斷可大幅減少胃酸的分泌。[26]他們也發現，胃迷走神經切斷會使幽門擴約肌閉合。為了減少胃酸的生成，除了切斷胃迷走神經，還必須切開幽門肌肉，胃裡的東西才能通到小腸。直到一九七〇年代，這種術式一直是對抗頑固型消化性潰瘍的首選。很多病人接受這種簡單手術後，即可擺脫難纏的消化性潰瘍。

前面描述的消化性潰瘍及其併發症都比較明確、容易辨別。相形之下，不那麼常見的胃炎就比較嚴重，更不好控制，也可能會致命。整個胃壁發炎可能造成瀰漫性的大出血。儘管病因有時難以追查清楚，最常見的原因包括酗酒、服用過量的阿司匹靈、吞下毒藥或具有腐蝕性的化合物。具有出血及凝血失常的人也有此危險。胃炎引發的大出血是最麻煩的外科手術之一。

記得我剛升上外科主治醫師時，一天晚上，我和住院醫師就在開刀房與死神拔河，希望把一個胃部大出血的病人搶救回來。病人名叫柏爾曼，五十四歲，是個出版商，因腎衰竭已接受三個月的洗腎治療。洗腎病人由於酸性代謝廢物無法正常排出或利用洗腎清除乾淨，很容易出現胃炎。他們不只凝血機制受損，由於依賴洗腎機器才能存活下去，精神壓力很大。在每週三次、每次六小時的洗腎治療中，為了防止血液在洗腎的塑膠管中凝固，醫師會給病人抗凝血劑。但這麼做也有相當大的風險，柏爾曼先生有時會出現血便，也曾吐出紅褐色的嘔吐物。X光檢查已排除消化性潰瘍，但洗腎部門的醫護人員還是懷疑他得了胃炎，於是請腸胃科醫師來做內視鏡檢查。腸胃科醫師的報告很清楚，病人胃部雖然沒有明顯出血，但胃壁確實出現紅腫，於是暫時給病人制酸劑治療，要他吃以牛奶為主的清淡飲食。幾天下來，情況堪稱穩定。之後，病人突然吐了大量鮮血，於是住院醫師依照常規，為他注射肌肉鬆弛劑，然後用冰的生理食鹽水洗胃。幾個小時之後，似乎出血的情況已有改善，但是接著又湧出很多鮮血。我們開始幫他輸血。

我們和柏爾曼先生及仍在驚悸之中的家屬討論，強調立即手術是唯一實際的選擇，即使可能必須切除部分或整個胃，為了保住一命，勢在必行。少了胃，對他的飲食習慣一定影響很大，但至少還可以活下來。我們立刻進行手術，切開他的腹部。儘管沖洗了半天，他的胃依然腫脹得厲害，裡面充滿血塊和血液。我們切開胃囊，把裡面的東西抽吸乾淨，隨即發現整個胃壁都在冒血。

這一幕教我們看得心驚膽顫，要怎麼做，大家心裡都有數。此刻，只能把整個胃切下來。我們切開胃與食道，然後切斷靠近幽門的十二指腸，再把腸子末段縫好。胃部最上方，留下約一個茶杯的容量，以容納食物，同時也有足夠的肌肉組織可以接上小腸，就無需讓小腸與相對較脆弱的食道壁連接。但一切開胃部上方的胃壁，又有許多鮮血湧出，反之上方的食道則完全乾燥、正常。我們把最後一塊胃切下來，出血就立刻停止。此時，病人雖然已輸了好幾袋的血，胃也不見了，但沒有休克，生命徵象看來似乎非常穩定。所有的人都鬆了一口氣。我們接著把病人的一段小腸接到食道下方，以重建病人的消化道。

術後，柏爾曼先生恢復情況理想，洗腎時也沒出血，腹部傷口也癒合良好。我們給他打了一個星期的點滴，再慢慢讓他吃東西。雖然他一餐只能吃一丁點，因此瘦了不少，但復原得還不錯。幾個月後，我們為他換了顆新的腎。幾年後，我見到他，發現他早已回到工作崗位，健康良好。想當年他的出血不止，真是千鈞一髮，要不是經過多年的訓練，我們恐怕很難把他救回來！

儘管我們在消化性潰瘍及其併發症的手術治療上，花費了這麼多的時間與工夫，醫學界為了新的手術概念也辯論不休，幾十年來許多醫療想法其實一點都不高明，消化性潰瘍病人的術後照顧也很差，但不知為何到了一九七〇年代，消化性潰瘍的發生率開始下降。同時，藥廠研發出強效制酸劑，得以抑制胃酸的生成，消化性潰瘍的症狀與併發症因而大減。

十年後，研究人員更有劃時代的發現：消化性潰瘍原來是細菌感染造成的，罪魁就是能存活在人類胃部強酸環境的幽門螺旋桿菌。每一個人的胃或多或少都有這種細菌，大抵相安無事，但有些人還是會出現消化性潰瘍和胃炎。

一九八二年，澳洲伯斯的病理科醫師華倫（Robin Warren）與馬歇爾（Barry Marshall）成功從胃黏膜活檢樣本分離出幽門螺旋桿菌。[27]他們在初次發表的論文中指出，這種細菌或許就是消化性潰瘍的重要成因。但是全世界的醫師都認為細菌無法在強酸的胃部環境下存活，因此對這個結論不以為然。為了證實自己的論點，馬歇爾不惜「以身試菌」，吞下含有幽門螺旋桿菌的肉湯，幾天後果然出現胃潰瘍的症狀，也從胃裡發現幽門螺旋桿菌的蹤跡。這時醫學界才承認他們解開了重大的醫學之謎，使消化性潰瘍的治療獲得突破，華倫與馬歇爾終於在二〇〇五年贏得諾貝爾生理醫學獎的桂冠。[28]不知多少年來，外科醫師一直在開刀房與消化性潰瘍奮戰，現在讓病人服用抗生素即可。

將近一個世紀前，消化道重建是為了治療消化性潰瘍，如今外科醫師依然施行這種術式，目標卻是治療這個過食時代的病態肥胖。如第一章接受胃繞道手術的雪莉等肥胖病人，就是因為這種「復古」的術式而重獲新生。

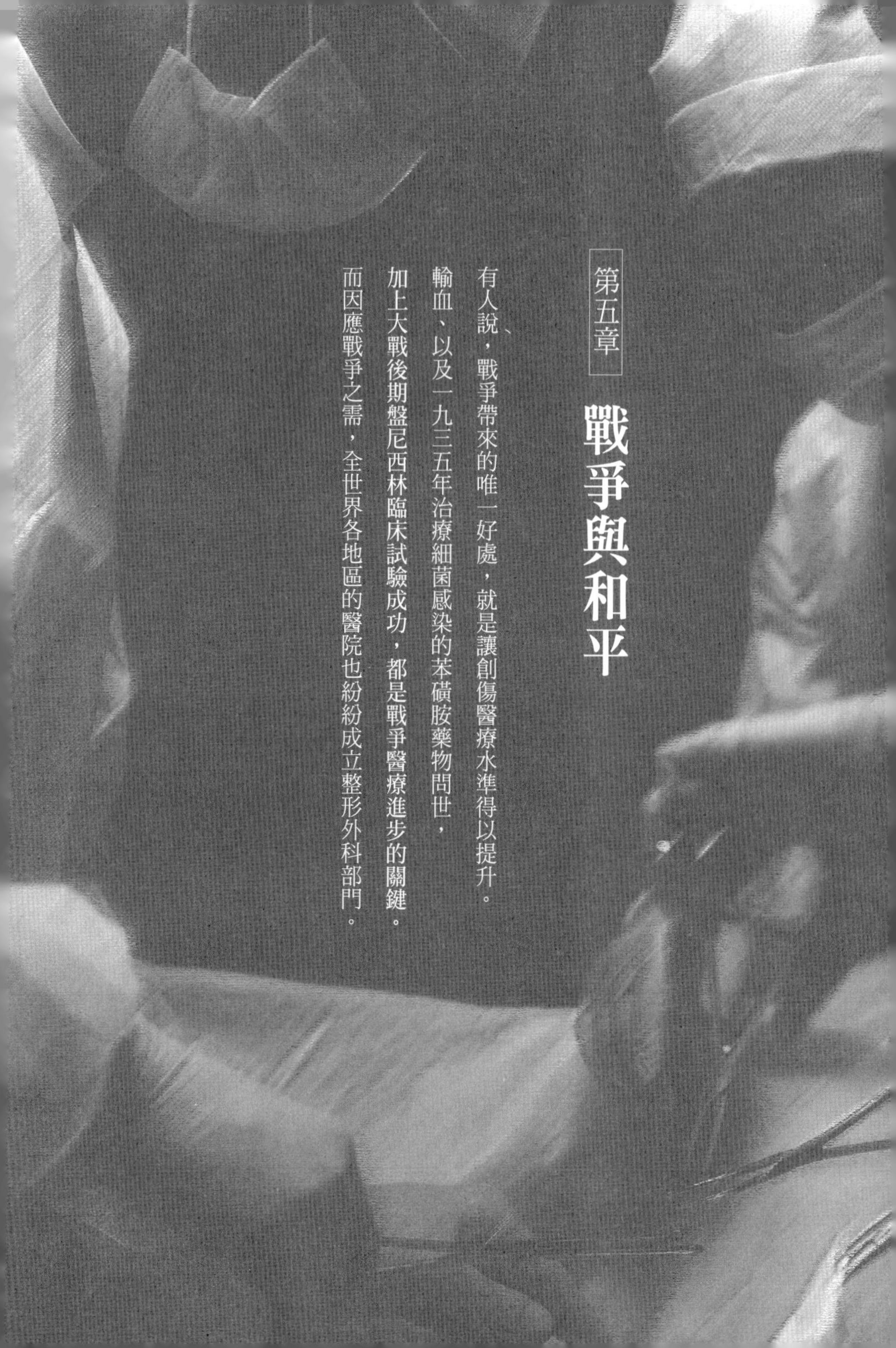

第五章

戰爭與和平

有人說，戰爭帶來的唯一好處，就是讓創傷醫療水準得以提升。輸血、以及一九三五年治療細菌感染的苯磺胺藥物問世，加上大戰後期盤尼西林臨床試驗成功，都是戰爭醫療進步的關鍵。而因應戰爭之需，全世界各地區的醫院也紛紛成立整形外科部門。

自第二次世界大戰落幕至一九八〇年代中期，疾病治療進步了，基礎與應用科學知識的成長更如迸發的激流。人類社會因此獲益良多：公共衛生改善了，對抗兒童傳染病的疫苗普及了，精確的實驗室檢驗有助於診斷，也可讓人了解健康狀況異常與否，新的放射科檢查使人得以窺視身體內部結構與組織，我們已深入了解心臟各部位的功能，有些癌症已能治癒，此外洗腎技術的發展，也使腎臟失去功能的病人得以繼續存活。

外科也有長足進步。外科醫師在前線照料大量傷兵，經驗變得更加老道，從戰場歸來後照顧一般民眾的能力變強，外科技術運用的範圍也更廣了。長久以來，一直有人說，戰爭帶給人類社會唯一的好處，就是讓外科創傷醫療的水準得以提升。❶就現代醫學的演化而言，軍事醫療是一大關鍵，因此我將詳述戰爭如何激發外科知識的擴展，如何帶來一連串的進步，包括嚴重燒燙傷的治療、血庫、靜脈輸液等，以及探究身體遭受重傷的緊急情況之下，器官與組織會產生何種變化。

戰後也是製藥產業起飛的年代。到了二十世紀中期，由於醫學界已更了解麻醉、抗菌和無菌等技術，加上病人照護的標準化，治療成效已不可同日而語。從第二次世界大戰開打到落幕之後，藥品產業蓬勃發展，革命性的新藥紛紛問世。各國人民和政治領導人都期待更佳的健康，因此熱忱支持醫療產業的發展。

古代戰場上的外科醫師會從士兵身上拔出箭來、固定骨折，也會照料矛、劍所刺的傷口。❷如果武器已穿透重要組織，死亡則無法避免。反之，大多數的皮肉之傷只要包紮、局部治療一下幾乎都可痊癒。然而自一三四六年英法百年戰爭的克雷西一役，法王菲力普六世引進火槍和加農砲（英格蘭則以長弓為主），情況有了很大的轉變。就算槍砲造成的傷口不深，但容易讓細菌長驅直入，在受傷組織間滋生，因此致死率很高。破傷風等會快速傳染的疾病愈來愈多。外科醫師認為災難是由火藥當中的毒性造成，於是把熱油倒在傷口上或燒灼受傷部位。

在那個時代，使用手術刀或熱油燒灼處理傷口的做法極其普遍，但療效有限，而且有如酷刑。文藝復興時代的法蘭西外科醫師帕雷（Ambroise Paré）重新引進用線綁紮血管的技術。這種技術的概念最初見諸於一千五百年前，古羅馬時期醫學作家凱爾蘇斯的著作。由於外科醫師能用綁線的方式封閉主要的動脈和靜脈，因此能施行大腿截肢術。只靠燒灼則無法封閉血管。帕雷也利用松脂等製成無刺激性的敷料，用於槍傷傷口上。這種敷料不但能促進傷口癒合，同時不會使組織受損。然而，為了處理受到感染的傷口，和去除局部壞疽或壞死的組織，他也會用燒灼的方式。日後，燒灼技術不斷進步，至今手術仍常使用。

武器在日益演進之下，殺傷力愈來愈強，造成的骨肉之傷也愈來愈嚴重，例如前膛槍裝彈不易，到了十九世紀即為後膛槍取代。而在一八七〇年普法戰爭期間問世的機關槍，到了第一次世界大戰，則演化成更容易攜行的白朗寧自動步槍；至第二次世界大戰，則出現湯普森衝鋒槍。到了韓戰和越戰，火力強力的M14自動步槍也已問世。

隨著戰事日趨激烈，軍隊人數也不斷擴增，由傳染病奪走的人命開始多於戰場上的傷亡。例如在一八五〇年初期的柯里米亞戰爭期間，每六個死者就有五個是因為霍亂、痢疾和瘧疾這些傳染病而死。❸戰地醫療照護品質惡劣，病房人滿為患，骯髒不堪，得傳染病的往往就躺在傷兵旁邊。毛毯短缺得厲害，病人也沒有營養的東西可吃。病房沒全沒有基本衛生可言。被傳染病奪去性命的人數屢屢創下新高。儘管這個時代已有麻醉藥劑可用，手術不再是令人慘不忍睹的酷刑，然而這時的手術治療還很原始。很多熬過手術的傷兵，最後還是過不了術後感染的考驗。所謂的「醫院壞疽」很常見，致使手臂截肢的病人死亡率達百分之二十五，而在膝蓋上方截肢者死亡率更高達百分之九十。❹

儘管如此，希望的亮光仍隱約可見。來自英國上流社會家庭的南丁格爾，在英國政府許可之下，率領二十八位護士前往柯里米亞戰爭的土耳其戰區，在伊斯坦堡附近的軍醫院推動一系列必要的改革，日後並造成深遠影響。她們特別注意衛生、清潔與基本的照護品質。❺南丁格爾堅持又髒又臭的病房必須刷洗得乾乾淨淨，因此第一個要求的就是要軍方提供三百支刷子。她還訂購了大批毛巾和牙膏，但軍方認為這些東西根本沒有必要，百般刁難。她不斷對土耳其海關抱怨，讓他們煩不勝煩，最後只得釋出二萬七千件襯衫，讓冷得發抖的病人得以蔽體。

護士很快就研究出一套洗衣辦法，以熱水而非冷水清洗床單、繃帶等織品。接著，南丁格爾不僅為病人爭取到刀叉，而且要求廚房將肉食去骨，否則某位病人可能有大塊肉可吃，隔壁床的卻只分到骨頭。同一時期，瑞士銀行家杜南（J. H. Dunant）在旅行途中目睹戰爭慘狀，驚嚇之餘，亟思有所作為，於是創立國際紅十字會，致力於人道救援工作。一八六四年，由十二個歐洲國家代表在瑞士日內瓦召開外交會議，一致通過日內瓦改善陸地部隊傷兵境遇公約，此即「日內瓦公約」。

顯然，這些改變非常重要，可惜進展緩慢。在大西洋的另一邊，死於內戰的士兵人數比起美國開國以來的任何戰爭，都要來得多。然而至少北方聯邦已有一些醫師，依循南丁格爾在一八五九年出版的《醫院筆記》進行改革，提供較佳的醫療與護理照護服務。他們把重點放在醫療單位的組織與標準、建立完整的紀錄、設計有分館式病房的醫院，以及成立訓練有素的救護隊。❻儘管有這些改進，在將近六十萬的死亡人口中，死於斑疹傷寒、傷寒和痢疾者還是占了三分之二，剩下的三分之一才是死於戰傷及手術治療失敗，主因則是傷口感染造成的醫院壞疽。❼

這個時期，在美國所謂的「外科醫師」，一般而言皆是沒有受過正規醫學訓練的鄉下醫師，在戰場上習得一招半式，解甲歸田後就開始執業。由於氯仿作用快，因此是麻醉首選藥物。❽如果是被毛瑟槍射傷、刺刀刺傷或軍刀砍傷，造成軟組織受損，這些醫師都能應付。相形之下，在柯里米亞戰爭中，砲彈等現代武器造成的傷害則比較嚴重，致死率也高。很多醫師已採行殺菌法（至少做到局部消毒），使用清潔、全新的敷料來包紮傷口，之後再讓傷口暴露在外，使組織得以由下而上癒合。

然而，在內戰時期出現了威力強大的米涅彈，彈頭底部有圓錐形的空洞，以木塞堵住洞底，發射時燃氣壓迫木塞擠進空洞，迫使彈底膨脹，緊貼膛線，可使彈頭高速旋轉，造成很大的殺傷力，中彈者難以救治。總而言之，美國內戰是人類戰爭史上最後一回，既有的醫療照護能力不足以因應戰爭造成的傷害。

戰地醫療大躍進

到了二十世紀，傷兵的急救漸漸有了改善。庫欣在第一次世界大戰期間，曾在法國野戰醫院工作了好幾個月。他曾仔細描述士兵在壕溝邊緣探出頭來，不慎遭到槍砲擊中的頭部與顏面傷害。他也曾看到有的士兵因毒氣而肺部組織受損，乃至死亡；還有一些因天氣濕冷、腿部凍傷而慘遭截肢。這時，子彈的命中率已經大幅提升，飛彈也會在近距離爆炸，碎片飛散，造成的組織損傷更加嚴重，且傷口皆覆蓋了泥巴與灰塵。儘管仍有為數不少的士兵來不及等到救援，已魂歸西天，此時因消毒的施行，加上以手術去除壞死組織，和傷口的延後縫合，創傷的處理已大有進步。

含氯的消毒藥水是法國外科醫師卡雷爾（Alexis Carrel）與英國化學家達金（Henry Dakin）共同研發出來的，對傷口護理有很大助益。動腹部手術切除受損的腸子或縫補遭到破壞的組織，已很常見。之前，介入性手術則大抵限於截肢保命。頭部與眼睛創傷的照護也進步了。才出現的輸血技術也能救人活命，只是成功案例不多。

倫敦微生物學家萊特（Almroth Wright）也對局部傷口的治療進行研究，提倡以大規模免疫接種的方式對付傷寒，使一次大戰同盟國的士兵免於染上這種常見的致命傳染病。這種做法讓人不禁回想起一個世紀前，拿破崙也堅持要自己麾下的官兵注射天花疫苗。後來發現盤尼西林的科學新秀弗萊明（Alexander Fleming），正來自萊特的實驗室。

戰爭早期的醫療創新之一，即傷患的運送。拿破崙戰爭時期的外科醫師通常在戰場上執行手術。那時的法軍軍醫處處長賴雷，提倡迅速將傷兵由前線送到後方處理，於是首創由馬來拉的「救護飛車」，將傷兵運送到離前線較遠的野戰醫院，以利更進一步的治療。[9]

在柯里米亞戰爭期間，法軍已開始使用輕便馬車運送傷者，但英軍則還在用擔架。在美國內戰之時，北方聯邦設計了一系列運送傷兵的救護馬車。儘管在第一次世界大戰戰後，由熱心志工組成的救護隊可將眾多傷兵後送到野戰醫院，但不少士兵還得躺在地上苦等幾小時、甚至數日，才有工作量超載的醫護人員前來治療，不少人在等待中死去。

第二次世界大戰由醫護兵在戰場上執行緊急救護任務，並把傷亡人員送到急救站，讓外科醫師盡快為傷兵治療，等傷勢穩定後，再用吉普車、卡車或救護車把他們送到較大的醫院。由於此時武器的殺傷力強，會使士兵受到重傷，汽油彈又會帶來嚴重燒傷，因出血過多或疼痛而休克死亡者甚多。再者，對平民攻擊等殘忍的軍事策略又使傷亡人數遽增。由於這時傳染病已控制得比較好，在這場戰爭之中，美國士兵因傷而死的人數已超過死於傳染病的人數。這在美國是史無前例的現象。儘管美國軍醫訓練不足，還是常利用手術治療腹部或胸腔傷害，拯救了很多傷兵的性命。輸血以及一九三五年治療細菌感染的苯磺胺藥物問世，加上大戰後期盤尼西林的臨床試驗成功，都是戰爭醫療進步的關鍵。

韓戰期間，美軍在前線設立陸軍流動外科醫院。外科醫師得以控制大出血，讓士兵傷勢穩定，再用直升機把他們運送到設備較好的野戰醫院，之後再進行重大手術，如心臟組織損傷的修補。當時，野戰醫院已可為傷兵重建血管，以保全四肢，減少截肢。[10]儘管輸血不成問題，但很多病人仍因不能及時獲得輸液急救而陷入休克，最後演變成腎衰竭。到了大戰落幕之時，血液透析技術的出現，方使腎衰竭病人得以延續生命。

到了越戰，受過扎實訓練的外科醫師已可迅速而有效率的控制出血，使傷兵血壓穩定、修復損傷組織，或是在裝備齊全的野戰醫院處理危及性命的重傷。由於介入性手術的施行加上強效抗生素等藥品之助，傷兵致死率大幅下降。在輸血時加上鹽水輸液灌注，這樣的積極治療也使休克之後的急性腎衰竭病例減少。然而，予重傷者大量輸液，過量水分可能會滯留體內，造成急性呼吸窘迫。過一段時間之後，外科醫師才研究出比較適宜的急救策略。

一九六〇年代晚期到七〇年代的實習醫師和住院醫師，很多都曾奉召入伍。剛升上住院醫師的都被派到東南亞擔任駐守醫官，而資深者則至陸軍流動外科醫院等急救單位服務。已有幾年年資的住院醫師有些則到國家衛生研究院，研究休克、大出血、急救、傷口處理等與戰鬥有關的醫療領域，但大多數的人被派到美國各地的軍醫院，照顧病情穩定後被送回國的傷兵，幾天後再把他們分別送到家鄉附近的醫院，接受更進一步的修補、重建手術，靜養休息，直至康復。我們的工作包括以植皮修補遭到破壞的組織、為無法控制腸道蠕動者做結腸造口術、控制體液的流失、截肢，以及協助那些需要長期療養的官兵。這時，我頭一回親眼目睹地雷的殺傷力。

在我治療的人當中，有人一隻腳或雙腳都被地雷炸斷。我在新罕布夏普茲茅斯一家小小的海軍醫院服務時，有個海軍軍官被送來這裡，兩隻腿都完全不見了。儘管我們已經盡力，還是無法控制皮膚深處的傷口感染。此等慘況，教我畢生難忘。很多傷兵都比我們年輕，大都已有妻兒，這場戰爭永遠改變了他們的人生，讓人很難不動惻隱之心。該負責的政客似乎不怎麼了解，他們促成的戰爭為多少人帶來不幸。隨著年紀的增長，這樣的感觸特別教我刻骨銘心。

整形外科登場

如果是胸部、腹部或四肢受傷，傷口修復後留下的疤痕可被衣服遮住，然而若是臉及五官遭到毀損，受害者就可能因為面容恐怖遭到社會排斥。在人類歷史的源頭，已有人致力於修補臉部缺陷，到了現代，整形及顱顏重建手術更加進步。

最早的顏面修補可見於古印度和埃及鼻部畸形矯正的記載。古代有些國家會對犯人或俘虜施行割鼻之刑。西元前六百年的印度外科醫師闍羅迦，就曾在古老的吠陀經典《妙聞集》

描述從額頭割下皮膚縫補鼻子的技術。他也曾用類似的手法，割下頸部皮膚修補耳朵。⓫

這些複雜的技術失傳了好幾個世紀，直到十六世紀，特別是在義大利，因為病人需求，才又重見江湖。那時因為流行比劍，有些人被削去了鼻子；有些犯人遭到割鼻之刑；加上哥倫比亞的水手從新大陸帶回梅毒，感染者鼻軟骨常遭到破壞，因此不少人需要鼻子重建。

波隆納外科教授塔利亞科齊（Gasparo Tagliacozzi）在一五九七年出版的教科書《移植重建手術》中，重新引進了闍羅迦的鼻子重建手術。他流傳最廣的創新，是在病人的上臂皮膚先製造一塊肉芽，然後把病人的手高舉，將肉芽附著在臉上缺陷處，再用板子固定，讓鼻子和上臂皮膚長在一起。鼻子組織因此可得到血流供應，等傷口癒合再把鼻子切開，原來毀損的鼻子在上臂皮瓣修補之後，成了新的鼻子。自此，外科醫師對這種利用皮瓣所做的臉部重建手術，大感興趣。十九世紀初，有位倫敦外科醫師曾利用屍體，成功完成多例皮瓣重建手術，並推廣這種術式。⓬差不多在同時，德國外科醫師葛拉斐（Kal Ferdinand von Graefe）創造了整形手術（plastic surgery）一詞，用以描述眼瞼、嘴唇和鼻子修補或重建手術。

現代整形與重建手術這個專業領域的建立，源於為第一次世界大戰在壕溝中顏面受到嚴重損傷的士兵治療。獲羅茲獎學金在牛津進修的紐西蘭醫師吉里斯（Harold Gillies），可謂現代整形外科的開山祖師。他從劍橋大學醫學院畢業後，在皇家陸軍醫療團服務，目睹不少血肉模糊的慘狀，因此說服當局在瑪麗女王醫院，成立治療臉部創傷或燒傷的專科病房，從一九一七年至一九二一年，收治過五千名以上的病人。因應戰爭之需，全世界其他地區的醫院也紛紛成立整形外科部門。

吉里斯起先和牙醫合作，後來從一位法國外科癌症醫師那裡學會使用皮瓣，進而利用這種技術進行臉部、嘴部和下巴的重建，結果非常理想。很多受到毀容的人，原本出現在公共場合都必須戴面具。經他重建之後的臉部要比面具好得多。吉里斯可說是顏面重建的藝術家，重建的面容很自然，他也是第一個將病人重建前後的面容留下圖像紀錄的人。[13]他總是希望最後重建的結果能盡善盡美，每次手術前都花很多時間在紙上設計，或是用蠟、石膏等材料做模型。

吉里斯及其帶領的整形團隊更為標準做法進行創新。其中之一就是利用從病人身上取下的一小塊髖骨，來替代缺損的下巴。他們和幾個世紀以前的塔利亞科齊一樣，將取自胸部或肩膀的管狀皮膚移植到顏面，以進行修補。這些管狀皮瓣或脂肪展開之後，可做大範圍的修補，彌補燒傷或砲彈對嘴唇、鼻子等五官造成的損害。他們會在移植組織留下孔洞給眼睛和嘴巴，因此在移植皮瓣重獲血液供應、傷口癒合之前，病人看得到，也可進食，同時移植皮瓣的修補也可做得更精準。至於那些因眼瞼燒傷而無法閉眼的士兵，吉里斯也為他們植皮重建，後來更運用這樣的技術治療因患痲瘋而毀容者。

吉里斯透過著作和教學，把精密的整形重建技術傳授給學生，影響了好幾代的外科醫師。他強調創傷或癌症根除術的顏面重建很花時間，通常要經歷多次移植手術，因此必須有耐心。[14]在第二次世界大戰期間，整形外科醫師也得治療許多遭遇類似不幸的病人，他們不但利用吉里斯傳授的技術，並且更加精進。

更進一步的臉部重建及整形手術，則是大範圍臉部移植。這種手術挑戰性很高，也是必然的發展。第一位接受臉部移植的人是個年輕法國女子。她的臉部下半，包括鼻子、雙頰和嘴唇都被狗咬爛了，因此進食困難，唾液會不斷從沒有嘴唇的口部滴下。[15]似乎只有臉部移植能解決問題。移植後，為了對抗排斥，看來必須給病人強效的免疫抑制劑，但整形外科醫師對其效能仍有疑慮，而病人與捐贈者面容相似與否，也引發許多倫理學家、醫界和媒體的爭論。

二〇〇五年，外科團隊利用一具組織與那名女子相容的屍體，將其臉部移植到女子臉部下半部，並且必須連結兩者的小動脈、靜脈與神經。多年後，移植的部分依然健全。那名法國女子重新有了表情，臉部的感覺恢復了，看起來與正常人無異。基於這次了不起的成就，日後至少又有五個臉部移植成功的例子。原本因毀容而無法踏出家門、與世隔絕的病人，拜顏面重建手術之賜，終於可以重新融入社會。

燒傷治療成為醫界焦點

最可怕的傷害莫過於嚴重燒傷，不管出現在戰時或平時。燒傷除了高溫會急速破壞體表，也會使體內的液體和鹽分（含鈉、鉀、氯、鈣等礦物質離子的電解質）從循環系統進入受傷組織，從裸露的身體表面蒸發。由於這些複雜反應會持續進行，臨床外科醫師和外科生理學家不得不研究積極治療之道，包括覆蓋方式、了解身體的組成、給予合適的液體補充，以及利用靜脈注射給予營養。

由於一九四二年十一月二十八日晚間發生的一樁災難，燒傷治療忽然成為醫界矚目的焦點。那日，波士頓椰林夜總會發生火災。當時約有一千名顧客在內，有些是休假士兵，有些是平民。裝潢、窗簾、塑膠做的棕櫚樹燃燒後產生很多有毒氣體。桌子擋住了緊急逃生出口。前門是一扇旋轉門，顧客爭先恐後想要鑽出去，人人相互擠踏。再者，其他門是往裡開的，也有礙逃生。於是，夜總會成了煉獄。不久，附近所有醫院的長廊都擠滿了傷者。當時，布里根醫院外科實習醫師莫爾（Francis Moore）和同事被叫回急診之時，已有一百一十四位燒傷病人在等著他們。莫爾日後成為著名的布里根外科講座教授。

醫院人滿為患，沒有空床，很多病人只能躺在鋪在地板上的墊子。醫師的第一個任務就是檢傷，區分仍有救治希望的以及明顯無法救活的，然後用不同顏色的標籤綁在病人的手腕或腳踝上。他們給病人輸液、輸血，緊急處理傷口。遺憾的是，很多燒傷病人的傷勢難以處理，特別是因吸入煙塵造成嚴重呼吸衰竭者。[16] 火災發生幾個小時後，只找到三十九個生還者，等到最後傷亡數字統計出來後，波士頓市民才知道，這場大火共奪走四百九十二條人命，還有好幾百人嚴重燒傷。

這場災難教人措手不及。自古至今，燒傷治療只限於在局部塗抹硝酸銀，以避免體液流失，或是用龍膽紫的染料來減少感染。教科書上的燒傷治療段落只有三兩句。在那個時代，也還沒有抗生素可以使用。在一九四〇年代，沒有人想像得到燒傷會有這麼嚴重且致命的結果。燒傷面積如大於體表面積的百分之三十，就無法存活。[17]

椰林夜總會的悲劇激發了燒傷生理學的研究，科學家也深入了解燒傷對身體化學成分的影響。像莫爾就因此對身體在燒傷之後發生的變化深感興趣，開創燒傷臨床研究與應用的領域。根據研究資料，由於莫爾等人數十年的努力，燒傷病人的照護大有進步，到今天，即使燒傷面積已達體表面積的百分之八十，仍有半數病人可以存活。燒傷研究也對其他創傷治療（包括廣泛性手術造成的創傷）有很大助益。

雖然在一九六〇年代和七〇年代照顧燒傷病人仍面臨許多挑戰，我和其他住院醫師還是因為前人的研究結果受惠良多。[18]不幸遭遇燒傷的病人處於極度的痛苦之中。像嘴部、喉嚨和肺部受到燒灼的傷者，通常需要呼吸器。要為這樣的病人靜脈注射，常會找不到可下針的血管。為了避免病人循環系統的水分、鹽分和蛋白質都跑到受傷組織，從體表蒸發，進而陷入休克，我們在第一天每小時都必須監測病人排出的尿量與血中的電解質，之後的幾天通常也需仔細觀察。我們也盡可能補充合宜的輸液給病人，讓他們獲得電解質。

同時，燒傷的皮膚也必須處理。我們先用手術割除死皮，接著以靜脈輸液的方式給病人抗生素，並在病人皮膚上塗上抗菌藥膏，以避免感染。由於傷口常有液體滲流出來，繃帶必須經常更換。深度燒傷的皮膚就得割下一部分完好的皮膚來植皮，為了確保傷口完全癒合，常需進行多次手術。植皮下的皮膚如開始癒合，儘管病人接受積極的物理治療，疤痕還是會攣縮，關節也不易活動，最後還是不得不用手術切開傷口，重新植皮。燒傷的重建之路實在漫長、坎坷，修補和復健通常需要好幾個月的時間。

輸血、輸液大進展

由於不斷研究與臨床經驗的累積，醫師愈來愈了解病人在燒傷、嚴重創傷或大手術之後身體發生的變化，也比較知道該給病人什麼樣的照護。⑲在第二次世界大戰結束後的幾年間，迅速給嚴重創傷病人輸血（或血漿）並用靜脈輸注的方式給予水、鹽分和葡萄糖等，以彌補從循環系統散失的水分與營養物質，維持體內平衡，加上長期照顧，這些做法一直是外科照護重要的一環。在這些做法標準化之前，病人往往因為體液大量流失，在創傷發生後幾個小時之內就一命嗚呼，或是在事發過後的日子逐漸失去營養。那時還沒有人了解創傷、不斷劇吐、腹瀉等異常造成的電解質失衡，會有什麼樣的後果。如果無法測量體內血量或體液變化，即使輸血或輸液也只是憑藉經驗，難以精確補充病人所需。若是補充不足，病人可能休克；輸血或輸液過多，又可能發生急性呼吸衰竭。另外，如果不能給予病人濃度正確的電解質，有時則會造成致命的心律不整或其他嚴重的代謝併發症。

能定義各身體組織（如骨頭、肌肉、脂肪、血液等）的組成是醫療照護的一大進步。自一九三七年迴旋加速器問世，加上各種放射性同位素的發現，研究人員因而得以精確測量身體組織的組成。莫爾及其同事可說是研究體內水分分布的先驅，他們定義了各組織的電解質濃度，了解電解質與血液酸鹼平衡的關係，並計算出正常與異常狀況的變化與動力學。[20]此外，他們還發現，人若不活動、受到嚴重感染或受到重傷，肌肉質量會降低。儘管如此，經過一段時間的休養之後，還是可以回復健康。由於他們留下的研究數據，我們今天才有依賴的標準，知道如何照顧與治療重傷或遭到嚴重感染的病人。

幸賴研究人員在二十世紀前半的努力，今天輸血才能成為安全的常規處置。有史以來，人類一直對這種紅色液體滿懷好奇。由於失血會帶來死亡，古人因此認為血具有神祕的魔力。古羅馬詩人歐維德就曾描述，希臘老國王伊森在女巫米狄亞的勸說之下，從靜脈注入黑母羊血、精子與狼的內臟混合起來的液體。[21]羅馬也有所謂「牛祭」的儀式，用獻祭的公牛血進行洗禮，俾使靈魂得到重生。醫學作家凱爾蘇斯也曾提到，如能喝下格鬥士喉嚨噴出的鮮血，癲癇就能治癒。有關血的治療，下一步就是利用放血以恢復體內平衡、治療疾病或是將血注入循環系統。一四九二年，醫師就用三個男孩的血給教宗諾森八世輸血，希望能救他一命（由於無輸血管道可供利用，醫師只能從教宗的嘴巴把血灌進去）。結果，三個男孩和教宗都死了。儘管有這些不幸的事，到了十七世紀仍有幾個義大利醫師，進行人類與動物以及人與人的輸血研究。或許由於案例稀少，結果不得而知。

然而，這些不得其法的輸血方式倒是激發出了更直接的念頭。一六二八年哈維發現循環系統，認為注入體內血流的物質可擴散到全身。大約在五十年後，身兼建築師、數學家及天文學家的英國雷恩爵士（Sir Christopher Wren）為了擴展這個新奇的概念，曾經利用靜脈注射的方式，把液體注入狗的身體。差不多在同時，倫敦生理學家羅爾（Richard Lower）則第一個發現肺部氣體可使藍色的靜脈變成鮮紅色，他並直接把一隻狗的血輸到另一隻狗身上。羅爾還大膽假設，受傷失血過多的病人可利用狗血來補充，並推測狗血或許可治療「瘋病與關節炎」。[22]

還有其他人也有同樣的想法。那個年代的漫畫家曾描繪動物輸血給人的情景。英國政治家、日記作家皮普斯（Samuel Pepys）也曾提到，人與人之間可相互輸血，「貴格會教友身上的血可以輸給大主教。」[23]一六六七年，路易十四的御醫丹尼（Jean Denis）曾把一頭羊的血輸到一個男孩身上，之後又用小牛血輸給一位病人，但在輸了第三次之後病人就死了。據說病人遺孀指控丹尼醫師謀殺，不過更可能的是她遣人送砒霜給醫師。當時由於輸血招致不少非議，英國與法國的官員因而下令禁止輸血。

往後的一個世紀，再也無人嘗試輸血，直到一八一一年，英國產科醫師卜朗德爾（James Blundell）證明，狗可接受另一隻狗的血，但無法接受來自綿羊的血。接下來，由於他接生的幾個年輕產婦產後大出血，性命垂危，於是他輸給她們人血。他用皮製的漏斗加上幫浦，藉由重力之助，以削尖的鵝毛管、骨頭或銀製管子刺穿周邊靜脈，以進行輸血。穿刺靜脈的管狀物，後來被一八四四年愛爾蘭醫師發明的無菌中空針頭取代。

一九四六年，英國伯明罕一家公司研發出玻璃針筒，由於技術改良，得以從一個人身上抽出較多的血，輸注到另一個人身上。這種做法得以避免很麻煩的直接輸血法，也就是利用手術把捐血者的動脈與病人的靜脈相連；後面這種做法直到一九三〇年代偶爾還有人使用。

一九〇〇年，藍司泰納醫師（Karl Landsteiner）在維也納研究血清。他發現如果在試管內把一個人的血球加進另一個人的血清，有時會出現凝集現象，有時則不會，終於發現輸血成敗的關鍵。他經由這項研究推論出人類的血型分為三種，也就是A、B、O（翌年，他又找到第四種血型，AB型），不同血型之間的輸血會在血管內發生凝集反應，因此造成各種併發症，甚至死亡。他還發現，輸血前在血袋中加入少許抗凝劑，避免血液凝固，可增加輸血成功的機率。然而，這種做法遭遇不少困難，多年後才能實行。最早使用的一種抗凝劑是用水蛭唾液製成的水蛭素。不幸的是，由於第一次世界大戰開打，水蛭的供應突然斷絕。一位英國研究人員抱怨說：「原本我們從匈牙利進口了一千五百條水蛭，但因為戰爭的關係，貨源中斷。大戰爆發後，不久我接獲通知，說這批水蛭留置在哥本哈根。英國外交部官員認為這批水蛭來自『敵國』，不得進口。於是，水蛭只得一直留在那兒直至死亡。」[24]

差不多在此同時，另一種抗凝血劑檸檬酸鈉問世了，也為現代血庫的建立奠基。這種抗凝血劑在第二次世界大戰派上用場，救了不少傷兵的性命。不久，研究人員又研發出可利用靜脈注射輸到病人體內的抗凝血劑，比起利用塗蠟玻璃管輸血的不便，可說往前跨了重要的一步。這種藥物是從肝臟而來，因此名為肝素，後來更運用在更具挑戰性的外科手術，包括使用人工心肺機的開心手術及動脈重建等。抗凝血劑也有口服的，名為Warfarin（歐服寧）。研究人員發現牛隻吃了某種苜蓿，結果因內出血死亡，於是用這種植物製成老鼠毒餌。後來發現也可將之製成抗凝血劑讓人服用，以減少中風、心肌梗塞或靜脈栓塞的風險。

正確的水分及鹽分補充，就像輸血，可給予無法進食或喝水的病人立即援助，維護其身體功能。（在十九世紀，醫師會從靜脈給病人輸入牛奶做為營養補充、輸入篦麻油來淨化血液；這些以及其他未經消毒、殺菌的物質輸到病人體內的循環系統，很容易造成感染現象，因此直到一九三〇年代，不少醫院主管都禁止這樣的療法。）[25] 所以，外科醫師在手術之後經常把液體注入皮膚底下的脂肪層，或用大量的生理食鹽水灌入病人直腸，至少部分液體最後還是會被吸收到血流之中。

在靜脈注射療法變成常規之前，還有許多障礙必須克服。由於醫院藥局調配的溶液可能遭到細菌感染，病人因而突然發燒、發冷，偶爾也會陷入休克，後來逐漸採用藥廠依照嚴格標準生產的藥劑。這些藥劑貯存在可回收重複使用的玻璃瓶中，以橡膠管連接針頭，然後插入靜脈。儘管這些器材皆用蒸氣清潔，汙染依然是常見的問題。直到第二次世界大戰之後，消毒器的改進、溫度調節器的發明，加上無菌技術的增進，靜脈注射各步驟才不再有汙染之虞。拋棄式血袋是一九四七年發明的，最後所有給病人的輸液也不再使用玻璃容器，改用拋棄式塑料袋。可彎曲的橡膠管以及無菌塑料袋的使用，更讓病人的安全在開刀房內外都得以提升。

然而，在世界一些地區及在特殊政體之下的國家，依然欠缺這樣的設備。一九七〇年代初期冷戰期間，我去華沙一家醫院訪問，就發現該院器材十分匱乏。像塑膠管因為可用於核能潛艇，西方國家就將之列管，華沙的醫院無法訂購，以致只能不斷重複使用手中僅有的塑膠管。塑膠管經過一再消毒，最後變得不透明，而且容易斷裂。過了十年，文化大革命落幕後不久，我在中國也看到類似窘況。由於醫院高層不願從國外進口拋棄式的塑膠耗材，一頭連著玻璃瓶、給病人輸注血液或輸液的塑膠管也只能用了再用。不過即使面臨這樣的困難，病人照護品質還算不錯。利物浦大學的賽爾斯（Robert Sells）教授是我的老同事，他在一九九五年去中國訪問，也有類似的印象。他的描述如下：

手術區有二十間開刀房，每一間從早上八點到晚上八點都排滿了非緊急手術。每一檯刀至少會診兩位醫師，比較重大的手術通常需要會診四位醫師。這家醫院在離北京有二千四百公里的西北窮鄉僻壤，和繁華城市有著天壤之別。我在此看到他們進行前列腺切除術、靜脈曲張手術和甲狀腺手術。術後感染率很低，讓我印象深刻。日後復發的情形也很少。病人在手術後依常規只能住院兩天。在一檯刀結束，進行下一檯的空檔，學生會清洗、消毒塑膠靜脈管；地板上還有昨日膿汁乾掉的汙漬。有手術旁觀席的階梯講堂和病房，則每週三刷洗一次。當天下午一點，警笛聲響起，所有醫護人員都必須放下手上的工作，拿起刷子、抹布，提著水桶，開始清掃。在我訪問醫院時，一直陪著我的當地共產黨團書記說，這樣的勞務工作也是意識的訓練。我說，英國醫院非常重視清潔工作，因此會雇用專業打掃人員來做。他聳聳肩，似乎不以為然。如果他們感染率低，所有一般手術的等待時間都不超過兩個星期，外人又何必置喙？

只不過習慣拋棄式耗材和注重潔淨的我們，還是不太能完全接受。

儘管到了一九六〇年代，現代血庫技術已經成熟，輸血效率高，輸液與電解質的補充也成為急症處理很重要的一部分，但如果病人罹患需要手術矯正的重大疾病，術後仍需長期治療，營養補充就比較有問題了。當身體遭受重大傷害時，所有高等生物都會從肌肉取得蛋白質，轉化為可馬上利用的碳水化合物能源，以防組織受損並維持器官功能，使受傷的部位復原。要是病人身體虛弱，比如遭遇大範圍燒傷、嚴重或長期感染，或因創傷、手術帶來的併發症遲遲未能解決，身體的營養需求就是一大考驗。若不能得到額外所需的卡路里，病人就有可能因營養極度不良而死亡。這時，醫療人員就得考慮用其他方式補給病人身體所需的養分。[26]

一九六八年，賓州大學一群手術研究人員提出一份令人眼睛一亮的報告。他們宣稱可用靜脈補充營養的方式，讓小狗正常成長、發育。[27]賓大研究人員排除了萬難，才有這番了不起的成果。他們花了相當多的時間，才研究出給病人的多種蛋白質及脂肪乳劑等營養補充品，以因應正常或額外的熱量需求，並計算出精確的濃度，既可使病人獲得足夠的熱量，也可避免輸液過多造成的問題。他們還必須了解，為何很多營養物質在輸注之後，會使病人發燒或腹痛。他們也發現微量元素和維生素的必要。由於有些病人無法經由口或其他管灌方式獲得營養，只能利用靜脈導管輸注，研究人員於是想出很多實用的做法，並證明長期持續接受靜脈營養物質的輸注，是有效率而且安全的。例如，他們設計出可長時間留存於靜脈的塑膠導管，以取代只能短期使用的針頭。

光是塑膠管的材質就讓他們傷透腦筋。插入體內的塑膠導管常會變硬，時間久了，還會裂開——正如我在波蘭醫院看到的窘況。其他材質，如矽膠，則還需驗證才知能否使用。研究人員發現，他們不能用手術刀切開頸部，將大靜脈分離出來，插入導管，而必須利用靜脈穿刺針刺入頸靜脈，再將長而細的導管置入。如此一來，只要刺入皮膚的部位消毒完全，就可避免感染。經過不斷的摸索與修正，他們發現導管末端最好伸到靠近心臟的大血管，才能把富有養分的輸液經由循環系統送到全身各組織，也比較不會阻塞。在以小狗做實驗時，他們給小狗綁上束帶，一方面要讓狗兒能在狗屋內自由活動，同時又不致把輸注管線扯掉或是影響瓶中液體的灌注——這可需要很多巧思。最後，他們還得重新設計幫浦，以精確控制每日輸注量。

這樣的系統逐漸開始發揮功用。累積下來的實驗結果讓小兒科醫師大為振奮，他們於是請研究團隊來看看院內一個腸道有問題的新生兒。小兒外科醫師幫這個新生兒切除了沒有功能的腸道，她的正常小腸只剩五公分，結腸也僅剩一半，如只靠餵食，她無法吸收到足夠的營養物質，性命難保。醫師與研究團隊取得父母同意，然後利用他們在小狗身上實驗的那套靜脈營養輸送技術，為這個小嬰兒補充營養。他們把靜脈導管的末端送到一條主要的中央血管之中；為了降低感染風險，他們用一根縫針在皮下做了個隧道，讓靜脈導管的體外部分通過，從接近耳朵的部位冒出體外。儘管研究團隊盡最大的努力、考慮得相當周全，還是不免會碰到一些無法預期的問題，比如某些重要營養素的缺乏（如鎂）帶來代謝方面的問題，行為發展因此受限。這個小嬰兒最後因黴菌感染而送命，但她已奇蹟般存活了二十二個月。即使沒經由嘴巴吃下任何食物，這段期間體重仍正常增加，生長發育也沒有受阻。

拜這空前經驗之賜，有類似消化道問題的病童及成人，也開始接受全靜脈營養輸注了。結果非常理想，病人的體重與肌肉質量皆有增加，原本因營養不足而遲遲無法癒合或重新切開的傷口，也因為營養的補足而漸漸恢復。在滲漏的腸道與皮膚之間形成的瘻管變窄、閉合了，全身性感染也消除了。成功的消息很快就傳開，全美各地的教學醫院紛紛組成團隊，進而成為靜脈營養輸注的專家。接受這方面訓練的護理師專門負責處理靜脈輸注的管線，並監控液體的補充。不只很多病人在家接受靜脈營養治療，不少人也因此得以存活下來。

然而，現今醫院莫不極力縮減支出，營養方面需要特別照護的病人不免受到影響。醫療保險的給付往往跟不上支出。在照護品質難以維持之下，院方又常用訓練不足的人員來取代營養專家團隊，結果身體孱弱的病人更容易出現併發症。儘管如此，對術後腸道營養不足的病人而言，全靜脈營養療法仍是生存的命脈，這種技術可謂醫療照護的一大進步。

抗生素簡史

發炎或癌症病灶的切除、畸形的矯正、嚴重創傷或燒燙傷的治療，這些醫療處置使臨床醫學及科學在多方面的發展都大有突破。先前已討論過現代手術的三次重要革命：麻醉技術的成熟、消毒與抗菌的影響，及專業標準的實施。抗生素及其他關鍵藥物的問世，或許可算是第四次革命。現在，恐怕沒有幾個人還記得沒有抗生素的日子。在那個時代，不少產婦死於產褥熱。年輕婦女多次懷孕、生產，長期飽受泌尿道感染之苦，最後演變成腎衰竭。兒童也常被傳染病及無可控制的敗血症奪走性命。手部傷口感染，致使手臂出現一條條紅斑，或是顏面出現丹毒或蜂窩性組織炎，教人怵目驚心。在兩次大戰開打期間，士兵罹患性病比例之高，已演變成全美國關注的問題。至於窮人則經常活在肺結核、痢疾和傷寒的威脅之下。老年人得了肺炎則無藥可醫，因此肺炎又名「老人之友」。即使是現代臨床醫學之父歐斯勒本人得了肺炎，一樣回天乏術。

謹守無菌原則加上手術技術精進，的確使手術變得更為安全，但術後傷口感染仍無可避免。那時，醫師能做的除了熱敷傷口以及引流膿瘍，只能祈禱細菌不要擴散到血流之中。儘管醫療處置非常保守，有些病人還真能逃過感染的威脅，順利康復。像庫欣因為手術步驟極為嚴謹、講究，加上手術部位細心準備，他主刀的神經手術感染率只有百分之〇點三，在那個年代可說獨一無二，甚至不遜於今日的標準。在一九二五年，他開的腦部手術死亡率為百分之八點四，而同一年代腦神經外科頂尖好手的手術死亡率，則在百分之三十八到百分之五十之間。[28]會有這樣的差異，必須歸功於庫欣的感染控制與對細節的嚴格要求。在二十世紀初期，庫欣、梅約兄弟等美國外科先驅在手術上的創新，激發了美國外科醫學會日後致力於提高全美外科醫療的品質。

抗生素的問世，使人類能在與細菌的爭戰中扳回一城，但由於細菌已衍生出具有抗藥性的菌株，因此可繼續危害人命。特別是在一九七〇、八〇年代，醫師動不動就開抗生素給病人。病人只要得了感冒，或有點不舒服，也會要求醫師開抗生素，似乎把這種藥品當成萬靈丹。其實，若是源於病毒的感染，抗生素是無效的。基於外科醫師過度開立「預防性抗生素」，也就是在手術前、傷口未被汙染或感染之前，就先給病人抗生素；而在術後，即使沒有感染現象，也持續給病人抗生素，導致細菌菌株演化為對一般抗生素具有抗藥性，住院病人一旦出現感染，反而更加危險。我們現在不時發現加護病房的病人因呼吸器汙染、或遭到罕見的黴菌或病毒感染，而性命垂危。報紙標題有時也會出現關於「噬肉菌」的恐怖新聞。最近，美國有些病人為了節省醫療費用，去印度等遙遠國家接受手術，返國後出現感染，但任何抗生素都無能為力。這些問題目前已成全世界的隱憂。

現代外科醫師有時必須處理極為兇險、失控的細菌感染。這樣的經驗不也是抗生素奇蹟出現之前，外科前輩面對的困境？下面這個病例就教我畢生難忘。有段時間，我負責洗腎病人併發症的手術治療，其中一位是辛格敦太太。她已七十五歲，和女兒、女婿住在環境怡人的波士頓郊區。我經過洗腎區的時候，總會跟她打個招呼。儘管辛格敦太太腎衰竭，在女兒與醫療人員的悉心照護之下，過得還算不錯。不幸的是，洗腎病人因沒有腎功能，無法藉由機器完全排除沉積在皮膚底下的鹽分，很多都會皮膚搔癢，因此雙腿、雙手、腹部和胸部常抓得紅紅的，甚至破皮。辛格敦太太也不例外。

梭孢桿菌是一種讓所有外科醫師都害怕的細菌。這種細菌通常存在於大自然，在土壤與腸道之中尤其多，可經由刺傷、撕裂傷或抓傷的傷口進入皮膚。梭孢桿菌不需要氧氣也可存活或繁殖，而且會釋放致命的毒素。破傷風桿菌也是這種細菌的一種，會造成嚴重的肌肉痙攣，伴隨強烈的肌肉收縮疼痛，常會致命。破傷風疫苗於一九二四年問世，第二次世界大戰英法聯軍士兵由於接種了疫苗，才不至於被這種傳染病奪去性命。之後，西方世界因全面預防接種，破傷風因而變得罕見，無論士兵、兒童與平民幾乎無人得病。

梭狀肉毒桿菌也隸屬梭孢桿菌，可生成一種強效的神經毒素，是已知致命性最高的毒素之一。然而，微量的肉毒桿菌毒素可治療斜視、以及撫平額頭和臉部的皺紋。還有一種梭孢桿菌則會產生氣性壞疽，儘管罕見，一旦引發感染，毒性之強，令人怵目驚心，永生難忘。此菌會在受到創傷的脂肪和肌肉組織生長，特別是這些組織因創傷或其他干擾，導致血液的供應量減少。一旦感染該菌，擴散得很快，且細菌會在消融組織的同時，產生氣體。通常打抗生素已經太遲，而且不能發揮效用。此時，只能緊急手術，將受感染的部位割除乾淨，也許到需要截肢的地步，或必須割除大範圍的皮膚、軀幹深處的組織。手術過後，病人已體無完膚或缺手缺腳，就像被炸彈炸到一樣。

儘管辛格敦太太已接受數個月的洗腎治療，情況算是穩定，然而有一天她突然發燒。一位護理師注意到她肚子上抓傷的部位旁邊，有一小塊皮膚色澤變淡、腫腫的，按壓會痛。不久，我剛好走進那間病房，於是護理師請我去看一下。辛格敦太太肚子上那一小塊皮膚，此時已腫脹如一顆高爾夫球，而且出現紅棕色，開始起水泡。我一按壓，感覺下方有空氣，頓時覺得不妙。我已心裡有數。我才剛對病人及她的家屬解釋完，並安排好緊急手術的時間，那個部位又變大了。辛格敦太太愈來愈燒，而且覺得很冷，臉色蒼白。我們找了一間空的開刀房，趕緊把她推進去，抬上手術檯，打上點滴，給予抗生素，然後給她麻醉。

這時約過了半個小時。我們清洗她的腹部，準備切除感染組織，這才發現細菌已擴散到胸腔及其兩側，患部又冒出更多水泡。即使是看起來正常的皮膚，一刀切下去就湧出惡臭的氣體與液化的脂肪。全部的組織已被細菌破壞得差不多了，我們再怎麼找，也找不到完好的部分。儘管我們已給她靜脈輸液與大量的抗生素，她的血壓還是一直往下掉。我們實在無能為力。不到一個小時，她就死在手術檯上。

其實，抗生素能控制大多數的感染。抗生素的發現是病人照護演進的一個重大關鍵，因此這種藥物的發展值得我們回顧。早在二十世紀初，科學家已經發現，自然或化學物質或許可抑制微生物的生長與活動。[29]雖然柯赫宣稱，從結核桿菌培養出來的結核菌素可用來對抗肺結核，但他的宣稱並無根據。

德國微生物學家艾爾利希（Paul Ehrlich）則是第一位成功治療傳染病的人。他不但對細菌了解很深，而且在實驗藥理學有重大發現，於是在一九〇九年研發出一種含砷化合物，砷凡鈉明，用來對抗梅毒。儘管砷凡鈉明無法醫治其他傳染病，但能有效治療梅毒，因此世人譽之為「魔彈」，是第一個具有療效的化學物質。

差不多在此同時，一個來自格拉斯哥南邊農村的蘇格蘭少年，來到倫敦投靠當醫師的大哥，也想學醫。他就是弗萊明。自醫學院畢業後，弗萊明在外科接受訓練，也通過了皇家外科醫學會的考試，最後卻在倫敦一流的教學醫院聖瑪麗醫院成為一名細菌學家，直到退休。他不但有顆好奇的心，而且具有創新的精神，在醫院服務期間，除了為臨床醫師培養細菌，也不斷細心觀察、研究自然現象，並做實驗。一九二二年，有一次他得了感冒，因為好奇，把自己的鼻涕留在培養皿中。他發現培養皿內沾有鼻涕的地方竟然沒有細菌生成。後來反覆實驗，結果還是一樣。他推測鼻涕中應該有某種溶菌酶的存在，才會出現這種現象。經過鍥而不捨的實驗，果然在眼淚、唾液和蛋白中也發現了這種物質。他注意到這種溶菌酶會殺死試管中的微生物，認為這可以製成藥物，以控制感染。[30]可惜，這種溶菌酶只能對付無害的微生物，無法克服頑強的細菌。儘管一再努力，他還是無法突破瓶頸，最後只好放棄。

到了一九二八年，他把研究目標對準金黃葡萄球菌——亦即多種傳染病的元凶。那年夏天，他把葡萄球菌培養皿放在雜亂的工作桌上，沒加上蓋子，就去度假了。返回工作崗位時，發現長滿細菌的培養皿上有個角落遭到青黴菌汙染，但青黴菌的周圍卻看不到細菌滋長。弗萊明猜測青黴菌可能含有抗菌物質，並進行進一步實驗，利用培養出來的青黴菌成功殺死好幾種細菌。他發現青黴菌溶液即使稀釋得很薄，依然有殺菌力。他在一位同事的建議之下，將之命名為盤尼西林。

據說，掉落在弗萊明培養皿的青黴菌是從窗外飛進來的。更可能的情況是，同一實驗室另一位同事正在培養黴菌，黴菌孢子因此飄落在他的培養皿上。不管如何，弗萊明發現的盤尼西林為疾病治療開啟了新頁。弗萊明除了發表研究報告，也在幾個局部受到感染的病人身上注射青黴素，有些好轉，有些則沒有效果。因臨床結果多有矛盾，青黴素的生化作用又不易定義，純化也是一大問題，加上他的研究部門已把重點放在其他專案上，實驗室的同事也沒人鼓勵他，最後他也失去了興趣。即便砷凡鈉明可成功治療梅毒，當時科學界對於用化學藥物對抗細菌感染一事，尚無信心。

雖然聖瑪麗醫院對於抗生素的研究興趣缺缺，這個研究的種子還是在其他地方生了根。一九三二年，德國法本藥廠研究員杜馬克（Gerhard Domagk）發現：公司的化學家先前合成的一種紅色染料，可抑制老鼠體內的細菌感染。或許由於專利問題，杜馬克等了三年才發表他的研究報告。好幾個研究團隊因為杜馬克的發現而雀躍，為人類傳染病的治療心生希望，開始實驗化合物是否能殺死多種細菌。結果令人欣喜。同時，有位法國科學家也證實杜馬克研究的原始化合物（即苯磺胺）一樣有效。

消息傳開之後，儘管大戰一觸即發，歐洲與美國的研究人員還是熱中於相關化合物的研究。不久，磺胺類藥物即大量生產，不知挽救了多少傷兵的性命。杜馬克在一九三九年榮獲諾貝爾獎，但由於希特勒的阻撓，他無法前往瑞典領獎，甚至被蓋世太保逮捕。直到二次大戰結束，杜馬克才得以拿到獎章和證書，但獎金的部分已超過領取規定年限，併入諾貝爾獎儲備基金，不再補發。[31]

還有一些研究人員也開始注意抗菌物質，其中一位就是來自澳洲的羅茲學者傅洛里（Howard Florey）。傅洛里自一九三五年開始在牛津大學擔任病理學教授，對可能具有抗菌作用的溶菌酶一直很感興趣。他在牛津鄧恩爵士病理學院建立了自己的實驗室之後，隨即開始研究其他可能可以殺菌的自然物質，希望能繼艾爾利希的「魔彈」與弗萊明的溶菌酶之後，有新發現。不久前逃離納粹德國的化學家錢恩（Ernst Chain）也加入他的研究團隊。傅洛里和錢恩很好奇是否能以化合物控制細菌，也想知道微生物之間是否有某種拮抗作用或抑制效果，於是決定以這個主題進行文獻回顧。雖然大西洋兩岸的研究人員已針對這樣的主題做了幾年研究，但很少有人發表相關報告。傅洛里和錢恩蒐集了足夠的資料，正式探究這個主題，也提及弗萊明在十年前做的盤尼西林研究。

此時，英國已快被第二次世界大戰的戰火波及，因此傅洛里的實驗室幾乎爭取不到研究經費。英國醫學研究委員會只給他們二十五英鎊。傅洛里於是轉而向洛克斐勒基金會求助，在接下來的五年因此得到五百英鎊的資助。雖然研究團隊沒幾個人，他們已開始著手，並認為抗菌物質中最有希望的應該是盤尼西林。儘管黴汁的培養與生產很容易，弗萊明的研究已印證這點，難的是純化與避免汙染。

到了一九四〇年，他們已經純化少量的青黴素，至少從試管實驗可知，盤尼西林能有效對付傷兵傷口的感染，不管是一般感染或嚴重感染，特別是金黃葡萄球菌和鏈球菌造成的感染。他們也發現盤尼西林能殲滅淋病、肺炎與腦炎的病原菌。此外，盤尼西林沒有毒性。接受盤尼西林注射的老鼠，白血球的數目完全不受影響，而且這種藥物可原封不動的經由腎臟排泄，因此可從尿液重新提煉出來。後來，美國研究人員還發現這種藥物可有效治療梅毒。

傅洛里及其研究團隊在戰爭的陰影下繼續研究。納粹在歐洲各地肆虐，轟炸倫敦，不列顛戰役已經開打。德軍飛機不斷飛過牛津上空，轟炸英國北部工業城市。儘管時局艱難，傅洛里的研究團隊依然在一九四〇年五月二十五日進行關鍵實驗。他們把鏈球菌注射到八隻老鼠身上，劑量皆足以致命，然後只給其中四隻少量的盤尼西林。在龐大的壓力之下，研究人員徹夜未眠，等待結果。翌日，對照組的老鼠都死於感染，至於接受盤尼西林注射的實驗組則都存活，只是其中一隻在兩天後死亡。他們又以純化盤尼西林，以老鼠重複實驗，結果一致。實驗室發表研究報告之後，科學界已經知道傅洛里等人在鄧恩病理學院的盤尼西林研究。弗萊明也從倫敦北上拜訪牛津。傅洛里與錢恩的研究數據正在改變醫學史。

雖然傅洛里的研究團隊只能純化少量的盤尼西林，用便盆來做培養容器，但他們還是取得足夠的盤尼西林，在幾位病人身上進行臨床試驗。有個四十三歲的警察，金黃葡萄球菌合併鏈球菌感染，病情嚴重，性命垂危，在接受盤尼西林治療的四天期間大有好轉，然而最後因盤尼西林用盡，從他的尿液重新提煉出來也不夠，就此死亡。還有幾個遭到嚴重感染的兒童接受盤尼西林治療，則順利康復。有四位眼睛受到感染的病人，局部使用盤尼西林也治癒了。盤尼西林的藥效無庸置疑，最大的問題是，如何生產足夠的量？

傅洛里在牛津的實驗室於是變成製藥工廠。即使他們不斷改良純化方式，但顯然要供應戰時所需，只有大藥廠做得到。傅洛里希望英國藥廠能加入生產的行列，但由於德軍不斷轟炸，工廠隨時可能被夷為平地，他們不敢接受這樣的挑戰，鄧恩病理學院只好派代表帶著研究結果，到大西洋對岸找美國藥廠合作。到了一九四四年，輝瑞、默克與施貴寶利用改良的純化技術，已可大量生產盤尼西林。只是英國研究單位與美國藥廠自此對此藥專利歸屬，吵嚷不休。牛津團隊本來想就盤尼西林純化的關鍵技術申請專利，但遭到英國皇家學會與醫學研究委員會的拒絕，他們認為，在戰時以研究發現獲取商業利益是不道德的。美國人則沒有這樣的顧忌，很快就申請到純化過程的專利權。結果，戰事結束後，英國藥廠要製造盤尼西林，還得付專利權利金給美國藥廠。儘管風波不斷，盤尼西林的發現、生產與臨床運用仍是二十世紀最重要的成就，弗萊明、傅洛里與錢恩，因而在一九四五年共同榮獲諾貝爾獎。

傅洛里研究團隊的幾位年輕成員一直留在鄧恩病理學院服務，直到退休。一九六〇和七〇年代，我曾在這個地方做研究，因此認識好幾位團隊成員，得知當年的細節。想到二、三十年前，他們在砲火之下，經費、技術和設備無一不缺，還是成功純化盤尼西林，造福世人，真是一大奇蹟。每次我回到這裡做研究，總會去學院花園裡的一塊紀念匾前流連，再次拜讀這段盤尼西林傳奇。傅洛里團隊完成了不可能的任務，充分發揮人類才智，在科學史上大放異彩。

盤尼西林的成功也激發其他抗生素的研發。一九四四年，紐澤西羅格斯大學的微生物學家瓦克斯曼（Selman Waksman）發現了鏈黴素。[32] 鏈黴素是從土壤生物中分離出來的，可對付引發肺結核的結核桿菌，抑制此一重大公共衛生威脅。在默克藥廠科學家的襄助、合作下，鏈黴素問世後大受歡迎，但也引發了專利權糾紛，默克藥廠、瓦克斯曼及羅格斯大學因此纏訟多年，幾乎三敗俱傷。但瓦克斯曼發現鏈黴素的功勞還是很大，因此在一九五二年榮獲諾貝爾獎。

其他抗生素也一一出現。幾年後，傅洛里在鄧恩病理學院的同事亞伯拉罕（E. P. Abraham）發現了抗生素中的超級戰將，亦即頭孢菌素，連幾種對盤尼西林有抗藥性的細菌，都難敵頭孢菌素。在那個時代已出現好幾種抗生素，能應付多種細菌。到了一九七〇年代，我當住院醫師之時，已有許多藥物可用了。

特效藥紛紛出現

隨著二十世紀的演進，更多的新藥物已能真正對疾病產生作用，而不只是能緩和症狀。多年來，德國藥廠精於利用煤焦油和苯胺染料做為原料，生產藥品，然後輸往美國。之後，原本在美國學術機構實驗室工作的科研人員，也自行開立製藥廠，經由德國藥廠的授權製造藥物，如美國氰胺公司與亞培大藥廠皆是。特效藥紛紛出現，民眾再也不必被江湖郎中唬弄，研究人員也為之振奮，藥品發展榮景可期。

回顧現代手術的演化，對病人福祉與安全而言，藥物是不可或缺的功臣。在二次世界大戰前後，在大西洋兩岸研究人員的努力下，皆有重要的強效藥品問世。磺胺類藥物可謂對付感染的生力軍，不只可用來治療感染，還能遏止痢疾等傳染病的擴散。不久，其他藥品紛紛出現，包括抗發炎藥、增進心臟功能的藥物及利尿劑。

適量的維生素有益於身體的正常生長與功能。有助於凝血作用的維生素K、以及能促進傷口癒合的維生素C，都可使手術成功率提高。抗凝血劑、抗高血壓藥物及抗癌藥物等對手術病人的照護，也大有幫助。

特效藥的問世加上公共衛生的改良，有時確實能使病人恢復健康，免除手術。像肺結核疫苗、牛奶的巴氏消毒法、鏈黴素的出現，以及肺部組織的局部切除等，都可免除一些大手術。這種非手術的治療和治療胃潰瘍的故事很類似。又如口服碘劑可預防甲狀腺腫大，就不必手術切除。在小兒麻痺疫苗發明之後，小兒麻痺症幾乎絕跡，極少看到因罹患此症需要重建畸形或癱瘓肢體的病人。

腎上腺皮質固醇（即俗稱的類固醇）的問世也和戰爭有關。謠傳，德軍已研發出一種腎上腺素，可強化士兵體力，對抗壓力與疲勞。同時，生理學家對內分泌系統及腦下腺（控制內分泌的總指揮）了解更深，而外科研究人員也辨識出這個器官系統在創傷發生時扮演的角色。梅約醫學中心的一位科學家與默克、普強研究人員，最後研究出一系列皮質類固醇產品。他們發現可以用一種墨西哥野生薯，製造大量的類固醇激素（包含可體松及用於荷爾蒙避孕法的化合物）。腎上腺皮質固醇則可治療多種疾病，特別是減輕疼痛與對抗發炎，也可用於許多與手術相關的治療，從癌症病人的化學治療、到器官移植病人的免疫抑制等等。

很多小型製藥工廠因生產、販賣各種專利藥品，大發利市，搖身一變成為跨國營運的大藥廠。這些藥廠常與學術機構的研究員及臨床醫師合作，進行人體試驗、藥品研發，以及利用高度複雜的技術，來了解藥物對細胞自身運作的特定作用。藥品進步，醫療所有層面也蒙受其利。

醫界吸引了大批生力軍

在戰後的數十年中，由於經濟蓬勃加上臨床醫學與科學資訊的成長，大部分人口的生活品質皆有提升，不但很多疾病都得以治癒，政府甚至也撥出經費給予窮人醫療費用補助。醫學與外科的不斷進步，加上其他科技與領域的發展，人類不但可解脫疾病之苦、增進生活品質，而且對未來信心大增。

病人因此心懷感激，醫師覺得很有成就感，而醫院也能繼續營運。在那段樂觀的日子，醫學給人最大的承諾是：透過基礎與應用研究，還會獲致更好的結果。

戰後一代的年輕人也深受醫學進步的吸引，認為行醫不但是個造福世人的行業，社會地位高，而且報酬豐厚。因此，申請醫學院的人變多了，新的大學附屬教學醫院如雨後春筍般四處林立，以因應大量臨床實習、訓練的需求。各醫院臨床訓練計畫或研究實驗室吸引了大批年輕生力軍，很多都是來自外國的優秀人才。醫學中心與醫學院實驗室的種種創新，也刺激了臨床研究的進展，各醫療院所住院醫院訓練計畫的質與量都大幅提升。儘管訓練期間漫長，且非常辛苦，還是有很多年輕醫師投入，在各個專科領域努力，專注於某一器官系統的研究，以突破疾病治療的瓶頸。

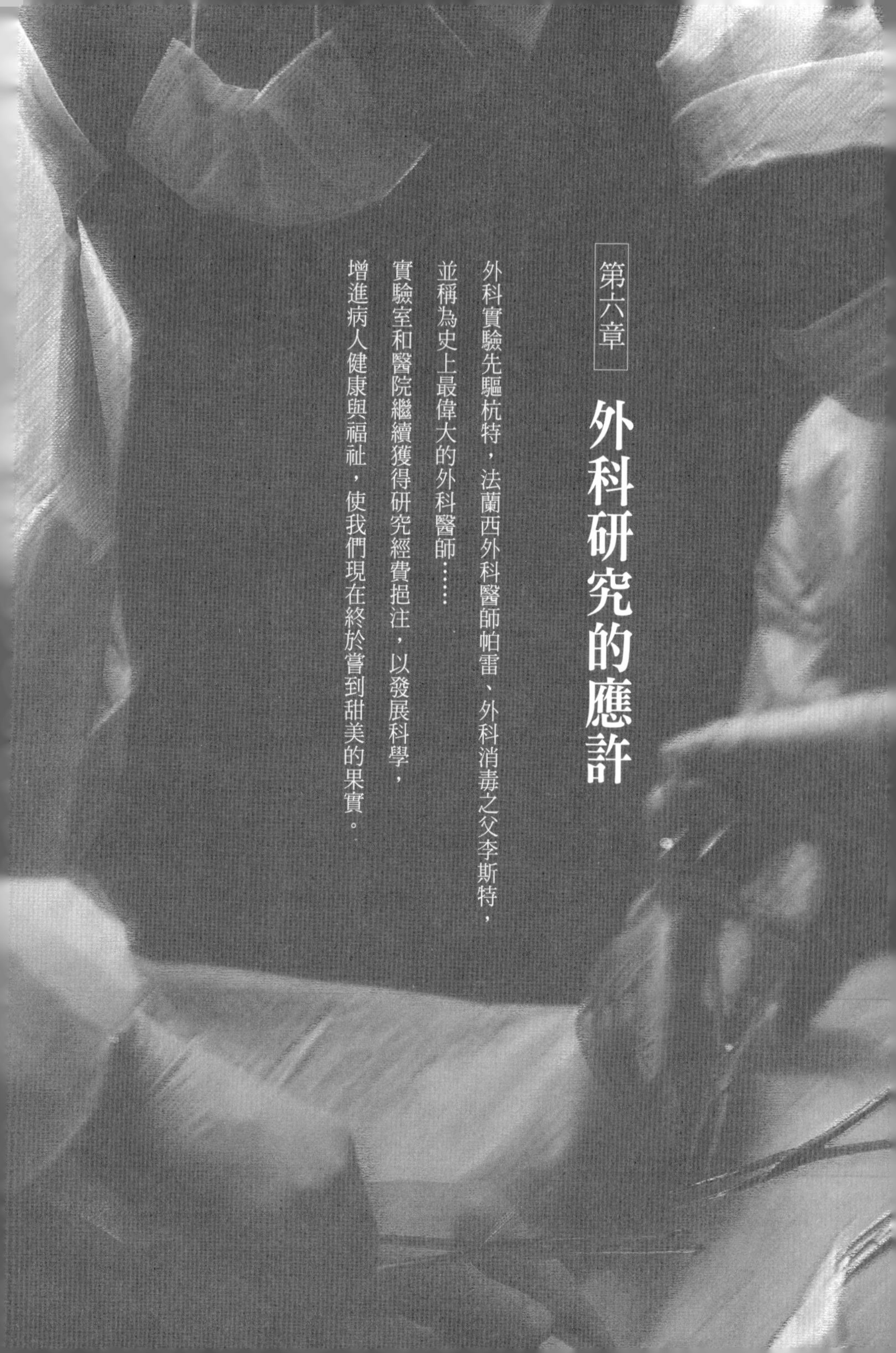

第六章

外科研究的應許

外科實驗先驅杭特，法蘭西外科醫師帕雷、外科消毒之父李斯特，並稱為史上最偉大的外科醫師……

實驗室和醫院繼續獲得研究經費挹注，以發展科學，增進病人健康與福祉，使我們現在終於嘗到甜美的果實。

我一直想走臨床外科，會在腎臟移植技術發展早期投入其中，完全是無心插柳的結果。在那個時代，腎臟移植仍是一個充滿未知的領域。器官受贈者固然有順利復原的，但很多人還是出現了意想不到的問題。問題接二連三而來，有的隱微、有的顯而易見，有的則令人恐懼。我們也設法從研究實驗的結果拿來臨床運用。但碰到狀況時，我們幾乎不知該怎麼做，只能摸索，很多病人都沒能存活。

由於英國在這方面的基礎研究已有不少成果，為了取經，我與家人遷往牛津大學，向那裡的生物學家學習，並參與他們的實驗。這種合作計畫在當時很常見。其實，很多缺乏臨床經驗的研究人員也歡迎像我們這樣的外科新手，因為我們有熱忱、技術不錯，也能設計並應用「模擬人類疾病的合適動物模式」。像我們這樣原來在美國擔任住院醫師的人，在病人照護方面已有相當多的經驗，到英國研究、學習的機會使我們能聚焦在一個感興趣的專門領域上，也能思考與研究相關資料。❶一百多年來，不斷有歐洲和北美的熱情醫師攜家帶眷、遠渡重洋來到異國學習，不只獲得新知與專業技術，也能遇見不同的人、得到新的洞見，並體驗新的文化。

我在牛津實驗室的生活與外科住院醫師生涯大異其趣，其實我那些從英國和歐陸到美國、加拿大當研究人員的同事也是如此。從事研究工作之後，生活步調變慢了，我努力吸收科學文獻，與同事謹慎規劃實驗的每一個步驟。我們一再查驗結果。如果覺得結果有點意思，就重複實驗。

慢慢的，我利用實驗室小型動物學會了一些技術，如皮膚和器官的移植以及細胞群的分離、辨識與轉移。有了結果，接下來就是解釋與發表。我聽取同事的評論、批評與建議，我們也討論數據的意義及其重要性。世界各地的科學家不時會來這裡參訪並發表演講，我們因此得以親炙一些諾貝爾大師的風采。

三年後，我回到布里根醫院外科，也開始進行我自己的研究。即使我已有研究背景，還是花了很多時間建構問題、設計實驗，以得到答案。不久，我就知道，要確立一個小小的事實，不知要耗費多少功夫。我除了必須不斷學習，還得投入相當多的時間、耐心與毅力，靈光乍現愈來愈難得。不管如何，我們這些身兼研究工作的外科醫師，還是可以在大學醫院一展長才。一方面能照顧病人、開刀、指導住院醫師和醫學生，另一方面又能針對問題提出假設，然後設計實驗來證明。如果得到有意思的結果，就能在期刊或研討會上發表。我們會在國內或國際會議與世界各國的研究報告作者相見，甚至就此成為一輩子的朋友，彼此都讓對方的研究醫師在自己的團隊學習，訓練他們寫作報告、提交數據，使他們成為臨床科學家。

在二十世紀下半，不少外科住院醫師都會花一、兩年的時間在研究實驗室。有些會利用這個機會擴展自己在某個領域的興趣，有些則在資深住院醫師群中占有一席之地，還有一些則希望在教學醫院謀得正式教職，將來成為部門領導人。但是外科住院醫師工作量龐大，光是照顧病人已筋疲力竭，沒有餘力去評估與蒐集臨床資料，或是進行實驗室研究，追尋一個難以捉摸的答案。還有很多本來想身兼臨床與研究的人，發現自己難以靜靜思索一個問題，或長時間研究某些理論和概念。他們個性主動、決斷力強，但也亟欲獲得答案，沒有足夠的耐心進行研究計畫。

要當外科研究員的確障礙重重。首先就是時間不夠用。教學醫院外科醫師每週待在開刀房的時數很多，難以撥出時間到實驗室，此外還得和醫學生、研究醫師討論，以及安排會議、開會等。剛謀得教職的醫師如欲繼續研究，則得爭取該科講座教授的支持。另一個問題是收入微薄。儘管近年來住院醫師的薪資已經提高了一些，要養家仍很辛苦，如果還要當研究員，由於臨床工作時數不足，收入又會被縮減。不管如何，大學醫院給付的薪水怎麼樣也比不上私人執業所得。

所有外科研究員必須面對的另一個障礙，就是來自全職科學家的懷疑。這些科學家通常覺得臨床醫師無法與時並進，吸收新的生物學研究成果，也沒有足夠的時間投入應用研究。二十世紀美國外科泰斗莫爾，就曾在一九六〇、七〇的太平年代留下一句名言：「外科研究員就像橋的管理人，負責把生物科學研究成果傳送到病榻旁，也得把臨床經驗回傳到生物科學研究領域。他的學養與技能源於橋的兩端。但橋的一端說，他不是夠格的科學家，另一端則說，他待在開刀房的時間不足。」❷不過，就算困難重重，不少外科研究員還是設法在研究與臨床工作取得平衡，貢獻良多。

髖關節置換術就是研究與臨床相輔相成的結果，改善了很多病人的生活品質。據估計，在美國遭受髖關節病變折磨的病人約有二千萬之多，❸骨科醫師每年執行的髖關節全關節置換術則有三十萬次，大大造福原本不良於行的病人。❹但在這種手術成為常規手術之前，醫界已歷經數十年的挫折。早在一九二〇年代，外科研究員就曾利用多種材料來修補狗和人類受損、粗糙的髖關節表面，從豬的膀胱到金或鋅的薄片都有。也有人用碗狀的玻璃套在關節上，使關節表面變得平滑。然而，由於玻璃承重有限，又沒有彈性，很容易破裂。到了三〇年代，醫界開始嘗試鉻與鈷的合金，早期雖然看來不錯，最後還是失敗了。研究人員終於在一九五〇年代設計出一個球狀的人工關節，與一根金屬柄相連，插入股骨之中。但是因為這樣的人工關節固定得不夠牢靠，最後還是會鬆動。

十年後，英國曼徹斯特外科醫師詹恩禮（John Charnley）開始思考要如何解決這個問題。詹恩禮在一般外科接受訓練，也在生理實驗室做研究，甚至學習車床的使用，以自行製造小型醫療器材。由於他對骨科的興趣日益濃厚，於是開始研究關節功能。當時，這還是乏人問津的研究領域。一些比他資深的同事認為他提出的關節置換術過於激進，強迫他去一所由肺結核療養院改建的醫院做研究。詹恩禮以幾種新發明的塑膠做實驗，設計出可與金屬球相結合的臼杯，再用從牙醫那裡取得的新近發明的骨水泥，將其固定在骨盆與大腿骨的適當位置。❺

自這種關節置換術從一九六二年問世以來，已有相當多的骨科醫師採行，手術愈來愈成功，人工關節的材質與置換技術也愈來愈好。富有創新精神的詹恩禮，接著利用無菌的環境與設施，進一步解決新關節的感染問題。這種特殊的無菌技術一直沿用至今。人工髖關節因成效卓越，已成最常見的手術，與冠狀動脈血管繞道手術齊名，可說是二十世紀外科發展的典範，大大提升病人的生活品質。[6]

動物實驗是醫學進步的基石

詹恩禮的創新是基於關節功能的研究，而很多科學家也是透過直接觀察，來了解大自然的現象。有些天性較為好奇的人則會進一步以活體生物做實驗，以了解身體解剖學並探究各器官與組織的功能。接下來就可在實驗室模式中，以手術控制或矯正身體的異常。為了解釋清楚，下面即將討論實驗動物在生理學及外科研究演化的爭議。依我之見，動物實驗依然是科學進展不可或缺的基石。

遠古已有學者描述動物實驗。例如古希臘的蓋倫對人體與疾病的描述，就是基於他對其他物種的解剖研究。蓋倫的原始觀察多有繆誤，有些則是經過一千五百年的不斷迻譯後走了樣。中古時期宗教凌駕一切，是科學研究的黑暗時代，到了文藝復興時期，人們又從出世轉為入世，科學才再度抬頭。邁入啟蒙時代之後，科學革命風起雲湧，至十八、十九世紀之交，實驗生物學在法國與德國大放異彩，對人體功能也有了重大發現。有志於科學的年輕人就可藉由前人累積的知識，受教於有熱忱、有好奇心的大學教授，踏上科學研究生涯。

有幾位自然哲學家率先將科學方法與歸納實驗，運用在疾病的研究上。其中最重要的一位就是約翰．杭特，最偉大的外科實驗先驅。他從實驗室與屍體解剖室得到生理學與病理學數據的支持，根據假設、臨床發現與應用動物研究，使外科研究的領域脫離原始。杭特與法蘭西外科醫師帕雷、外科消毒之父李斯特，並稱為史上最偉大的外科醫師。❼

一七四八年，弱冠之年的約翰．杭特從蘇格蘭的家鄉去倫敦投靠哥哥威廉．杭特。威廉當時已是有名的解剖學家，約翰不久就成為他的得力助手，幫他準備教材。約翰．杭特就在倫敦學習外科技術，後擔任軍醫，在一七六二年前往法蘭西和葡萄牙，醫治參與七年戰爭的傷兵，退役後在倫敦行醫，聲名遠播，甚至出任英王喬治三世的御醫。他一直熱中於蒐集自然標本，對所有的生物都感到著迷，曾比較五百種以上的動物物種在解剖學上的差異，並做紀錄。他對生物正常與異常結構及功能有很深的研究，累積了無數資料。他在屍體解剖的鑽研也使他得以描述各種疾病，研究範圍從休克到牙齒移植、從發炎到消化、從性病到淋巴系統的活動，不一而足。他出於好奇，將鹿頭一側的供血動脈結紮，同側的鹿角立刻變冷，但不久之後又恢復正常，而能繼續生長。經由仔細觀察後，他發現是側支循環的作用，因此成功以股動脈結紮法，來處理膝蓋後方的膕動脈瘤。

馬江地（Francois Magendie）是活躍於十九世紀初的實驗生理學先驅，對生物學的所有層面都很感興趣，會以藥物或手術誘發動物病理狀況來做研究，並使用已經確立的化學或物理原理，解釋器官和組織的活動。身為法國新一代實驗生理學家之首，他研究腦部、脊髓與神經的關係，確定心臟是個動力泵，會把血液輸送到血管。他還探究嘔吐的機制，也以活體動物公開展示手術。然而，他的動物手術招致同行及社會大眾批評。後來，在麻醉問世之後，動物實驗就變得普遍。麻醉不但可控制疼痛，也可減少相關變因。

到了十九世紀末，馬江地門生中的佼佼者伯納（Claude Bernard）更將實驗生理學發揚光大。他對消化道的研究，啟發許多外科醫師進行各種病症的研究，特別是胃部相關疾病。動物活體解剖是生物及生理研究不可或缺的手段，成果可為人類疾病的治療帶來曙光。

儘管大多數英國醫師熟悉人體解剖學，診斷能力強，但很少進實驗室做研究。歐陸醫師對研究則比較熱中。直到一八七〇年，幾位英國生理學家才創立自己的研究室，並提供科學資料給大眾，包括有關實驗動物的重要觀察。差不多在此同時，一群倫敦教學醫院的醫師在病人死亡後立即進行解剖，以印證杭特的發現，並研究症狀、徵象與異常結果的關係。診斷醫學因之而生，特別是與肺臟、心臟、甲狀腺、腸子等有關的疾病。雖則未能找出很多有效的療法，但因為這樣的研究，醫學知識得以累積，皇家外科醫學會因而規定，欲參加臨床資格考試者，必須深入了解身體功能。醫學生為了證實並擴展臨床觀察，紛紛進入實驗室，以麻醉動物進行實驗的研究因此暴增。儘管如此，這樣的動物實驗還是必須符合嚴格的規定。

透過實驗模型來了解人類疾病的做法，也開始在美國萌芽。率先這麼做的是外科醫師。賀斯泰德影響深遠的貢獻之一，就是一八九五年在約翰霍普金斯醫院建立外科研究實驗室，利用活體動物研究臨床問題；在此之前，有關人體解剖學課程幾乎全來自屍體解剖研究。他也運用動物模型傳授手術技術與科學方法，給接受訓練的年輕醫師，特別強調正確記錄的重要，且不可忽略細節。賀斯泰德利用實驗室的狗研發出原創而有效的技術，如腸子的縫合、在破裂的骨頭上鎖上金屬板使縫線牢靠、使實驗動物出現水腦症（腦脊髓液不正常蓄積在頭蓋骨下方，致使腦部萎縮，頭部腫大），以及研究各種內分泌腺體切除後產生的變化等。賀斯泰德及其團隊在手術技術的創新，證明教學醫院的外科部門也能媲美病理學或生理學的基礎研究，具有卓越的研究水準。

在外科研究這個新領域，庫欣也占有一席之地。打從他在歐洲進修，就對研究一直很有興趣。一九〇一年，這個年輕的外科醫師回到巴爾的摩，賀斯泰德要他負責為三年級的醫學生上課，也讓他利用屍體和麻醉的狗進行手術實務研究。庫欣的外科手術課程深受學生歡迎，因而聲名大噪。他不只傳授手術技巧，也歡迎學生多跟他接觸。每堂課結束後，庫欣都會去找表現特別好的學生，請他們參與他的研究，也鼓勵他們申請外科住院醫師。由於他有不少病人要照顧，責任繁重，時間不夠，就指派一位得意門生當他的助手，把實驗室的工作交給他做。被他挑上的人，不但學業成績優異，還有研究的熱情，也有獨立工作的能力。若表現良好，此人第二年就可跟隨庫欣診療病人。在庫欣的提攜下，從此即可平步青雲。

一九〇一年，華倫也在哈佛醫學院創立了外科研究實驗室，以激發醫學生和住院醫師研究的興趣，並希望能把研究成果運用在臨床醫療上。十年後，庫欣來到這裡，也不遺餘力支持研究。庫欣的創新更成為其他醫學院模仿的對象，也建立類似的實驗室，進行應用研究與教學。的確，在二十世紀很多教學醫院都善加利用了研究實驗的成果。

犧牲動物換來寶貴知識

生物研究的進展，可為很多疾病的治療帶來契機，但難免用到動物做實驗，因此遭到阻力。虐殺動物一直是個敏感的社會議題，特別是在英國。❽民眾開始抵制鬥狗、鬥雞或是以餌誘捕牛隻等行之多年的傳統娛樂，也關心動物繁殖者與農場給動物的照顧品質。在維多利亞時代後半期，福音主義、浪漫詩歌與小說大為風行，大眾懷有人道關懷，熱情的改革者和衛道人士大力倡導動物保護，也把這樣的運動擴展到政治、社會與宗教層面。此時，達爾文的理論也受到抨擊，宗教與道德人士非但不贊同演化論，也竭力反對利用實驗動物擴展生物學知識。

知名作家與藝術家以傳單、手冊、短篇故事、雜誌文章反對動物實驗，有時是基於人道立場，有時則是反智之舉。十八世紀，英國作家艾迪生、波普與約翰生等人批評以動物做研究是「野蠻行為」，畫家霍嘉斯更在「殘酷四階段」的系列畫作，描繪人類虐殺動物甚至同類的場景。十九世紀後半的名人，也繼續對虐待動物者及利用動物研究的科學家施壓。英國畫家蘭席爾爵士筆下的動物則如人一般，各具特質，惹人憐愛。許多文學作品影射科學研究的狠毒殘酷。柯南．道爾在寫作福爾摩斯系列之餘，曾在一短篇故事描寫一個冷漠無情的生理學家。這位生理學家的太太靠在他的肩膀哭泣之時，他只想到淚腺的運作。詩人丁尼生在〈兒童醫院〉一詩指控外科醫師「開刀的快樂要大於挽救孩子的胳膊」。狄更斯友人、多產小說家柯林斯曾描寫一位科學研究人員，在實驗遭到反活體解剖人士的阻撓後自殺身亡。史蒂文生也在小說《化身博士》講述體面紳士傑克爾醫師因喝了自己調配的藥劑，變成邪惡而喜歡解剖動物的海德先生，藉以表達公眾對科學及科學家的懷疑。儘管威爾斯身為教育支持者和一本暢銷科學書的作者，他還是在一八九六年出版了《莫洛博士島》一書。莫洛博士是個殘暴不仁的外科醫師，在一座荒島進行實驗，藉由外科手術，在沒有麻醉之下，改造動物器官，使牠們變成直立而行的獸人。這部作品諷刺達爾文的天擇說，其中描寫的器官改造法和生理學家早期的實驗如出一轍，讓人不寒而慄。

除了作家與藝術家的抗議，反活體解剖運動也漸漸從英國擴展到歐洲，甚至傳播到大西洋對岸，成為國際運動。擁有動物實驗室、進行人體試驗的教學醫院成了公眾懷疑、抨擊的對象，就連微生物學家和疫苗研究者也無法置身事外。為農場動物注射疫苗以免得到傳染病的柯赫受到波及，巴斯德的狂犬病疫苗研究則被很多愛狗人士批評。達爾文也不敢公然為科學研究背書，他說：「如果是為了真正的研究，動物生理學實驗自然無可厚非；若只是為了滿足好奇心，實在該死。想到不當的動物實驗，我就覺得毛骨悚然。因此，關於這樣的事，我不想多談，免得晚上睡不著。」[9]

美國也加入了這場運動。一八六六年，紐約一群不忍馬兒受虐的人成立了美國防止動物虐待協會。受到國外成功經驗的鼓舞，這個運動很快就蔓延到全國，一方面抨擊研究人員以不人道的方式利用實驗動物，另外也由宗教和世俗的偏頗觀點去抨擊正在興起的科學。在麻州，由於針對實驗動物的公聽會受到太多關注，多位著名的科學家、醫師和學院領導人，包括哈佛校長艾略特，都挺身而出，支持研究者，並為教育喉舌，爭取學術自由。「反對者說，他來這裡是代表那些沉默的動物，但我來這裡是代表幾百萬的病人。研究人員正是為了這些人而努力。」[10]

進入二十世紀之後，實驗動物的爭議仍在。科學家、關心這個議題的醫師和多數民眾都站在「學術自由與教育」這一邊，但少數的改革者和自行開業的醫師則仍持反對立場。自行執業的醫師美其名為捍衛動物，其實他們視教學醫院的醫師為競爭對手，擔心病人被搶走致使收入減少，因此不樂見實驗動物帶來的醫療進步。像是以脊髓穿刺診斷兒童腦炎、利用兔子研發梅毒血清檢驗試劑，以及皮膚結核菌素試驗等創新醫療技術，都遭到動物保護者的反對。就連在一九一二年以血管手術與器官移植研究獲得諾貝爾獎的卡雷爾（見第136頁）也成為反動物實驗者攻擊的目標。媒體也有煽風點火之嫌，如《華盛頓郵報》曾在一九一三年刊載一篇標題為〈死亡醫師〉的報導，抨擊基於動物研究的臨床治療。[11]副標題則包括：「被活體解剖謀殺的人；毒物的受害人；以科學之名接種可怕病菌的女孩與幼童；類似西班牙宗教裁判所對異端的殘忍做法」。在這種誇大聳動的比喻之下，實在難以有合理的對話。

雖然虐殺動物的情事無法完全杜絕，但大多數生物科學家都很關心動物福祉，利用動物做實驗也能照章行事。美國進入二十世紀之後致力於醫學的進步，對實驗動物的照顧也制定了準則，不過直到一九六六年才確立最低標準（即動物福祉法案）。之後，所有研究人員皆需遵守規範。現行法案則是由國家衛生研究院等聯邦機構制定，和醫學人體試驗一樣嚴格。但英、德等歐洲國家的規定又更嚴格，不但涉及動物實驗的研究都得經過嚴謹審核，連實驗室執照都難以取得。不過，對動物保護激進團體而言，嚴格的規範還不夠。他們希望解放實驗室裡的動物，不惜破壞研究結果，搗毀實驗室設備，甚至使出縱火的手段以及威脅研究人員的人身安全——入侵他們的家，寄送郵包炸彈，或在他們的車上偷偷安裝炸藥，企圖造成慘重傷亡。

無視於這些阻擾，實驗室人員仍孜孜於研究，不僅為病人帶來治癒的希望，也增進了動物的健康，使獸醫學有重大突破。在這些改變之下，實驗室動物照顧品質也有所提升。像化妝品產業就不再使用兔子來做產品試驗。在專業與輿論壓力下，大型動物實驗也很少再用狗，改用豬隻和綿羊。現今，由於愛滋病研究、跨物種器官移植的病毒傳染風險等倫理爭議，研究人員利用人類以外的靈長類做實驗動物皆相當謹慎。然而，生物醫學研究要能有所進展，還是少不了動物實驗，特別是生理學與外科研究。儘管有些人一廂情願，希望能在免除動物實驗的情況下，人類的生物學知識仍能繼續增長，但在可預見的未來似乎是不可能的。

受到賀斯泰德在約翰霍普金斯醫院的成功經驗啟迪，二十世紀的外科醫師擴大了研究範圍。有些人的研究改變了我們的認知與做法；有些人的影響較為隱晦、曲折；而失敗者更是多不勝數。一九一二年，庫欣帶著兩個愛徒從巴爾的摩踏入布里根醫院之時，醫院大樓還沒完工，但他已和這兩個年輕人進駐哈佛醫學院對面的外科研究實驗室。在這個時期，他們最重大且影響深遠的貢獻，就是發現腦脊髓液並非靜止的液體，而是會在腦部與脊髓內不斷循環。這點和以前的認知截然不同。這時有位年輕研究人員韋德（Lewis Weed）利用狗進行一系列開創性的實驗，想要證明這個論點。在論文中，他詳細回顧已發表的眾多有關腦脊髓液生成與動向的理論，然後敘述他的發現：腦室內部有些細胞專門負責製造脊髓液，還有些則負責吸收。⓬韋德在二十世紀三〇年代就完成這項重要研究，他後來成為約翰霍普金斯解剖學教授。他的研究對兒童水腦症的治療多有啟發，也讓醫學院教授對外科醫師刮目相看。在那個時代，動物實驗已為臨床應用帶來契機，正如現今。

臨床與實驗室人員研究成果的運用，漸漸吸引一般大眾及專業人士的目光，如下面所要討論的「無管腺」（或稱內分泌腺）就是個顯著例子。內分泌系統的腺體會分泌多種荷爾蒙至血液中，以調節遠端器官和組織的活動和行為。臨床醫師注意到荷爾蒙缺乏的表現之時，外科醫師也開始藉由實驗動物與人體試驗的選擇性腺體切除，來了解腺體功能。他們就從最常見的甲狀腺疾病著手。

到了十九世紀末，醫師已了解甲狀腺素不足是兒童呆小症（又稱克汀症）及成人黏液水腫的成因，通常是由於膳食缺碘導致的。罹患呆小症的兒童，智力與身體成長都會受到阻礙，臉看起來腫腫的，且有佝僂病體徵。成人甲狀腺功能低下造成的黏液水腫，則常伴隨甲狀腺腫大、臉部與手部腫脹、掉頭髮、體力愈來愈差、倦怠和智力退化等症狀。這些症狀之謎經過一段時間就解開了——病人得到足夠的碘或甲狀腺素，即可恢復正常；比較極端的病例則終身都必須補充甲狀腺素。醫師發現，若病人甲狀腺腫大，切除整個甲狀腺之後，病人會變得行動緩慢、體力不佳、身體受到很大的影響，甚至會陷入昏迷。因此，外科醫師會留下部分的甲狀腺來發揮功能。

一八九三年，歐斯勒醫師發表了一篇具有里程碑意義的臨床報告，描述六十個甲狀腺不足的兒童接受甲狀腺素補充療法的經過，並以照片顯示很多孩子在治療前後的差異。其中一個病例尤具代表性。報告中說：「我自一八九二年一月開始觀察兩歲病童M的情況。從照片可見，她已出現呆小症的典型症狀。一八九三年三月，這個病童開始服用甲狀腺萃取物。十四個月後，她已長高十公分，會走路、說話，完全沒有罹患呆小症的樣子。她繼續成長、發育，現在已與正常孩童無異。」[13]成人在接受甲狀腺素治療之後一樣判若兩人，重獲健康與活力。這樣的改變有如奇蹟。歐斯勒在之後發表的一篇報告，繼續探討這個主題：

能蒙受這種無價恩典，該感謝何人？和很多偉大的發明一樣，這不是一個人或一組人之功。我們之所以能了解甲狀腺的功能，該感謝內科醫師、外科醫師與生理學家——他們的功勞幾乎一樣大。因為他們的付出與研究，我們才能擁有實驗證據，找出治療黏液水腫與呆小症的方法。我也才能給各位看這種驚人的轉變。這是我們以前夢想不到的，也是動物實驗的一大勝利。這是數百隻狗和兔子的犧牲換來的寶貴知識。[14]

發現胰島素

下一個研究目標就是胰臟的內分泌功能。以胰島素來控制糖尿病，也是外科研究的一大成功，或許可和發現盤尼西林的貢獻相提並論。胰臟是個柔軟的器官，在上腹部深處、橫跨於主動脈和腔靜脈之上，下方有數條大血管進出。胰臟會在已消化食物的刺激下，分泌分解脂肪的酶，然後由胰管輸送至小腸。以前的內科醫師與外科醫師就曾在實驗中，藉由綁紮胰管來研究胰臟的「外分泌活動」，並評估之後的消化情形。他們發現，如此一來，吃下去的脂肪無法分解，會直接由糞便排出。直至十九世紀末，醫師才發現胰臟具有攸關性命的「內分泌功能」，也就是生成胰島素。

古人早已注意到，有些病人會覺得極度飢餓、口渴，而且尿多。名聲僅次於希波克拉底的二世紀希臘醫師阿萊泰烏斯，就曾描述這種「消瘦、頻尿」的症狀，寫道「好像軀體和四肢都溶到尿裡去了」。接下來的幾個世紀，醫師皆能藉由上述症狀診斷這種病症，也就是糖尿病（diabetes mellitus）。有醫師甚至曾親嚐病人的尿，證明那是甜的。⑮ diabetes 是指虹吸，意謂尿多，而 mellitus 則是拉丁文「蜂蜜」的意思。然而，直到近代，世人才了解糖尿病與胰臟的關連。一八六九年，柏林有個名叫蘭格罕斯（Ernst Langerhans）的醫學生，注意到胰臟腺體有些特殊的島狀細胞團，似乎與外分泌功能無關。這些島狀細胞後來被命名為「蘭氏小島」，但當時科學家仍不知這些細胞的功能。二十年後，法國史特拉斯堡大學有兩位研究人員切除一隻健康的狗的胰臟，以驗證胰液是否為消化脂肪所必須的。結果，這隻狗撒的一灘尿引來大群蒼蠅，讓研究人員好奇，結果證實了尿液中真的含有糖分。他們接著開始進行一系列的動物實驗，發現胰臟切除不只會造成消化缺陷，甚至會致命。他們還發現，若只是把動物的胰管結紮，阻斷胰液流到小腸，就只會消化不良，並沒有出現糖尿症狀。他們猜想，胰臟的腺體必然具有某種和糖分代謝有關的物質。

一九〇一年，約翰霍普金斯病理學家歐培（Eugene Opie）認為糖分代謝問題和胰島異常有關，並注意到這些胰島細胞會分泌某種「未知物質」至血液當中。後來，比利時醫師梅耶（Jean de Meyer）認為這種細胞會分泌降低血糖的物質，並將之命名為胰島素。[16]

十七世紀的醫師則稱這種吃多、喝多、尿多的疾病為「糖病」或「尿症」。這種病人的身體代謝異常，無法將食物轉為能量。通常，食物進入消化道後，會被分解為複合碳水化合物、蛋白質與脂肪。這些營養物質會在進一步的消化過程中被腸壁吸收，進入門靜脈系統之後輸送至肝臟。接下來，肝臟就會把這些營養物質轉化為單醣，有些成為自身所需的能量，以發揮功能，還有一些儲存起來，剩下的一些則釋放到循環系統，滋養身體各部位的細胞。如果胰島素分泌減少或缺乏，血液中的糖就無法進入身體各組織細胞，轉變成能量，血液中的糖含量便會上升，血糖升高到某一程度，超過腎臟回收極限，就會從尿液排出。尿中糖分濃度的增高，同時也會增加尿液的排泄量（降低了腎臟在尿液形成過程中對水分的回收）。

直到現代，臨床醫師才知道糖尿病有兩型。第一型糖尿病會在兒童時期或青少年時期發病，是病人體內的胰島細胞因自體免疫或病毒感染遭到破壞造成的。由於病人身體無法利用葡萄糖，於是轉而從自己的脂肪和肌肉取得細胞活動所需能量，因此會體重減輕。由於脂肪過度代謝會產生酮體，因此形成酮酸中毒，會有生命危險。病人必須時常注射胰島素，使血中的糖分能進入組織，才能恢復正常代謝。如不治療，可能在確診一年後即死亡。至於第二型糖尿病則通常出現在中年之後，病人因胰島細胞老化，無法產生足夠的胰島素，或是由於過度肥胖（即體脂肪組織超出了維持生理正常功能的比例），致使病人體內組織對胰島素產生阻抗性，無法正常利用葡萄糖。如第一章的病人雪莉就是在肥胖之後才出現糖尿病。糖尿病病人必須注射胰島素或利用口服藥，才能刺激胰島細胞產生更多的胰島素。

即使積極控制血糖，不管第一型或第二型糖尿病病人在一段時間之後，還是可能出現失明、感染、動脈加速硬化、下肢壞疽、腎衰竭等併發症。目前，糖尿病已成嚴重公衛問題。以二〇〇〇年為例，全球糖尿病人口已達所有人口的百分之二點八（一億七千一百萬人）。[17]光是在二〇〇八年，美國就有二千四百萬個糖尿病確診病例。而且病人人數仍在不斷增加，和肥胖症一樣流行。根據最近統計，幾年後將有三分之一以上的人口罹患糖尿病。[18]

在胰島素問世之前，糖尿病可說是不治之症。十九世紀中葉之前，醫師會以放血和炙燒到起水泡的方式來治療糖尿病。鴉片療法也很普遍，或許是為了給絕望的病人撫慰。歐斯勒在一九一五年再版的經典教科書《醫學原則與實務》中，仍建議以鴉片治療糖尿病。十九世紀則有醫師建議病人吃更多含糖分高的食物，結果反而使症狀惡化，加速併發症的生成。唯有飢餓療法成效稍佳。法國醫師發現，一八七〇年普法戰爭期間巴黎遭到圍攻，食物短缺，有些糖尿病病人因此尿糖減少。

第一次世界大戰之前，美國有幾位治療糖尿病的名醫，其中之一就是紐約洛克斐勒醫學研究所的艾倫（Frederick Allen）。艾倫除了重新檢視法國方面的研究報告，也以各種動物進行實驗來驗證。他下結論說，嚴格的食物限制是治療嚴重糖尿病最有效的療法，如果病人不吃東西，自然沒有那麼多糖可從尿液排出。他在一九一九年出版的《糖尿病的完全飲食控制法》一書中，描述他如何以「飢餓療法」治療七十六個糖尿病病人。[19]病人有時會被他和助手關在病房中長達數週到數月之久，接受極為嚴格的飲食控制，不少病人都無法忍受，從病房逃走，回到家後大吃大喝，最後死亡。少數病人即使遵照醫囑，也只能痛苦的多活個一、兩年。

艾倫的助手不斷告誡病人不能亂吃。編號四號的病人是個十二歲失明男童。助手總是在他的尿中發現糖分，推測來自他吃的東西，然而就是找不到食物的來源。「這個失明的男童被隔離在病房之中，虛弱到無法下床。閒雜人等也不能進出病房，所以沒有人能偷偷帶東西給他。我們最後才發現，男童因絕望到底，才會想出這種匪夷所思的點子。他的確吃下一些怪東西，像是牙膏和鳥飼料。他要求醫護人員送一隻金絲雀來陪伴他，然後趁機偷吃鳥籠裡的飼料。但在被逮到之前，他一再否認，直到最後才吐實。」[20]男童死時還不到十八公斤。

就算量測血糖逐漸變得可行之時，實驗室研究的結果一樣令人挫折。但血糖測定的初步成功還是使研究人員心生希望，企圖以胰臟萃取物治療糖尿病。大多數研究並沒有突破或是遭到戰爭的阻撓，不過有兩位研究人員還是有了進展。其中之一就是羅馬尼亞生理學家鮑雷斯科（Nicolas Paulesco）。他在實驗中切除狗的胰臟，使其血糖上升，但在狗的靜脈注射加入胰臟萃取物的生理食鹽水後，血糖就恢復正常，尿中的糖分也消失了。一九二一年，他在法國醫學期刊發表了幾篇相關研究報告。[21]

以胰島素治療糖尿病

差不多在同時，多倫多大學的一位年輕外科醫師班廷（Frederick Banting），則在偶然間涉入了胰臟與糖尿病的研究。他自醫學院畢業後任職軍醫，被徵調到英國前線，因為手被手榴彈炸傷而回到多倫多的家鄉。復原後曾開業一段時間，但因沒病人上門，只好歇業，到加拿大安大略省倫敦市的西安大略大學附設醫學院外科，擔任兼任講師，講授解剖學與神經學。科裡的教授要他以碳水化合物的代謝與糖尿病為題，為醫學生講課。他對這個題目本來沒什麼研究，也沒多大興趣。然而在備課之時讀到胰管結紮的技術，突然想到，如果他把胰管綁住，使胰臟的外分泌腺退化，或許就能設法分離出胰臟內分泌的分泌物質，藉以治療患有糖尿病的動物。[22]

班廷在研究文獻時，曾把鮑雷斯科的報告從法文譯為英文，但誤解了鮑雷斯科的結論，以致沒有把他的研究歸功於該報告。[23]不管怎麼說，他的想法非常新穎。先前的研究人員描述胰管結紮技術，只是著眼於胰臟的外分泌功能而已。

那年夏天，班廷利用休假前往多倫多大學，說服資深生理學教授麥克勞德（J. J. R. Macleod）給他一間實驗室和十隻狗做實驗，以驗證自己的想法。班廷計劃將幾隻狗的胰臟切除，使狗出現糖尿病的症狀，然後把剩下那幾隻狗的胰管綁住，等狗的胰腺萎縮，失去消化功能，再從胰腺萃取一種液體，為那些因切除胰臟而患糖尿病的狗注射。

麥克勞德考慮再三，終於首肯。他們用擲銅板的方式，決定找一個名叫貝斯特（Charles Best）的醫學生來協助這項研究計畫。他們分配到的實驗室又小又髒，已經十年沒人用過。那年夏天很熱，手術室緊鄰臭氣沖天的狗場，埋頭苦幹的班廷與貝斯特揮汗如雨。他們測量血糖和尿糖的方法也很原始。一開始，幾乎毫無進展。其實，任何新的研究計畫在這個階段莫不如此，好像一直在原地打轉。實驗狗有的死於大出血，有的死於麻醉藥劑過量，還有些則死於感染。由於進展不順，兩人都心情不好，脾氣非常暴躁。

經過兩個月的努力，所幸有幾隻胰臟被切除的狗依然存活。班廷和貝斯特利用數週前胰管結紮的三隻狗，把牠們的胰腺組織泡在生理食鹽水中，過濾殘渣，再把一小部分由靜脈注入三隻已患糖尿病的狗，並測量注射前後的血糖和尿糖值。雖然他們的實驗紀錄極差，但他們還是發現狗在接受注射幾小時後，血糖就下降到趨於正常的地步，尿中的糖分也消失了。同時，原本昏昏欲睡的狗變得很有精神。兩人大受鼓舞，開始擴展實驗範疇，結果發現正常胰臟的萃取物要比胰管結紮的胰臟療效更佳。麥克勞德對這項研究的疑慮也漸漸消失。儘管班廷在多倫多大學沒有正常職務，也沒有薪水，還是毅然決然搬到多倫多，把所有的時間和精力都放在實驗上。

研究漸入佳境。班廷不但獲藥理學系聘任，麥克勞德也提供較好的實驗室環境。貝斯特希望暫緩學業，繼續研究。這時，又有生化學家柯立普（J. B. Collip）助陣，為他們想出分離、純化胰臟萃取物的方式。他們不久就發現，牛的胰臟可從屠宰場大量取得，純化的萃取物對兔子及其他動物的糖尿病症皆有療效。接著，他們又發現豬的胰臟一樣可用來治療多種動物。這個發現對人體治療影響深遠。

一九二一年十二月，班廷等人至紐海文參加美國生理學會主辦的研討會。班廷在會中對糖尿病研究專家報告他們在多倫多的實驗成果。然而，他口才欠佳，沒能引起與會人士的共鳴，老練的麥克勞德出面解圍，大家才對他們的研究刮目相看。會後，禮來藥廠的研究人員柯羅司（George Clowes）打了通電話給麥克勞德，詢問禮來在印第安納的研究團隊可否與他們合作，以在不久的未來大量生產胰島素。

儘管成功可期，粗獷豪邁的班廷與溫文儒雅的麥克勞德愈來愈格格不入，而且班廷覺得柯立普好像後來居上，搶走了過多功勞。這三人老是為誰貢獻較大、誰該排名在先，吵得不可開交，而貝斯特似乎只做壁上觀。由於有些實驗動物在注射胰島素之後出現嚴重併發症，因此他們也為了人體試驗的時機爭論不已。麥克勞德和他的幾個資深同事認為，此時進行臨床人體試驗言之過早，然而最後還是勉強配合班廷等人。

一九二二年一月十一日，研究團隊在多倫多綜合醫院的一般病房，看著住院醫師為罹患糖尿病的十四歲少年湯普森（Leonard Thompson）注射胰臟萃取物。少年本來在艾倫醫師那裡接受飢餓療法，每天只能攝食四百五十大卡的食物。一段時間之後只剩下二十公斤，臉色蒼白、氣若游絲，顯然已快要走到生命終點。[24]少年接受注射之後，病情毫無起色，只是屁股挨針的地方長了個無菌膿腫。

同時，柯立普純化胰島素的技術也提升了，但是他拒絕透露技術細節。他純化出來的胰島素對患糖尿病的兔子療效很好，其他動物實驗的結果也很成功。研究團隊於是放下成見，同心協力繼續研究。他們決定在湯普森身上再試一次。一月二十三日，這種新物質的第一劑注射進少年體內。他的血糖下降了，尿液中的糖分也消失了，數月來病懨懨的他終於有重生之感。[25]病房裡其他糖尿病病人接受注射之後，也有類似的療效。研究團隊在後來發表的報告中，下結論道：「我們純化出來的萃取物，對男性糖尿病人的療效無庸置疑。」[26]

湯普森自此過著健康正常的生活，在一家化學工廠擔任助手，直到一九三五年因肺炎過世。班廷問他，他是否覺得人生有樂趣。湯普森答道，他每個週末喝得醉茫茫的，快樂似神仙。班廷點點頭，為這位病人感到高興。[27]

然而，胰島素需求量大，柯立普純化出來的量遠遠不及。很多病人就在苦等之中魂歸西天。關於申請專利一事，班廷和團隊成員的立場大抵和從事盤尼西林研究的傅洛里一樣，認為藉由專利牟利有違職業倫理，新藥技術應該用以造福所有病人，不應收費。儘管這幾位科學家很有理想色彩，多倫多大學仍決定採取比較實際的做法，最後就由校方取得專利權。到了一九三二年五月，經過長久的討論之後，多倫多大學和研究人員終於與柯羅司及禮來藥廠達成協議，由禮來大量生產胰島素。胰島素就此上市，在紐約、波士頓等美國都市及加拿大救治了無數糖尿病病人。不久，英國也有多家醫學中心引進。不到幾年，研究人員又研發出晶體胰島素。過了四十年，化學家終於能合成胰島素分子，這給目前使用中、以基因工程製造的人類胰島素鋪了路。以胰島素治療糖尿病可說是二十世紀醫學的一大進展，但這項研究的起點，不過是用幾隻狗進行的動物實驗。

儘管在班廷的研究團隊之前，已有幾位研究人員注意到胰臟萃取物對血糖的影響，但最後拿到發現胰島素及推動其臨床應用功勞的，還是班廷的加拿大團隊。班廷與麥克勞德在一九二三年榮獲諾貝爾獎，但還是引發了一些爭議。班廷對貝斯特未能和他們一起獲獎，深感不平，決定把獎金分一半給他，麥克勞德也跟柯立普平分獎金。醫學史家薄立思（Michael Bliss）總結這幾個人的愛恨情仇，說道：「這就像觀看一整季的加拿大冰上曲棍球賽，儘管沒有人出拳，打鬥可是激烈得很。」[28]

之後的內分泌系統研究，則把焦點放在荷爾蒙對癌症的影響。一九四一年，加拿大出生的泌尿科醫師哈金斯（Charles Huggins）在芝加哥大學工作時，發現有些荷爾蒙能改變老鼠體內癌細胞的生長和擴散。做了更多研究後，他表明，藉由睪丸切除，阻止男性荷爾蒙的分泌，可降低原發性前列腺癌細胞的增長速度。由於公狗前列腺的功能和結構與人類相近，哈金斯就利用狗來做動物實驗。哈金斯的人類臨床試驗結果更為驚人。有些癌細胞已轉移到骨頭的病人，接受前列腺切除術之後，病情即大有好轉，能恢復正常生活。

哈金斯之所以能夠發現改變體內的荷爾蒙環境可控制腫瘤生長，其實還是以既有的科學知識為基礎。早在十八世紀，杭特已注意到接受閹割的狗會有前列腺萎縮的現象。[29] 十九世紀末，賓州大學有位外科醫師也在狗與病人身上證明這點。[30] 同時，格拉斯哥一家癌症醫院的研究人員發現：卵巢切除可使某些乳癌後期的病人轉移的病灶消失。哈金斯以更先進的技術及持續不斷的動物實驗，證實荷爾蒙療法的成效，最後廣泛運用在臨床醫療。直到一九七〇年代，醫師仍常利用性腺組織切除手術，來減緩病人前列腺癌及乳癌細胞的增長。自從合成荷爾蒙及其選擇性抑制劑問世之後，以藥物合併化學療法及放射線治療，漸漸取代手術。哈金斯由於提出癌症治療的新策略，在一九六六年與另一位研究夥伴共同榮獲諾貝爾獎，加入班廷等十位獲得諾貝爾獎桂冠加冕的外科醫師行列。

科學——沒有盡頭的疆界

第二次世界大戰之後，基礎及應用研究的擴展帶來更多的知識，有助於我們對人類疾病的了解，也發展出治療的新策略。由於更有效的藥物紛紛問世，加上核子醫學的發展，不但開啟新的研究路徑，醫療的重點也從以公衛手段控制傳染病，轉移到癌症、心臟病和慢性病的治療。有志於研究的臨床住院醫師，則可在大學或醫學實驗室加入傑出研究人員帶領的團隊，站上醫療研究的最前線。由於研究經費與補助漸增，研究於是成為學術機關的重要任務。

以經費支援科學研究始於十九世紀末的美國，當時大學與聯邦機構為了增加農作物產量與效能，而攜手合作。之後如洛克斐勒、卡內基、摩根等慈善家開始資助圖書館、研究機構和實驗室。在兩次大戰期間，這樣的趨勢略有增長，但很多臨床研究人員還是得自掏腰包進行實驗。大戰落幕，美國成為經濟與軍事強權，才又加強對研究的支持。

一九三九年，羅斯福總統任命麻省理工學院教授布許（Vannevar Bush）擔任首席顧問，監督美國境內所有科學研究計畫。一九四五年，布許在《科學——沒有盡頭的疆界》一書中提倡產業、政府與學術機構協力合作，以促進科學進步。於是，國家科學發展策略即是在聯邦財源的穩定挹注之下，以大學為基礎進行研究。研究人員可大膽在未知中探索，而產業則可把研究人員的發現化為實際用途。這項計畫的目標是使美國成為科學研究的佼佼者，吸引東歐與西歐的專家前來。由於一九五〇年代，英國等國人才流失，美國剛好趁此機會招兵買馬，一舉超前。此外，布許還希望將其他國家創新研究的成果拿來美國，加以發揚光大，如英國發明的雷達、噴射引擎和盤尼西林。

美國對科學發展愈來愈熱中，但一九五七年十月四日，夜空突然出現一顆閃爍的星星。此即人類史上第一顆人造衛星「旅伴一號」。時值冷戰時期，蘇聯發射的這顆人造衛星讓美國目瞪口呆。四個月後，美國也發射了自己的第一顆人造衛星，但是出師不利，在發射臺上爆炸。之後歷經多次失敗才終於成功升空，不但讓美國人覺得難堪，很多人也質疑自己國家是否真的有心發展科學。不過，儘管太空計畫遭受挫折，醫療研究倒是開花結果，很多疾病的治療得到突破，使人得以延長壽命，過著更健康的生活。一九五五年問世的小兒痲痺疫苗就是一例。國家衛生研究院（以下簡稱國衛院）在政府經費的挹注下規模擴大。在一九五〇年代，醫療與生物研究機構每年獲得的聯邦經費，從一千八百萬美元飆升十倍至一億八千一百萬美元。到了一九六〇年，國衛院的預算已達四億美元。科學研究發展也得到私人大力襄助。拉斯克（Mary Lasker）女士重組美國癌症學會，並在國會遊說，懇請議員支持，以「擴大醫師與研究科學家的思想格局。」[31] 拉斯克基金會頒發的拉斯克獎很受看重，有「美國諾貝爾獎」之稱，希望藉由獎勵傑出研究人員，以利人類疾病的預防與治療。

支持與獎勵日益增多，也就有更多醫師與科學家願意投入研究。只是實驗室的創立與維護不易，要獲得經費贊助，就得向私人機構、藥廠及國衛院提交研究計畫經費補助申請書。這份申請書不知耗費研究人員多少時間和精力，才能完成，而且不能遺漏任一細節。多年來，依照國衛院的格式要求，一份完整報告加上圖表、插圖和參考文獻，以單行單距列印，總要厚達五十頁。近年來，格式則已簡化縮短，也可上網傳送申請書。但不論格式為何，這份申請書皆是研究人員嘔心瀝血之作，包括研究主題摘要、每一次實驗的詳細計畫，並輔以照片和圖表。研究人員的初步數據和已發表的相關研究報告也是審查關鍵，還要列出詳細的預算計畫書。主要研究人員及其研究同仁的履歷也不可少。

這份申請書必須精準、完備，有時還必須重新送件。就我本人而言，向國衛院申請經費補助已有近三十年的經驗。每項研究計畫補助期間長達三年到五年，我總會在計畫執行期間的最後一年，挪出九個月的時間準備下一項計畫的申請書。在這段準備期間，我的申請書不斷修改、重組、校潤。最後完成的版本不但要有科學根據，還要有原創的概念，說理清晰，才能取信於審查專家。要趕上截稿期限是另一大挑戰。我知道有好幾個同事在截稿期限的前一晚才完成，於是得坐飛機到華盛頓特區，親手交給收件單位（包括原稿和多份影印稿）。要準備好這些文件非常辛苦，但由於事關實驗室的存廢與研究人員的薪資，更關係到自己的研究生涯，一點都馬虎不得。有時，在截稿期限逼近、焦頭爛額之際，我不免覺得這些文書規定有點浪費時間，如果能拿這時間來做研究該有多好，但還是不得不照遊戲規則行事。

二〇〇六年，國衛院共收到四萬五千份以上的申請書。其實，幾乎每年申請的件數都有這麼多。他們每年會邀請一萬八千位經驗豐富的科學家擔任計畫審查人，分成二千五百個小組。小組每四個月開會一次，並評估手上的計畫申請書。在每次開會的前一個月，每一審查人會收到五十份申請書。每份申請書都會由三位審查人仔細閱讀，並就其科學價值、獨創性和潛在價值給予評分。在為期兩天的會期中，審查人會向自己的小組做摘要報告，然後進行討論，並做出最後結論。幾乎審查委員會的每一個人在開完會後都已筋疲力竭。在所有提交的申請書中，能順利通過、獲得補助的只有百分之十至百分之十五，殊屬不易。儘管獲選計畫都很優秀，難免還是有一些因為研究項目冷門而變成遺珠。不管怎麼說，審查制度已盡可能做到公平、公正。

儘管申請經費補助面臨不少挑戰，在第二次世界大戰之後，美國不少臨床研究人員和科學家都能謹記拉斯克所說的，思考皆能「有大格局」。雖然在一九六〇和七〇年代，美國政治與社會動盪不安，實驗室和醫院還是繼續獲得聯邦經費挹注，以發展科學，增進病人健康與福祉。例如雙螺旋的定義與基因解碼，讓分子生物學研究大放異彩，我們現在終於嘗到甜美的果實。研究人員開始讓肝臟、心肌、皮膚等組織在體外生長，然後移植至人體內；也知如何限制血流進入腫瘤組織；甚至能利用幹細胞修補人體器官缺損與治療疾病。醫學研究人員不斷探索正常與異常心臟的功能，而發展出許多術式，可利用開心手術或微創手術來矯正異常。排斥現象的研究也使我們進入器官移植的新境界。我將在下面兩章探討這兩個主題，以介紹外科研究在臨床應用的範例。

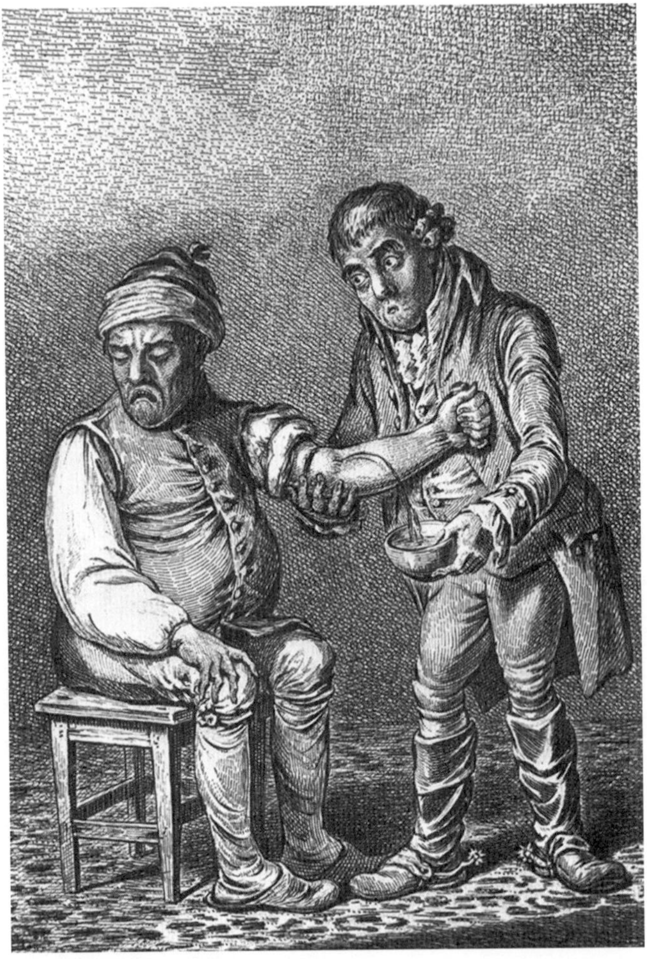

有史以來，外科治療即是人類經驗的一部分。古希臘人已利用放血恢復體液平衡，也用這種方式來治療各種疾病。放血治療就這麼延續至二十世紀。

〔參看 James Gillray 著《放血》(*Blood Letting*)，1804 年出版，
及 G. Williams 著《痛苦的年代》(*The Age of Agony*)〕

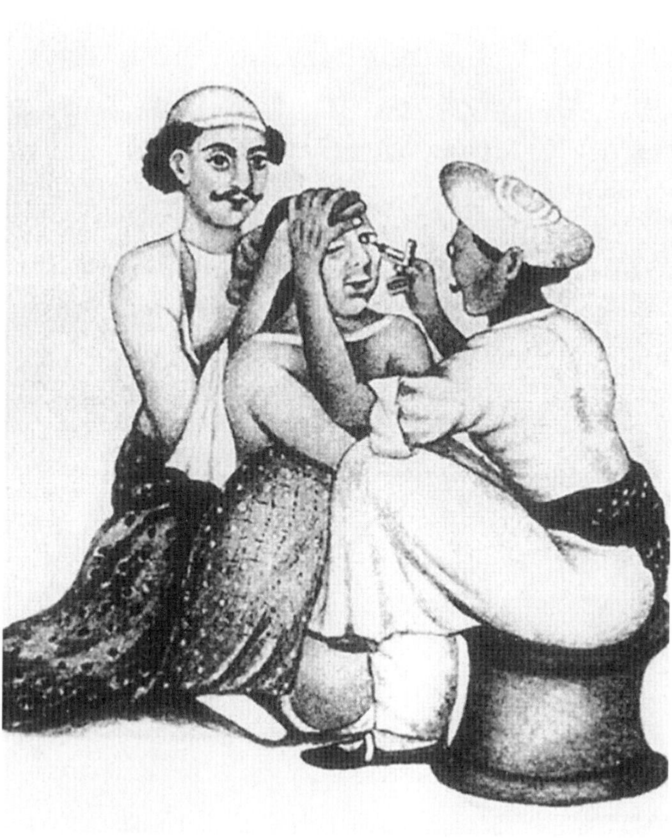

印度醫師始自西元前六世紀即以「金針撥障」來治療白內障。助手固定病人頭部，外科醫師用一根針或極細的刀刃撥斷水晶體懸韌帶，使游離的晶體下沉到玻璃體腔，以免阻擋視野。

〔H. Ellis 著《外科史》（*A History of Surgery*），劍橋大學出版社授權翻印〕

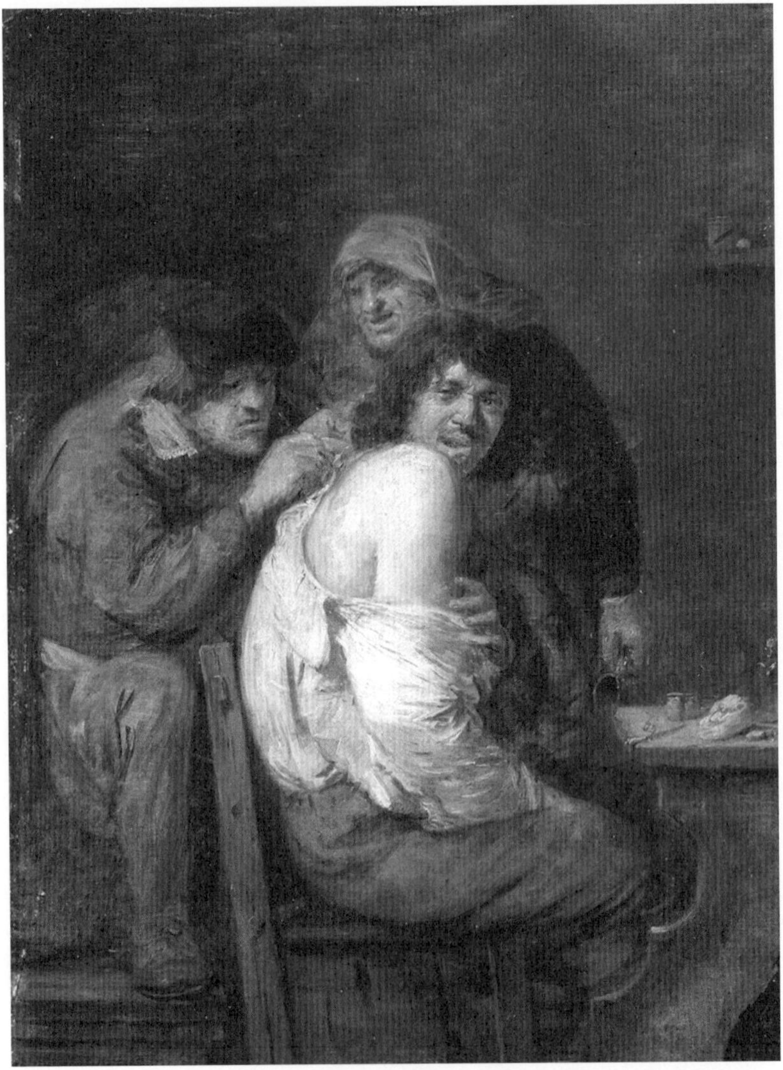

早期外科醫師會為病人排出膿瘍中的膿水、切除皮膚腫瘤、固定骨折、將脫臼的關節矯正。

〔法蘭克福市施泰德美術館（Städelsches Kunstinstitut）收藏畫作，十七世紀畫家 Adriaen Brower 所繪「背部手術」（Operation on the Back）〕

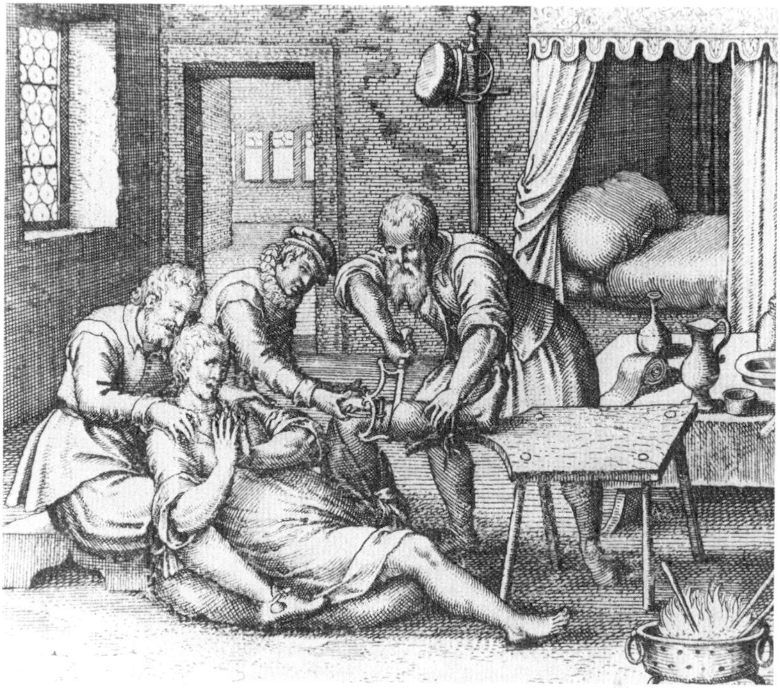

外科醫師累積了不少經驗之後，能施行的術式也多了。隨著戰事激烈，外科醫師時常必須為傷兵截肢。子彈取代弓箭成為主要武器之後，複雜性骨折常引發致病感染。

〔Fabricius Hildanus 著《壞疽》（*De Gangraena*），1617 年出版，國家醫學圖書館〕

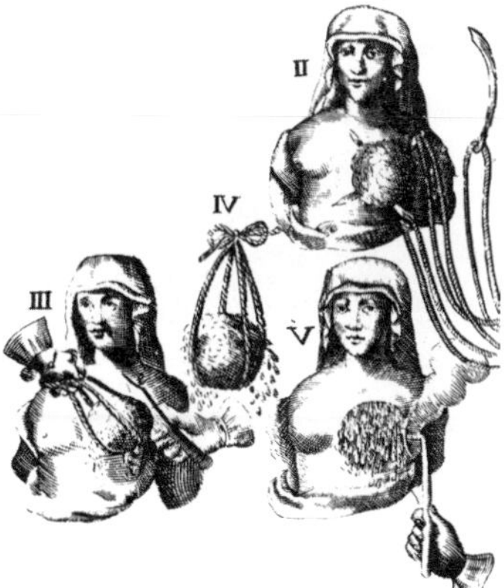

古代乳癌腫瘤的切除。罹病婦女走投無路，才會接受這種極端的手術。

〔德國醫師 Johannes Scultetus 著《外科醫師的戰備》（*Armamentarium Chirurgicum*），1656 年出版〕

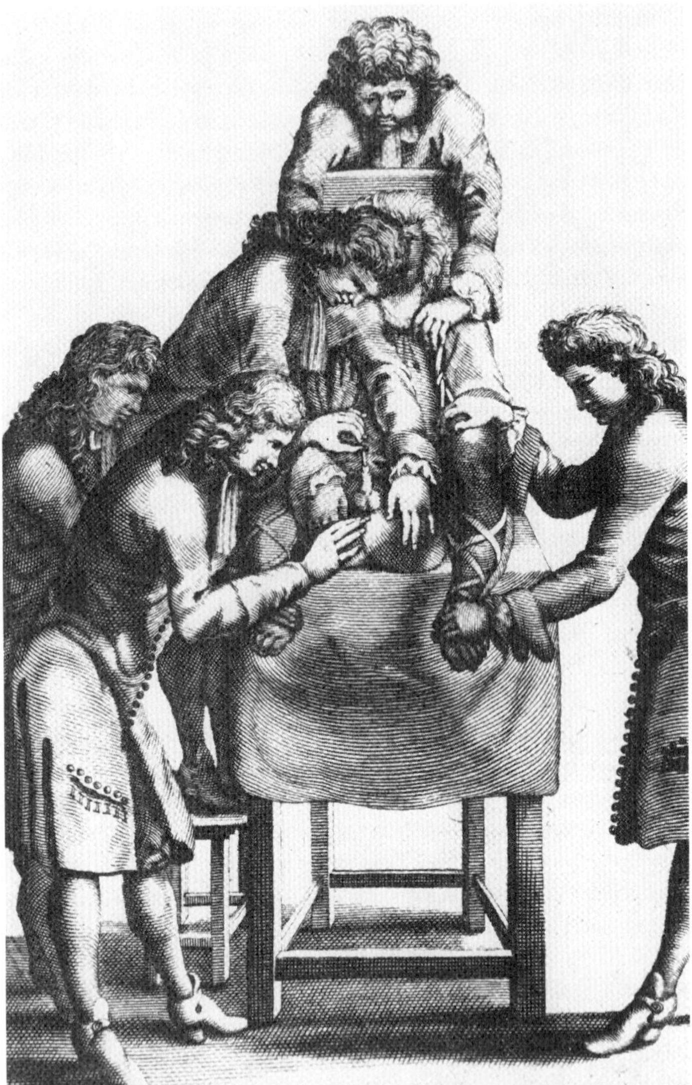

在第八世紀和第九世紀初，膀胱截石術是外科醫師能施行的重要手術。

〔François Tolet 著《結石的取出》(*Traité de l'extraction de la pierre*)，1682 年出版〕

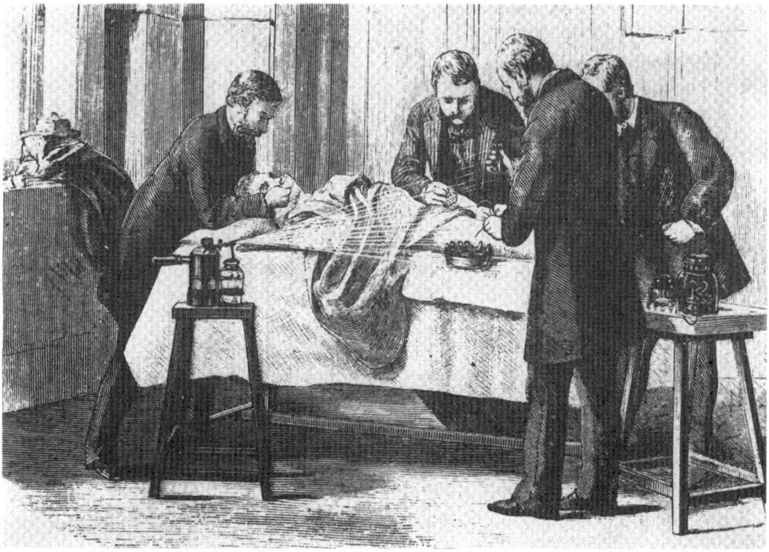

任何傷口感染、開放性骨折或手術切口，都可能致命。無菌原則大大減少了死亡的威脅。1846 年李斯特倡導無菌手術，主張手術切口、器械與外科醫師的雙手都得用石碳酸消毒。

〔G. Williams 著《奇蹟年代》（*The Age of Miracles*）一書中〈論消毒劑的使用〉〕

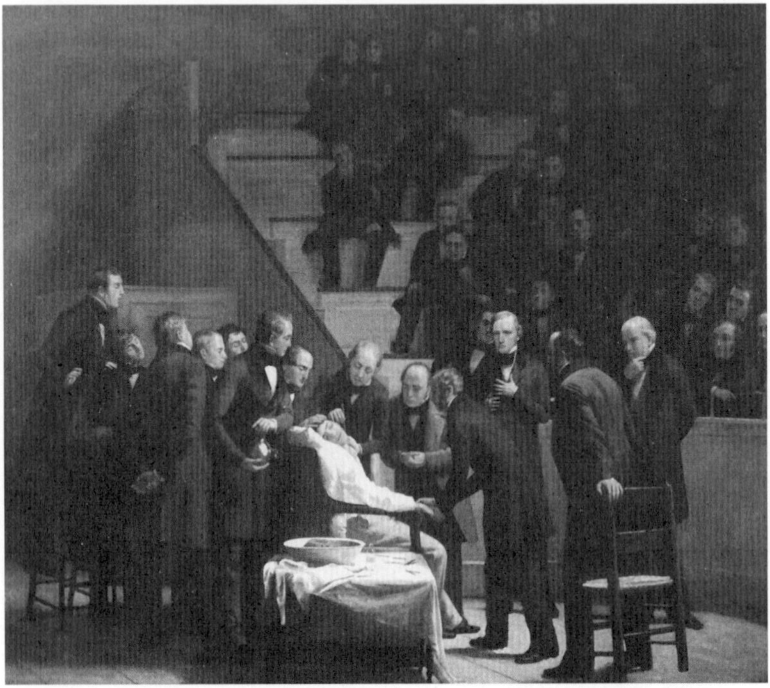

手術日益複雜，開刀房也是。十八、十九世紀的外科醫師穿著外出服，就為病人開刀。學生等人則坐在階梯教室的座位上旁觀。

〔R. A. Hinckley 著《乙醚麻醉首例手術》（*The First Operation under Ether*），波士頓康特威醫學圖書館（Francis A. Countway Library of Medicine, Boston）〕

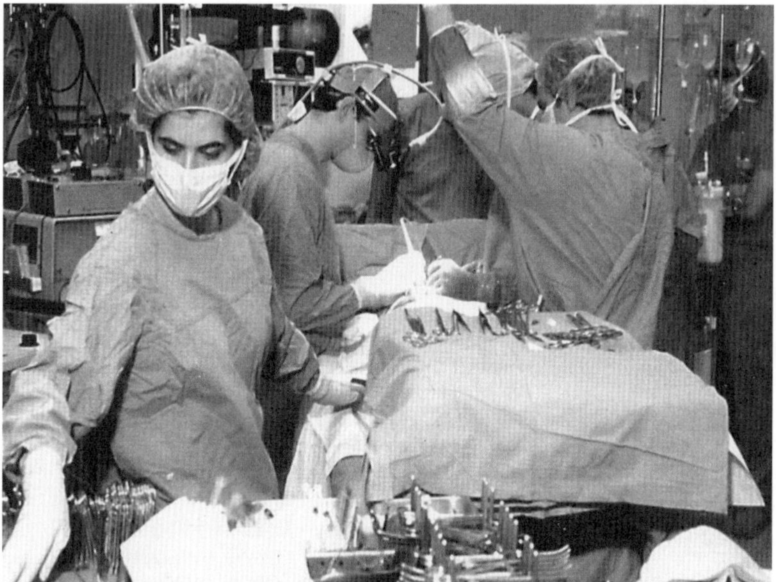

第二次世界大戰落幕後，醫療設備、監視器和麻醉愈來愈進步，
醫護人員也都受過嚴格訓練。

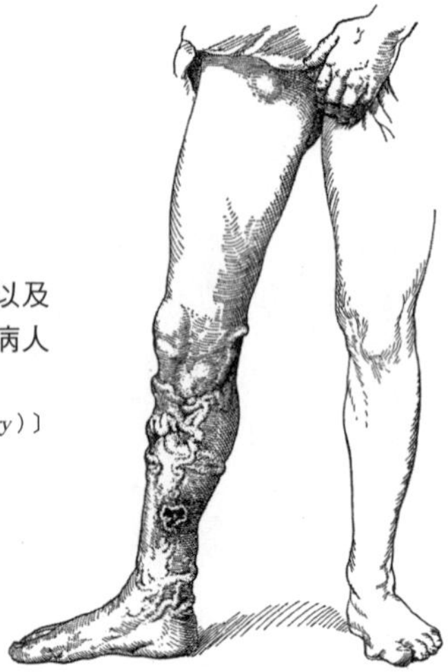

到了二十世紀初期，外科手術的技術以及安全性皆有改進。靜脈曲張抽除術使病人得以回復正常生活，不再疼痛難耐。
〔J. Homans 著《外科學教科書》（*Textbook of Surgery*）〕

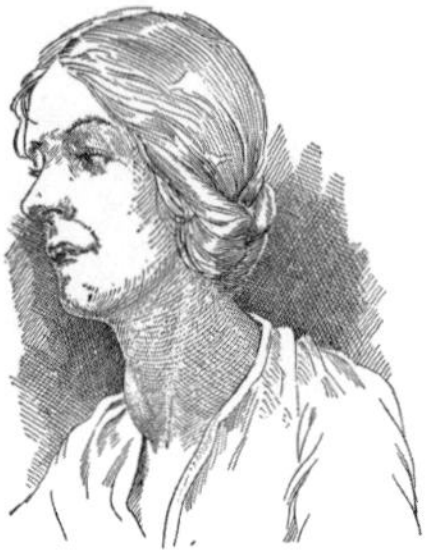

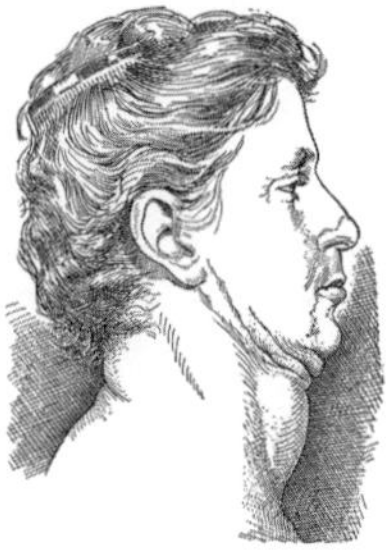

住在缺碘內陸地區的居民，很容易罹患甲狀腺腫大，影響外貌。在十九世紀，甲狀腺切除術已成常規外科手術項目。
〔T. Kocher 著《德國外科期刊》（*Deutsche Zeitschrift fur Chirurgie*）4 [1874]: 2417）〕

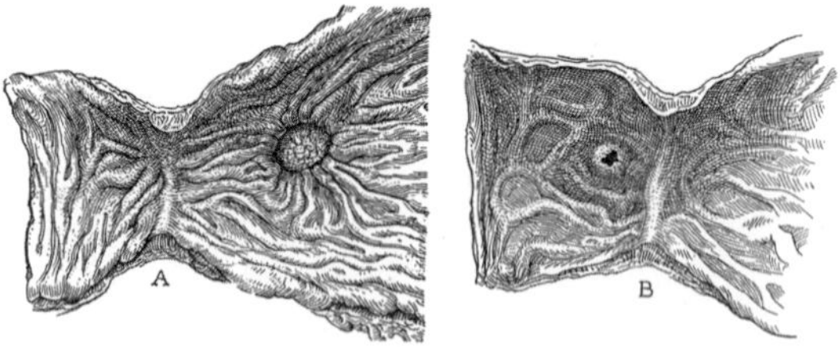

很多人都有胃潰瘍（圖 A）或十二指腸潰瘍（圖 B）。外科醫師利用各種手術來為病人治療，但手術成效不但差強人意，有時甚至會帶來傷害。 〔J. Homans 著《外科學教科書》（*Textbook of Surgery*）〕

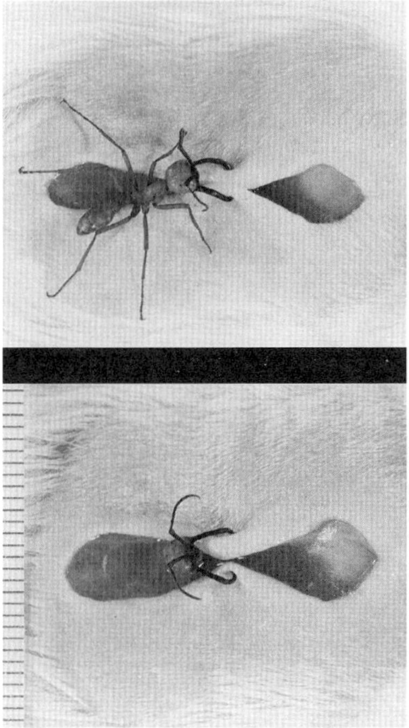

隨著醫學史的演進，手術傷口的閉合也有很大的進步。古代印度醫師把那種會咬獵物的螞蟻，放在病人的傷口上，給予刺激，螞蟻就會用顎箝住傷口兩邊的皮膚，將之閉合。醫師再把螞蟻的頭和身體分離。

〔G. Majno 著《妙手回春》（*The Healing Hand*），哈佛大學出版社〕

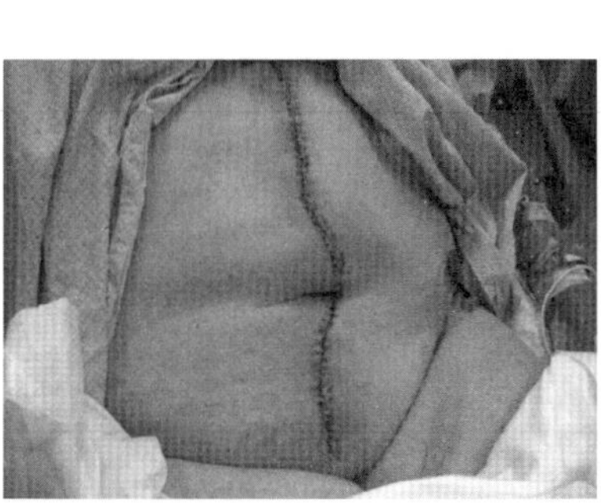

第二次世界大戰之後，手術愈來愈盛行，
縫合釘便成為外科醫師的常用工具。
用縫合釘要比縫線來得有效率，
可快速釘合很長的傷口。

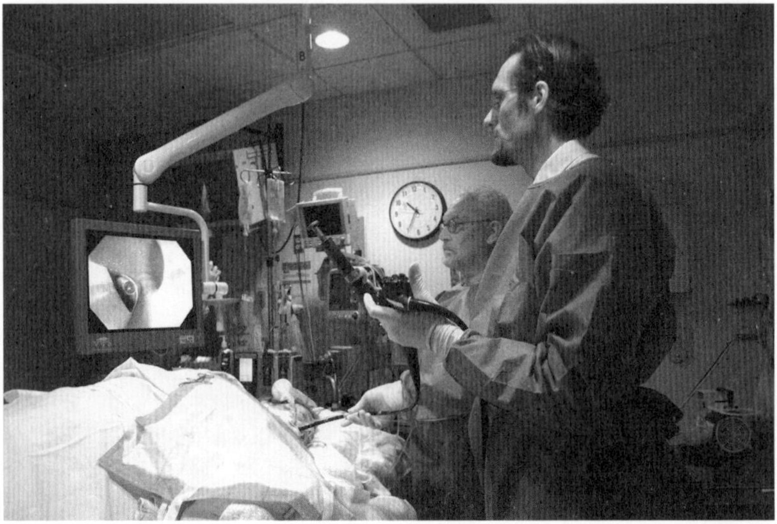

醫師會藉由病人身體的孔洞，例如嘴巴或肛門，將醫療器械置入體腔，以操縱或切除器官或組織。如此一來，就不會在病人皮膚留下手術切口，也沒有術後疼痛的問題。
〔《布里根婦女醫院院訊》（*BWH Bulletin*），2008 年〕

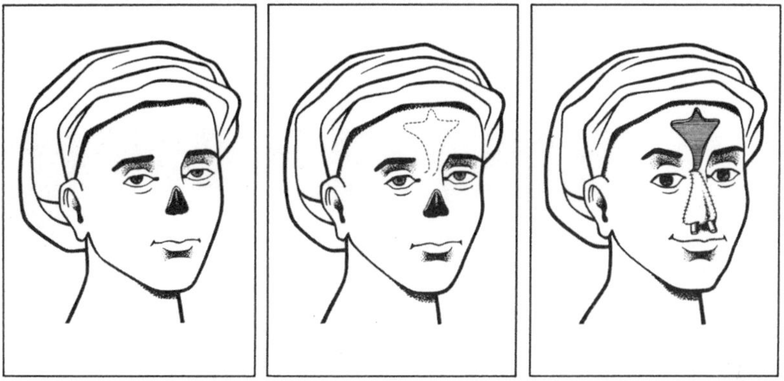

外科醫師設計出有效率的方式，來修補明顯的畸形與缺損組織。西元前六百年的印度外科醫師，曾描述從額頭割下皮膚縫補鼻子的技術。這種技術最早見於埃及的莎草紙上的記載。

〔G. Majno 著《妙手回春》（*The Healing Hand*）一書中，論印度醫師闍羅迦撰寫的《妙聞集》（*Sushruta Samhita*），哈佛大學出版社〕

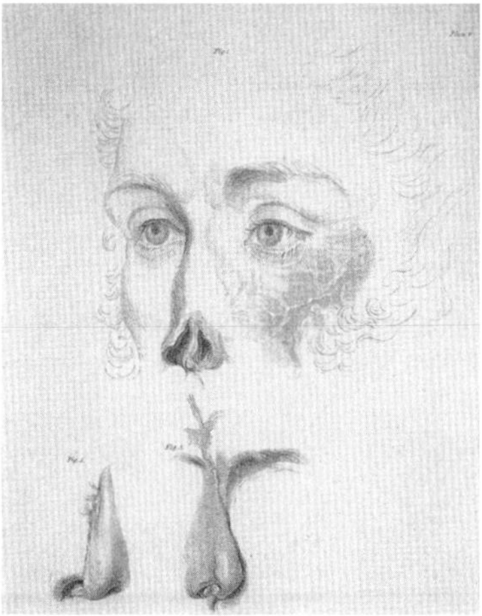

英國維多利亞時期的外科醫師卡普（Joseph Carpue）利用額頭皮瓣修補被削去的鼻子。這種技術的描述首見於十六世紀的義大利。

〔H. A. Ellis 著《外科史》（*History of Surgery*），劍橋大學出版社授權翻印〕

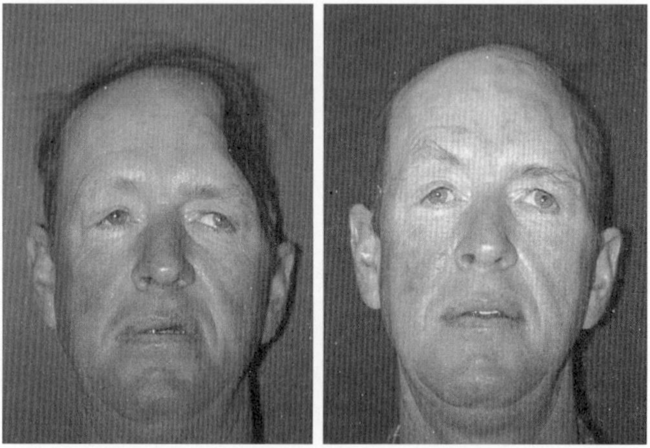

今天的整型外科醫師常使用矽膠等非反應性人工合成材料，來為女性隆乳或用來修補骨頭。

〔整型外科醫師 Michael Yaremchuk 提供，病人授權使用〕

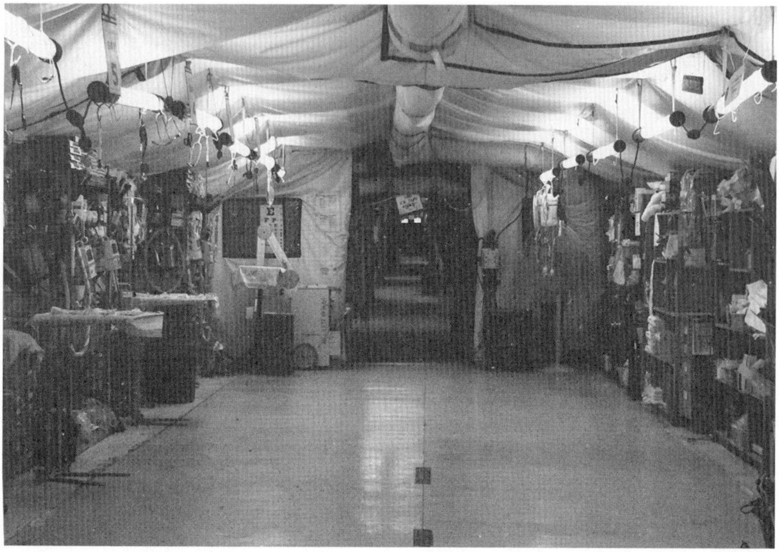

在戰時，外科醫師必須治療大量傷兵，外科技術因此有了長足的進展。二十世紀野戰醫院的外科診療處，設備已十分精良。此為巴拉德空軍基地（Balad Air Base）的臨時戰區空軍醫院，以支援參加伊拉克戰爭的美軍。這樣的臨時醫院機動性強、擁有許多精密醫療儀器，被譽為「超級陸軍野戰醫院」。〔Michael Paul Mason 授權使用〕

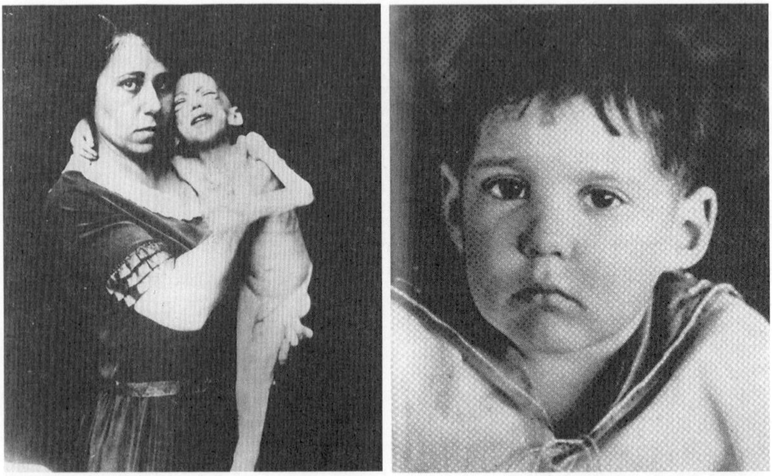

外科研究人員從正常胰臟萃取出胰島素，用於糖尿病嚴重的病人身上，而顯現奇蹟般的療效。1922 年 12 月，病人 J. L. 是個三歲大的孩子（左圖），體重只有 6.8 公斤，接受三個月的胰島素治療，到 1923 年 2 月，體重已恢復正常，重 13 公斤（右圖）。

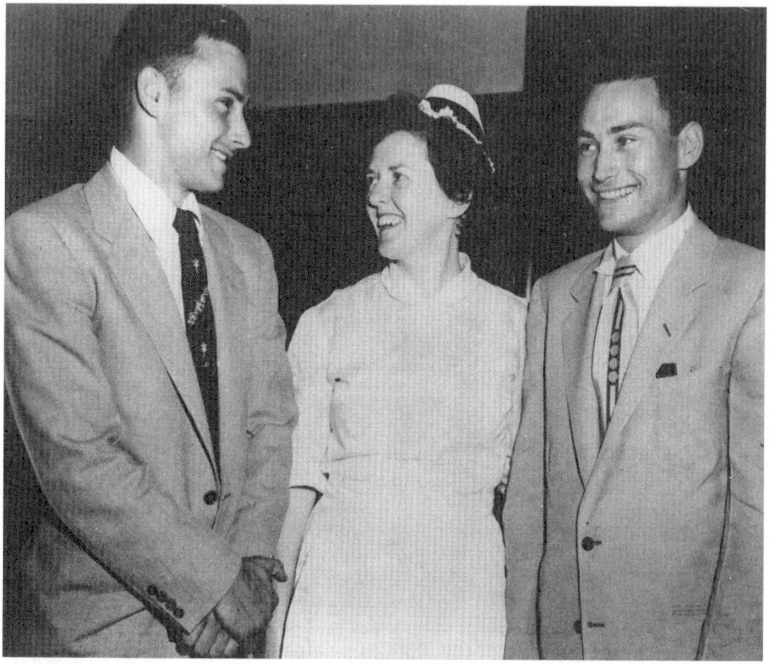

二十世紀下半葉，外科醫師已漸漸實現器官移植的夢想。器官移植手術第一個成功的案例，出現於 1954 年。一位腎臟衰竭的病人因為同卵雙胞胎兄弟捐給他一顆健康的腎，而重獲新生。

拜強效免疫抑制劑問世之賜，基因不同的兩個人因而得以進行異體器官移植。
右圖中的女嬰因為先天性膽道缺陷，肝臟衰竭，瀕臨死亡。接受肝臟移植幾年後，她已可過著正常生活（右下圖）。
〔D. Hanto 授權使用〕

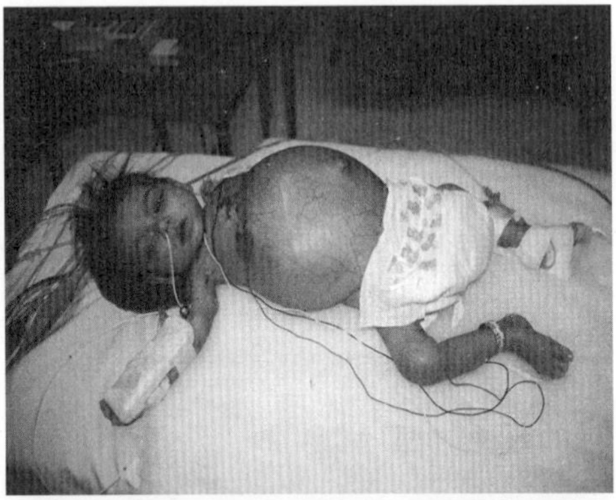

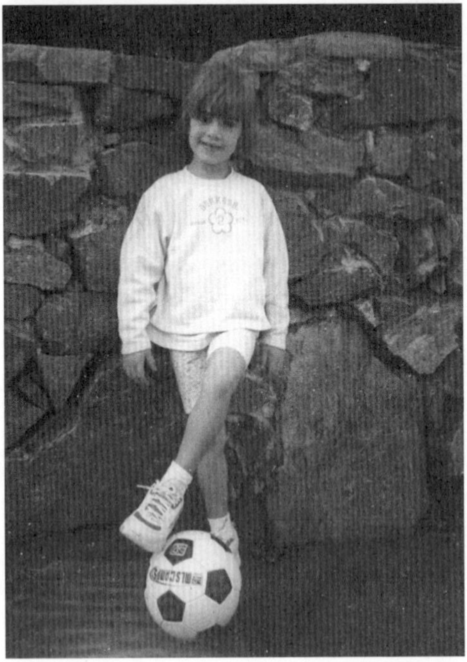

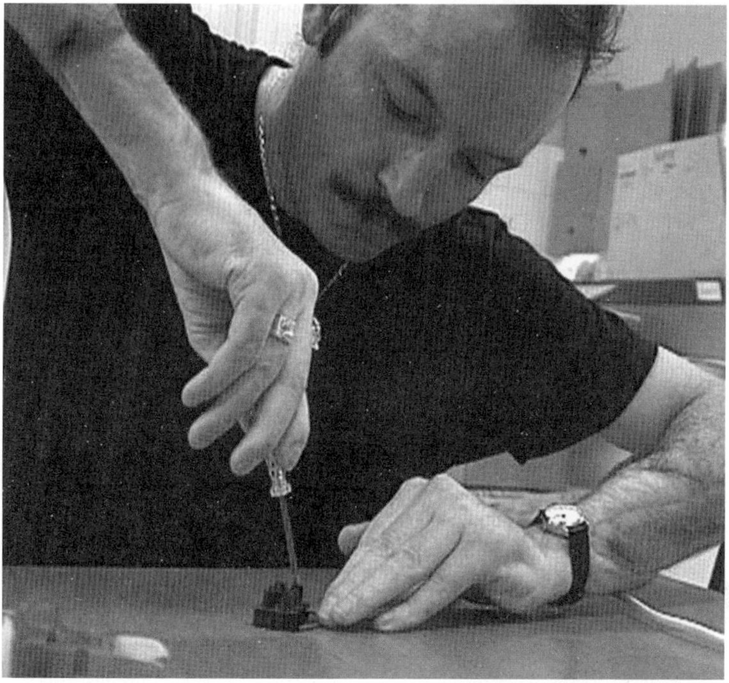

外科醫師不但可在顯微鏡下進行微血管、神經、肌肉的吻合手術，也可將此手術運用在組織移植上，也就是把一個部位的組織移植到另一個部位。由於移植技術的進步，醫師可把來自捐贈者的異體組織，移植到受贈者身上，或進行複合移植。照片中的病人因為幾年前的意外，失去了雙手和前臂，後來接受來自遺體的器官捐贈。兩年後，病人接上去的雙手因為神經再生，手部動作和感覺已完全恢復。〔J. M. Dubernard 醫師提供，病人授權使用〕

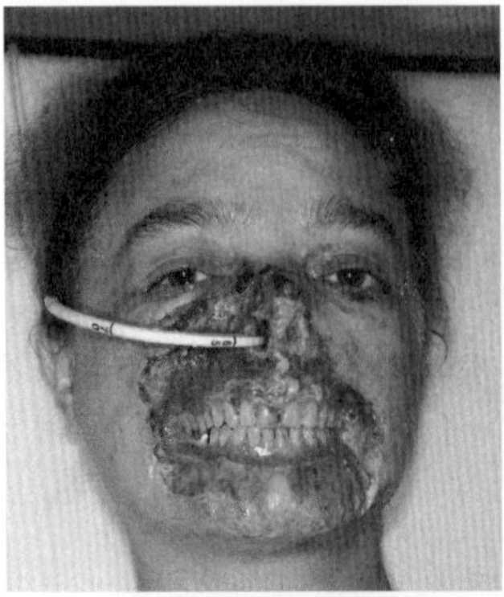

顯微手術運用在人臉的移植。這位病人因為遭狗攻擊，臉的下半部包括鼻子、雙頰、下巴和嘴唇都被啃噬。
〔J. M. Dubernard 醫師提供、病人授權使用〕

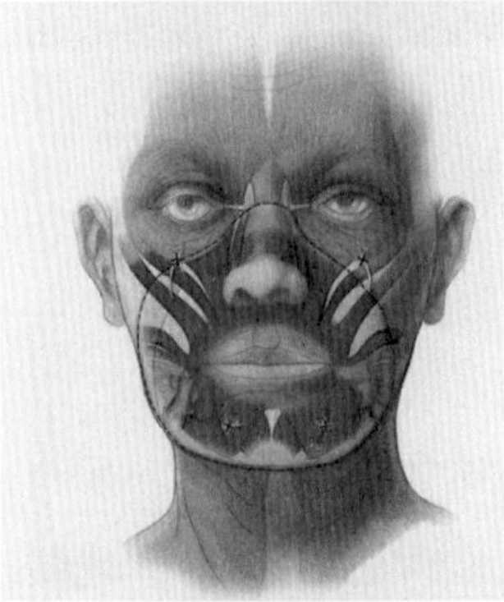

醫師用遺體捐贈者的臉，移植到病人臉上。
〔參看 J. M. Dubernard, B. Lengele, E. Morelon 等人在《新英格蘭醫學期刊》發表的病例報告：357 [2007]: 2451）〕

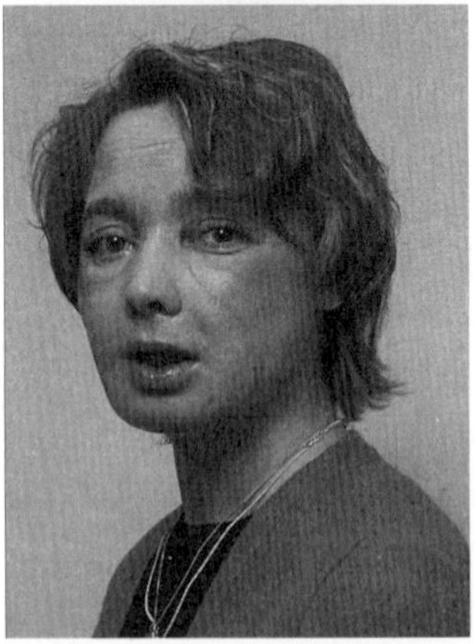

病人接受臉部移植一年之後，嘴唇已能移動，說話和以前一樣清晰，感覺也漸漸恢復正常。
〔J. M. Dubernard 醫師提供，病人授權使用〕

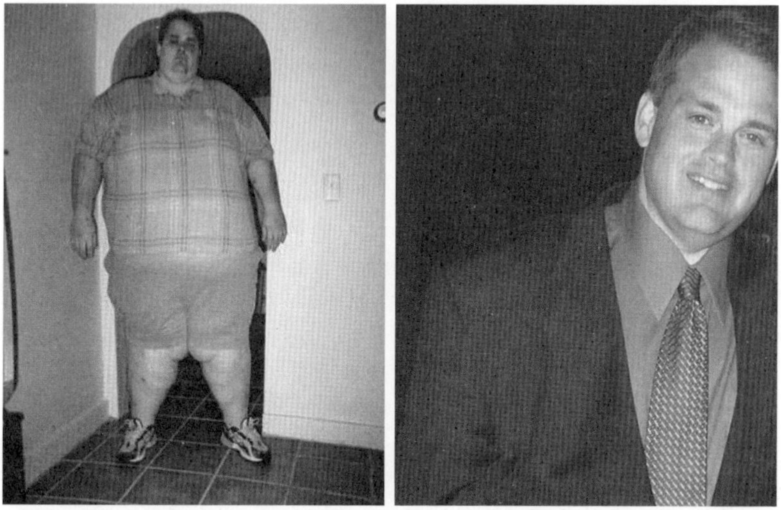

病態肥胖病人日多，胃繞道手術因而愈來愈盛行，已成為美國最常施行的手術。病人術後往往有驚人的轉變（見右圖），同時原本因為肥胖而出現的疾病如糖尿病、高血壓等，也因為體重大幅下降而大有改善。〔David Lautz 醫師提供，病人授權使用〕

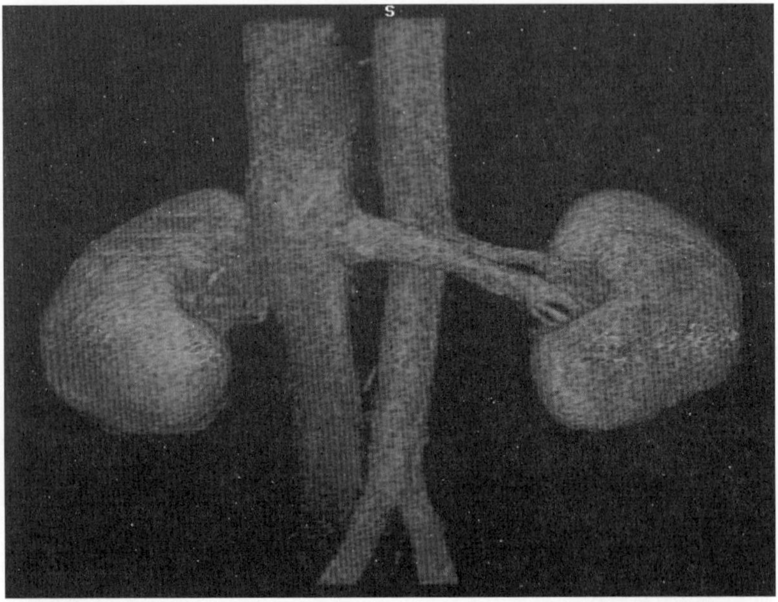

造影技術的精進，使外科手術可以達到過去想像不到的境界。精確的醫學影像也有助於臨床診斷的確立。例如，血管造影術只需利用少量染料，就能顯現進、出器官（如照片中的腎臟）的血管。

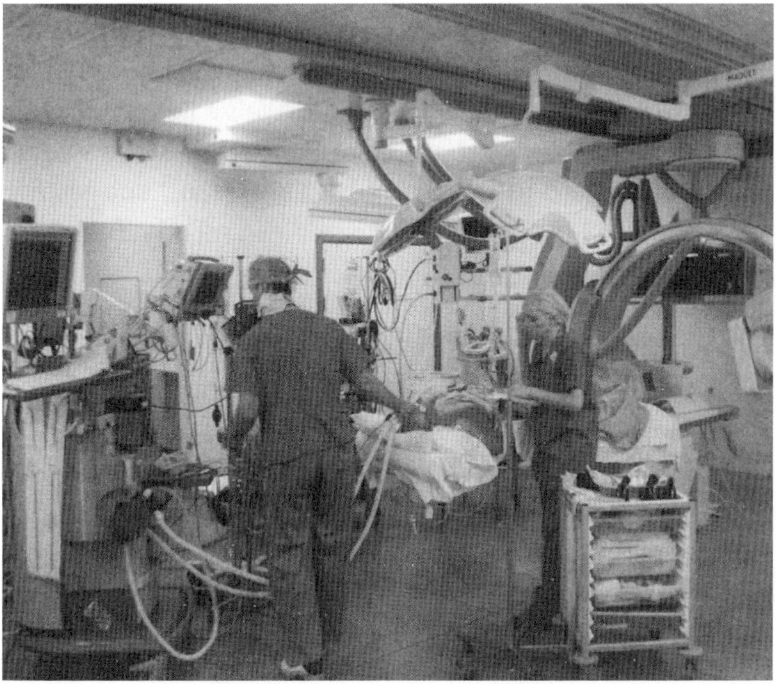

結合傳統開刀房與心導管室的混合體手術室（又名整合型手術室）。這裡不但是設備完善的開刀房，也能讓醫師為病人進行心導管檢查、血管氣球擴張術等。

〔參看 M. L. Field, J. Sammut, M. Kuduvalli, A. Oo, and A. Rashid 等人在《皇家醫學會期刊》（*Journal of the Royal Society of Medicine*）發表的報告：102 [2009]: 92）〕

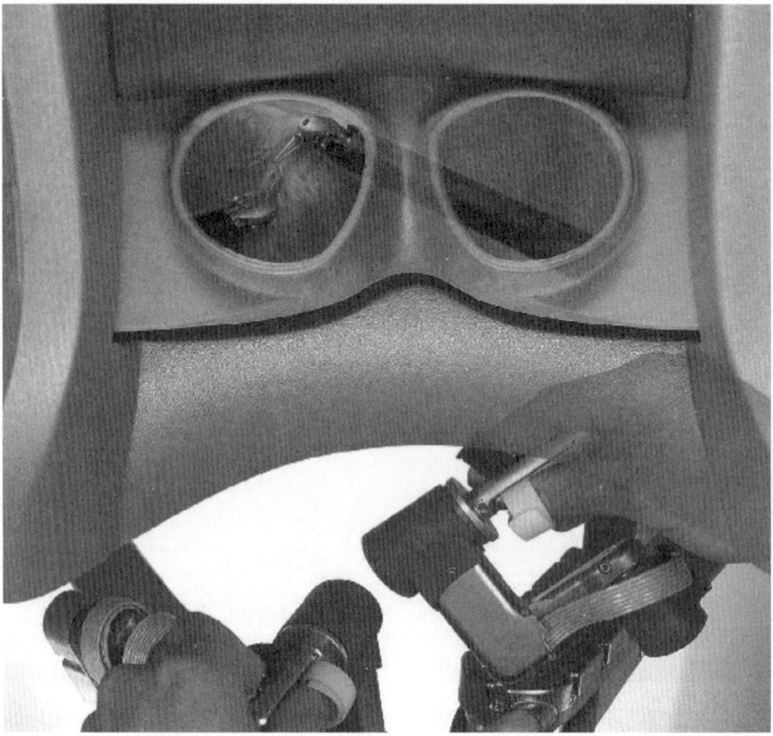

外科醫師透過網路操作靈敏的機器人，以遠距手術來處理緊急情況。機器人具有模擬真人手指靈活度的手術器械，可進行精細手術動作。機器人手術愈來愈受人矚目。

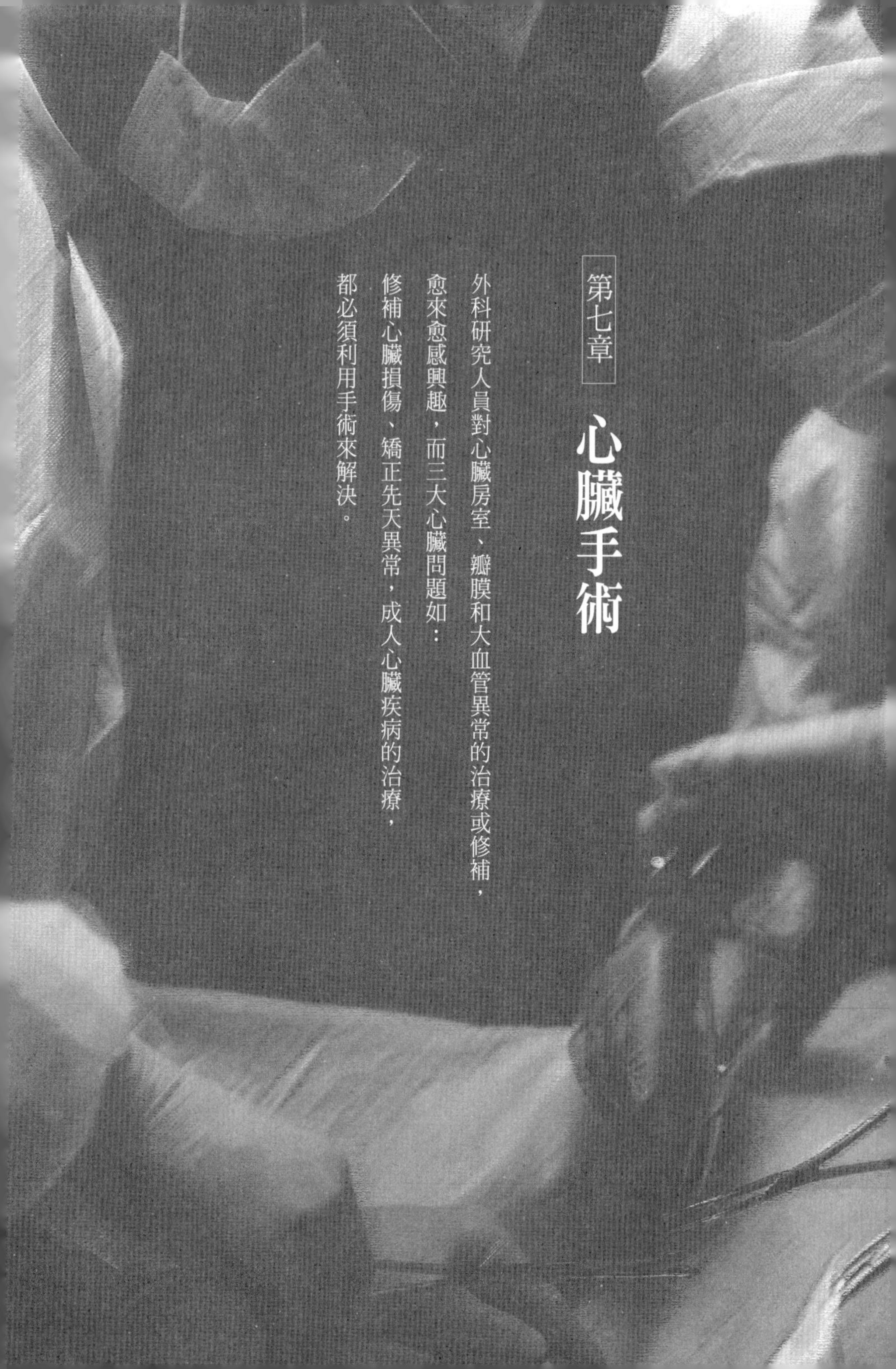

第七章

心臟手術

外科研究人員對心臟房室、瓣膜和大血管異常的治療或修補，
愈來愈感興趣，而三大心臟問題如：
修補心臟損傷、矯正先天異常，成人心臟疾病的治療，
都必須利用手術來解決。

一九七一年，一個冬日深夜，布里根醫院急診處的護理師接到電話通知：有個男人胸口中了一槍，人在救護車上，已在前往醫院途中。護理師呼叫我的時候，我正帶著實習醫師在病房為病人做檢查。那時是我在布里根醫院受訓的第五年，我已升上外科資深住院醫師。我和實習醫師衝到急診室時，護理師正打電話給心臟外科醫師。那位醫師說，再過半小時他就可從家裡趕到。

這家醫院已經老舊，急診室是圓形的，擺了十張狹窄的病床，圍繞著中央的櫃臺。每一張床都可把簾子拉上，使病人享有隱私。儘管夜深了，這裡還是聚集了不少病人，抱怨各式各樣的不適。有幾位坐在長凳上，等護理師呼喚，還有幾位則已躺在病床上。其中一位是這裡的常客，我們都認識他。這人是個酒鬼，警察發現他倒臥在路旁，不省人事，怕他凍死，就把他送來這裡。有個年輕女人流產了，正等候產科住院醫師來幫她檢查。一個中年男人在坐街車回家的路上癲癇發作，好心的乘客把他送來醫院。有個老太太摔倒在結冰的路面，手臂斷了。我還沒時間到樓下幫她固定傷處。要不是這些意外，今晚還算平靜。

外科住院醫師能在急診室處理的僅限於傷口縫合或一些小手術。病情複雜的先收住院，如有必要則送往開刀房。急診架子上擺了一瓶瓶血漿和幾包手術器械，以備不時之需。其中一包器械是用來切開胸腔的，外面裹著兩層藍色布巾，裡面那條是無菌的。我和護理師把鄰近的病床挪開，騰出足夠空間。然後在旁邊一張桌上打開手術器械包，將器械依序排好，再用無菌布巾蓋起來。接下來，實習醫師備好點滴管、針和導尿管。並拿來小型氧氣筒，上面有條塑膠管和面罩相連，到時候只要擠壓附於其上的充氣橡膠氣袋，就可把氧氣擠壓到病人肺部。我在輪替訓練時已待過胸腔外科，因此大抵知道該怎麼做。現在回想起來，在那個時代，外科醫師必須承受的責任真大。幸好我受的訓練很管用，讓我就像設定好的機器，按部就班做好該做的事。

不久，我們就聽到救護車的鳴笛聲。幾秒鐘後，急診室的門就開了，救護員抬著擔架衝進來。一九七〇年代的救護員的裝備和訓練都有限，只能量血壓、處理明顯出血的部位，以及給病人氧氣，無法打點滴、給予藥物，也不能幫病人插管。而今天的緊急醫療技術員，不但領有執照，且可在寬敞的救護車內站立為病人做各項急救。不過那晚救護員動作很快，我們的行動也很迅速。心臟部位受創的病人在抵達醫院那一刻，就需要立即處理，以穩定其生命徵象，絕對不容許絲毫延誤，也沒有犯錯餘地。不像其他大多數的病人可讓我們從容記載病歷、做身體檢查、診斷及擬定治療計畫。

躺在擔架上的是個年輕人，看起來該是還在就讀高中的年紀，身穿速食店員工制服。他面如死灰，氣如游絲，襯衫已被鮮血染紅。我們立刻把他抬上病床，快速剪開他的衣服，然後小心翼翼的拉開。血從他胸前的彈孔冒出。我用聽診器細聽，只聽到微弱的心跳聲，像是從遠方傳來的。護理師說，幾乎量不到他的血壓，脈搏也很微弱。我們立即為他準備開刀。一個醫學生不知從哪兒冒出來，於是我們安排他幫忙拿氧氣面罩覆蓋在病人口鼻上，每幾秒鐘擠壓一次橡膠氣袋，以把含氧空氣輸送到病人肺部。由於病人已經大出血休克，血壓過低，血管癟塌，無法從手臂打點滴，實習醫師只好從鼠蹊部的大靜脈打上點滴管線。接著，他送病人的血液樣本到血庫，準備輸血。點滴打上之後，我們立即給病人輸注生理食鹽水和血漿。實習醫師並從病人陰莖插入導尿管至膀胱，密切注意其排尿量。

我知道，如果我們要救回這個年輕人，必須馬上設法止血。但我要從哪裡下刀？如果從中線將胸骨縱向鋸開，就可打開胸腔，心臟部位也能看得一清二楚，但這樣比較費時。由於彈孔在中線左側，鮮紅色的血不斷滲出，似乎應該直接從胸腔左邊下刀。我和護理師把病人的身體轉向右邊，讓他側躺，然後用膠帶把他綁在病床上，固定姿勢，也把他的左手臂固定在頭上方的架子上。接著，我拿無菌鋪單鋪在切口周圍，這才想起忘了用藥水消毒病人的皮膚。我從他發自背部、環繞至前方胸骨的肋骨間，切了一道長長的切口，很快切開中間的肌肉。一打開胸腔，氣體逸入，立即造成肺塌陷。

胸腔中包覆心臟及大血管、並將其固定在中線的膜層，分隔了左右兩側的肺臟。我們在吸氣時，橫膈膜會先收縮而下降，使肋膜腔產生負壓，將肺撐開，而呼氣時，橫膈膜會放鬆而往上，肋間肌放鬆，於是產生正壓壓縮肺泡，氣體就會從氣管逸出。如果胸壁破損，帶正壓的大氣會充滿肺臟外圍的空間，壓縮肺臟，使肺臟像個放了氣的氣球。

以這位病人的情況而言，肺部完全塌陷，反倒可使我看清楚心臟。我也不需要浪費寶貴時間切開肺臟與胸壁之間的肋膜。至於病人的右肺仍然能發揮功能，供給組織所需的氧氣。下一步就是從肋骨間的切口置入C型撐開器——這可是胸腔手術包中最重要的器械。我和實習醫師把撐開器放好，隨即轉動把手上的曲柄，使之撐開二十公分左右，再用雙關節骨剪，剪斷一根肋骨，讓切口開得更大。由於病人已失去意識，因此一動也不動。

即使在情況緊急之下，執刀醫師還是會注意到器官的質地、色澤與動作。年輕人或空氣清新地區居民的肺是嫩粉色的。你甚至可以看到在肺臟平滑的表面之下有許多小小的氣泡，就像細緻的海棉。反之，都市居民因為空氣汙染，肺葉就有黑色斑點，而菸不離手的癮君子，肺則呈灰黑色。相較於肺臟的擴張與扁塌，心臟則無時無刻不在搏動，按照一定的節奏強力收縮、放鬆。心臟上方有兩個薄壁的空腔，即心房，下方的兩個空腔壁厚，是為心室。心臟色澤暗紅，就像生牛肉。有些人的心室外面還有一層黃黃的脂肪。冠狀動脈是環繞在心臟上方的血管，有時也會被脂肪包裹住，其分支血管負責供應心臟所需的氣氣及營養。

病人胸口敞開，我看到包覆心臟那層亮亮的、不透明、堅韌的纖維組織，也就是心包膜。儘管鮮紅的血液不斷從彈孔冒出，心包膜還是因積存了許多暗紅色的血液和凝塊，變得腫脹不堪，幾乎看不到下方的心臟。我用剪刀迅速剪開這層膜，同時小心不傷到沿著心包膜下行的大神經及膜下方組織。病人的心臟看來異常柔軟，裡頭的血似乎已經流光了，但每次收縮，血還是繼續從前方和後面的彈孔流出。我的反應幾乎像反射動作，用一隻手包住心臟，把我的拇指和食指分別插入心臟前後方的彈孔。

血總算止住了，我們用抽吸器把血和凝塊吸掉，這時才可喘口氣。我們用點滴輸注到病人體內的生理食鹽水和血漿，終於使他的血壓上升。我手中的心肌也不再軟趴趴。這時，我才發現子彈在心臟後方的心包膜內，沒卡在任何組織上。雖然從下刀至今才幾分鐘，我卻覺得似乎像一輩子那麼長。我看了一下自己。雖然戴了無菌手套，但是沒戴口罩，甚至還穿襯衫、打領帶。在那個年代，我們只有在開刀房才會穿刷手服。這次因情況危急，我們直接在急診室開刀。我也還不知道病人的名字。

不久，心臟外科醫師和麻醉科醫師都趕到了。由於病人已開始掙扎，麻醉科醫師帶來的攜帶型麻醉機正好派上用場。他把管子插入病人氣管，施予麻醉藥劑。病人睡著後，心臟外科醫師就用彎針幫我縫合病人心肌上的彈孔。幸好，子彈口徑小，從心室直接穿出，沒造成其他撕裂傷。心臟外科醫師慢慢縫合彈孔之時，我的手指才能從孔洞抽出。此時仍無出血。我們用生理食鹽水沖洗心臟部位，然後把心包膜縫好。接著移開撐開器，把肋骨接好，麻醉科醫師擠壓氣袋，使病人塌陷的肺重新鼓脹，排除殘留在肺部和胸壁之間的空氣。我們給病人換上新的血袋，然後把他推到開刀房，完成最後的縫合。病人情況穩定之後，我們隨即連絡他的家人。

病人名叫湯米．歐魯克，是個高二學生，晚上有時會在醫院附近的三明治店打工，和父母、兄弟住在幾個街區之外。第二天早上，歐魯克一家和一位牧師、兩位警察，隨著我們來到湯米病榻旁，病房頓時擁擠不堪。他的家人情緒非常激動。湯米說，那兩個歹徒進入店裡時，服務人員只有他一人。他們要求他把收銀機裡的錢都交出來。他不肯，他們就給他一槍，拿了錢就跑了。這兩個歹徒還未落網。儘管湯米他心臟挨了一槍，目前幸已脫險，精神看起來還不錯，體力似乎也還好。雖然我們手術前的準備工作未盡完備，但沒有任何感染的跡象，他恢復得很好，幾天後就出院回家了。之後，每年耶誕節我都會收到他寄來的卡片。

神祕色彩濃厚的器官

在人類史上，心臟一直占有重要地位，可說是生命的象徵。或許，心臟是人體中最獨特的器官，詩歌、文學與藝術都讚頌它，說它是活力的泉源、精神的所在，也蘊含高貴的情感。有關心的詞彙多不勝數，包括種種最激烈的情感：心痛、心碎、真心、傷心、心地溫和、沒心肝的、雄獅之心等。心總是和七情六慾牽連不斷。我在寫這段之時，情人節即將到來。不知多少人期盼這個浪漫、愉悅、心心相印的日子，只是廠商也不免利用這個機會推銷商品，大發情人財。

心臟這個器官也象徵人格特質。自古以來，人皆認為心是靈魂的所在，希波拉底與亞里斯多德則認為心是人類才智的中樞。一旦心遭到毀壞，生命就結束了。但與此相反的證據不斷出現。蓋倫就發現，格鬥士就算是心臟遭受致命重傷，心智能力依然完好無缺。❶十六世紀晚期的法蘭西外科醫師帕雷，就曾描述一個心臟遭到刺傷的決鬥者，說這人即使受傷還是緊追著對手，追了兩百公尺左右才倒下。當時的學者聽聞此事，皆認為不可思議。❷十七世紀的解剖學家卡博爾（Barthelemy Cabral）從接受絞刑者心肌上的疤痕，推測心臟在受傷後有自癒能力。❸據說，人死後心臟的反應與其他器官不同。古印度醫師闍羅迦認為中毒身亡者，即使火葬，心臟也不會化成灰。英國詩人雪萊一八二二年溺斃，屍體在義大利的海灘上火化，傳說他心臟依然完好，他的朋友崔洛尼於是將這顆心拾起，送給雪萊遺孀。❹由於心臟神祕色彩濃厚，古代的英雄豪傑、將相王公等要人死後，心臟常另外埋葬，或放在墓中最醒目的地方。此一傳統延續至二十世紀。例如在第二次世界大戰爆發前逝世的安德列神父，死後葬於蒙特婁約瑟夫大教堂，他的心臟仍存放於教堂內的一個小聖壇內，供朝聖者瞻仰。

傳統上，我們總把心臟停止跳動和生命結束劃上等號，這種思維瀰漫在很多人的集體意識之中，不少文化與宗教也都認為如此。原始社群則認為死亡是一種深沉睡眠，從一種狀態轉化到另一種的過程。宗教宣揚來世的可能，並以儀式和典禮安撫死亡引發的恐懼和迷信。在每一個世代及每一個社會之中，葬禮的形式與習俗都是要在死者的親人、仰慕者及同事面前給死者尊榮。至今，我們依然會出席親友的葬禮，追念死者。

古人很難了解肉體從生到死的轉化，今人又何嘗不是？在中古時期，活埋會引發莫名的恐懼，這種恐懼在十八世紀的歐洲達到顛峰。當時，有許多民間故事和詩歌描述屍體在葬禮中或埋葬後復活。據說有人發現棺蓋下方有很多抓痕，而屍體已不翼而飛。守墓人有時會把鈴鐺掛在墳墓旁，用一條細繩綁在死者手指上，萬一死者醒來，就能立刻察覺。因此，臨終守候的儀式就變得愈來愈重要。將死之人的親友聚集在其身旁，眼睜睜看著生命從那人身上流逝，嚥下最後一口氣，最後心臟也停止跳動。有些實事求是的醫學學者則認為，腐敗才是終極死亡。

一八一六年，雷奈克（René-Théophile-Hyacinthe Laennec）醫師在巴黎發明聽診器，死亡終於可以客觀定義。最早的聽診器是木頭或金屬做的管子，醫師把一端放在病人皮膚上，另一端放入自己耳朵。這種重要的診斷工具可擴大心跳聲和肺部的聲音，醫師就可省去把耳朵貼上病人胸部的尷尬。之後，這種進步的明顯附帶好處，是醫師可斷定是否所有人體內部器官已停止活動，這時便可宣告死亡。

然而，由於醫療科技的進展，病人的生命徵象可利用維生系統支持下去，甚至可反轉即將來臨的死亡，生命的終點又變得難以界定。儘管幾百年前已有人嘗試呼吸器具，偶爾也有人利用口對口人工呼吸，但一直要到一九三〇年代，美國和丹麥生理學家才設計出「鐵肺」這種機器，幫助了罹患小兒痲痺症以致呼吸痲痺的病人。笨重的鐵肺利用間歇性的負壓裝置，可使胸壁上升，讓空氣從鼻腔、氣管吸入，充滿肺泡，救了很多人的性命。儘管鐵肺有其功效，二十年後還是被淘汰了。

此時另一波小兒痲痺症開始流行，正壓呼吸器則已問世，可利用通到氣管的管子直接把空氣輸送到肺部。一九六二年發明的心臟電擊器，則可刺激心搏驟停的心臟跳動，或矯正異常的心跳節律。如果能以機器維持心肺功能，生命就不會終止。於是到了一九六〇年代末，醫界以腦死來做為死亡的依據——因為心臟無法自行跳動不一定代表死亡，腦部活動中止則無可回復。我們將在後面的章節，探討器官移植的興起如何刺激這種觀念的改變。

自古以來，心總與感情、精神相連，這個器官強而有力的搏動以及與死亡相關的傳說，一直讓科學家和醫師裹足，不敢直接進行研究。古代外科醫師一想到碰觸這麼重要的器官，干擾它的跳動，就恐懼不已，深怕受到詛咒。他們不只承認心臟的操縱或修補非自己能力所及，也認為光是碰觸即是褻瀆神聖。就連十九世紀末的奧地利外科名醫比爾霍特（Theodor Billroth）也說：「如果有人膽敢縫合心臟，必將落得身敗名裂。」❺

曾於一八九六年出版胸腔外科手術教科書的著名英國外科醫師佩吉特（Stephen Paget）則說道：「心臟手術或許是大自然設下的限制，無人可碰觸這個極限。修補心臟的挑戰極為艱巨，沒有任何新方法或新發現可以克服。」❻即使再過半個世紀，醫界的看法大抵若是。

我在一九六〇年代開始當住院醫師那幾年，儘管教學醫院有一些外科醫師正在研究心臟手術，先是用狗、偶爾也在病人身上進行，但成人心臟手術仍很罕見。心臟專科仍在草創初期，當時的醫師對病變心臟的解剖學與功能細節的了解依然有限，也只知道一種植物，毛地黃，可做為強心劑。心導管技術才開始研發，人工心肺機仍很原始。以手術矯正嚴重心臟疾病通常以失敗收場，甚至會使病人喪命。

雖然我們這一代的住院醫師協助主治醫師進行心臟手術之時，很能體會比爾霍特與佩吉特所言，知道往往是白忙一場，但打開胸腔露出一顆跳動的心，以及設法修補心臟缺陷的挑戰，依然是外科訓練計畫中最令人亢奮的一部分。這樣的挑戰不斷吸引我。

心臟與血液循環

為心臟中彈的湯米．歐魯克開刀的經驗使我了解，心臟這個器官的確是個幫浦，就像是可以修理的機器，很多異常都可用手術的方式來修補、矯正。有了這個概念，就不難了解心臟的解剖構造及其在血液循環扮演的角色。心臟和拳頭差不多大，在胸腔中央，有四條大血管在此進出。心臟就像兩個相連的幫浦，第一個幫浦包括上方的左心房與下方的左心室，第二個則由右心房和右心室組成。這些房室會按照一定的節律收縮、舒張，把血液輸送出去，而且有瓣膜結構，防止血液逆流。左、右心房會一起收縮，把血液輸送到心室，同時舒張的心室則接受血液的充盈。接著，心室收縮將血液送至離開心臟的血管，心房則同時舒張接納回心的血液，準備下一回合的收縮與舒張。如果我們把聽診器放在心臟上方，可聽到心臟瓣膜關閉產生的心音「lub-dub」。（譯注：第一心音 lub 低而長，是心室收縮、房室瓣關閉的聲音，第二心音 dub 高而短，則是心室舒張、心室和動脈間的半月瓣關閉的聲音。）

這兩個幫浦調節兩套分離但相連的循環系統，即體循環與肺循環。體循環由心臟房室中最大、肌肉也最強而有力的左心室出發，將含氧血以高壓輸送到主動脈。主動脈的管壁很厚而富有彈性，其分支就像一棵大樹的枝幹，一分再分，形成愈來愈細的動脈分支，負責把氧和養分帶到全身所有器官和組織。其最細微的分支形成微血管，在身體細胞與細胞之間穿梭。紅血球攜帶的氧，透過微血管壁供給鄰近的組織；二氧化碳等廢物則從組織送往微血管，再流向靜脈。

靜脈系統就像另一棵樹，和動脈系統交疊。小靜脈與中型靜脈依次接收微血管回流的血液之後，再與大靜脈匯流。由於靜脈血液流動的壓力較小，管壁因而比動脈來得薄。大多數靜脈之內都有單向的瓣膜，以避免血液回流、蓄積。身體最大的兩條靜脈為上腔靜脈和下腔靜脈，分別收集來自頭部與上半身、下半身與腿部的血液。這兩條血管在心臟右側相接處的直徑可寬達五公分，在此將來自全身的靜脈血送入右心房。

右側心臟控制了壓力較小的肺循環系統。由腔靜脈帶回右心房的缺氧血會送到右心室。右心室的收縮再將血液唧入肺動脈及其分支，然後進入肺臟。肺動脈的終端形成許多微血管，直接貼附在數以千計的微小肺泡外圍；微血管與氣泡的薄壁可供吸入空氣中的氧、及血中攜帶的二氧化碳，進行有效率的氣體交換，移動方向則與體循環當中發生的正好相反。接下來，完成氣體交換的充氧血，會經由逐漸變粗的肺靜脈送回左心房，再送入體循環的動脈系統。由於肺動脈運送的是缺氧的靜脈血，而肺靜脈輸送的是含氧的動脈血，因此名稱很容易讓人混淆。

修補心臟損傷

外科研究人員對心臟房室、瓣膜和大血管異常的治療或修補，愈來愈感興趣，而三大心臟問題如修補心臟損傷、矯正先天異常，和成人心臟疾病的治療，都必須利用手術來解決。以下將逐一討論。

正如前述，戰爭就是外科創新的動力。最初的創新就是心包膜填塞的治療。一八一〇年三月，拿破崙戰爭的法軍軍醫處處長賴雷，發現心臟創傷會使血液蓄積在心包膜內，使其壓力遽增，心臟無法正常舒張。[7] 當時，軍隊裡有個三十歲的士兵刺傷了自己，送到醫院時已經休克，血從胸前不斷流出。醫師用紗布將他的胸部緊緊綑綁起來，以收止血之效。一個半月之後，士兵的心包膜因血塊溶解的液體堆積，膜內壓力漸增，限制了心肌活動和大血管的運送血液功能。賴雷便為無麻醉的士兵切開心包膜，取出約一公升的血凝塊和血漿之後，士兵的心臟就恢復了功能。可惜，三個星期後，士兵因敗血症而死亡。儘管如此，這個案例表示心臟手術是可能的。

十七世紀的醫師已知，在創傷、肺結核及其他感染之後，可能會出現慢性窄縮性心包炎等與心包膜有關的問題。三百年後，由於放射線療法的流行，有時會用在不適用疾病的治療，像胸部照射放射線，可能會出現急性心包炎的副作用。正如心包膜填塞，由心包炎造成的心包膜變厚、結疤或攣縮，會選擇性的使右心變得狹窄，致使回流的靜脈血變少。如此一來，左心也會有血量不足的問題。由於靜脈血管內的壓力漸增，液體便會蓄積在腿部、肝臟和腹腔。如果沒能得到手術治療，病人往往會在歷經折磨後死亡。雖然在第一次大戰之前，德國外科醫師已知如何去除心包膜的疤痕組織，解除心臟的緊束，然而成功病例不多。直到一九三〇年代，由於胸腔手術漸增，心包膜切開術才比較常見。如今，這已成為心臟外科常規手術。

儘管比爾霍特告誡同行不可亂動心臟，十九世紀末已有心肌穿刺傷修補的成功案例。一八九六年，有位德國外科醫師以氯仿為二十一歲的病人麻醉，修補好病人心室的刀刺傷。在此之前，歐洲生理學家已成功完成為兔子和狗縫合心肌裂傷的實驗。可見，心肌是可以縫合的。不久，一位法國醫師藉由侖琴新發明的X射線之助，為一位年輕軍官拔除卡在心臟表面的子彈。[8]在二十世紀開頭的幾十年間，治療心肺疾病的胸腔手術已有進步。外科醫師不但有無菌和麻醉技術、可師法外科泰斗豪斯泰德小心翼翼的刀法，也知如何使塌陷的肺通氣、膨脹，凡此種種都有助於心臟手術的發展。外科醫師切開肋骨的技術愈來愈精湛，也會切除被肺結核破壞的肺部組織，切除的部位有的和心臟十分接近。在第一次世界大戰期間，法國和英國外科醫師有時必須為心臟附近中彈的傷兵動手術，將子彈取出。儘管如此，對心臟手術有研究興趣的人仍然很少。[9]不久，到了第二次世界大戰，有位外科醫師終於點燃心臟手術研究之火。

一九四〇年代初期，哈肯（Dwight Harken）在波士頓完成住院醫師訓練之後，又去倫敦跟隨當時最有名的胸腔外科醫師，學習最新的肺部和食道手術。當時，他已對心臟手術萌生興趣，只是該領域仍如一片荒原。回到波士頓後，他開始利用狗進行動物實驗，從左心房研究僧帽瓣，希望有一天能將這樣的技術運用在人身上。在抗生素問世之前的年代，心臟瓣膜的感染很常見，患者也注定活不下來。哈肯希望能藉由手術，將遭到細菌感染的壞死部位清除乾淨，以免瓣膜被破壞殆盡。

哈肯的研究尚未完成，美國已加入大戰。不久他就從軍，駐守於英國一家軍醫院，照顧傷勢嚴重的士兵。他因精於胸腔手術，因此處理了不少心臟及鄰近大血管周圍中彈的傷兵。總計一百三十四位傷兵接受了他的手術，無一人在術後死亡。[10]他利用動物實驗的經驗，完成其中十三件需要進入心臟房室的手術。他的第一位病人在諾曼第登陸的D日（即一九四四年六月六日）受了重傷，X光片顯示有塊金屬異物嵌在心臟之上。哈肯切開病人的胸腔和心包膜，發現那塊金屬異物就在他的右心室內。他在寫給妻子的信中描述了這次手術經過：[11]

我站在手術檯旁，拿著鉗子夾住卡在心臟裡面的小鐵塊。此時，心臟並沒有出血。接著，那個小鐵塊突然彈出來，就像香檳的軟木瓶塞啵的一聲打開一樣。這是心臟裡面的壓力造成的。剎時，血如泉湧。我把手指伸進去塞住那個該死的裂口。血止住了。我用一隻手的手指壓著裂口，另一隻手拿起穿好線的粗針，從我的手指下方穿過心肌壁。縫了四針之後，我慢慢把壓在心臟裂口上的指頭移開，再一一將縫線打結。病人血壓確有下降，不過狀況還好，倒是當大家發現有根縫線穿過了我的手套，等於是把我的手縫在病人的心臟上，才嚇了一大跳。手套切斷後，我的手才得以脫困。

這位病人術後順利康復。但哈肯有很多病人情況都沒這麼簡單。哈肯手術的一位旁觀者就曾如此描述：「病人體內的砲彈碎片已用螢光透視定位。麻醉科醫師先用靜脈管路為病人麻醉，再用插管給予麻醉氣體。砲彈碎片拔出後，心臟因此裂開，造成大量出血。儘管這時大量快速輸血並不常見，但為了使病人活命，不得不如此。幸好不久前抗生素已經問世，現在正好派上用場。」這個士兵僥倖撿回一命。

哈肯開創的一系列心臟手術都獲致成功。拜這位先驅之賜，此後很多心臟嚴重創傷的病人都得以獲救，包括我救回來的湯米．歐魯克。

心肌簡單撕裂傷的手術方式從一開始至今，幾乎沒有多大改變，但是近幾十年來急診的設備和人員則有長足進步，可立即處理複雜且危及性命的緊急情況。病人從救護車上一被抬進急診室，醫護人員馬上給他們輸血和靜脈輸液。胸腔積水或心包填塞，可用針頭或塑膠管穿刺引流，以爭取一些時間。需要開刀的病人往往很快就可從急診室轉到開刀房。如果心臟創傷有致命的危險，例如心臟房室壁或房室中隔破裂，則必須為病人裝上心肺體外循環的機器，使病人保持血氧穩定，或可保住一命。目前也能使用心肌膜片或合成膜片的移植，來修補大範圍受損的心肌。如果還有時間，也能透過超音波或心導管檢查，看看是否還有其他異常。

這樣積極的診斷和治療，在現代都市環境中愈來愈重要，因為都市暴力的凶器已從刀子變成槍械。自動手槍、來福槍和穿透力極強的軟頭型子彈都會嚴重破壞人體組織，因此就算現代急診與外科技術先進，仍有許多遭到槍傷者救不回來。

矯正心臟先天異常

先天性心臟及其主要血管畸形的手術矯正，可說是個無心插柳的結果。然而在此之前，外科醫師必須能完美縫合動、靜脈管壁，保持血管暢通無阻，並使血栓不會在縫合處生成，才有可能進行這種手術。

血管壁的縫合其實是一八九四年發生的一樁政治悲劇促成的。十九世紀末，工人因生活困苦、收入微薄、社會不平等而起來抗議，法國政治局勢因此動蕩不安，爆炸、暴動、警民衝突事件頻傳。儘管如此，當時的總統卡諾依然到全國各地巡視。[12] 到了里昂這個城市後，坐在敞篷馬車裡的他被群眾包圍。有個本是麵包師傅的年輕無政府主義者卡瑟里歐，擠到最前面，拿著一把刀，刺進卡諾總統的肚子。卡諾出血不止，儘管醫師努力為他止血，最後還是不治。卡瑟里歐那一刀把總統的肝門靜脈切斷了。若能及時開刀把這條靜脈接回來，或許能救總統一命，但那時外科技術還很粗淺。十九世紀末的外科醫師即使曾為病人重建血管，最後總是因為出血難以控制或血栓形成，而宣告失敗。

卡諾總統之死，激發了里昂一位年輕外科醫師卡雷爾（見第178頁），他亟思解決辦法。為了鑽研血管縫合的技術，他特地在里昂拜一位手藝高超的女裁縫為師，研究絲線縫法。（里昂的絲織品工業非常發達，可謂絲之都。）接著，他從動物身上切下血管，練習縫合。他在極細的縫線上塗了一點油，用精湛的手藝把血管縫合好，盡量不讓血管平滑的內面留下縫線，以防止血栓形成。至今，心血管外科醫師仍依照卡雷爾的方法來縫合血管。

將近五十年後，三位分居各地、互不相識的外科醫師使用了這種技術，開啟心血管手術的新境界。許多先天性心臟畸形的嬰兒和兒童，因而獲得生機。醫學界和科學界不時會出現這樣的巧合：幾位研究人員原本互不認識，彼此可能相隔十萬八千里，但幾乎在同時間，得出相同的進展與發現。第一位是波士頓的葛羅斯（Robert Gross）。他為一位罹患開放性動脈導管的女童施行結紮手術，結果成功，因此成為全世界完成先天性心臟病手術的第一人。嬰兒剛出生之時動脈導管是開放的，在出生數日之內會自動關閉，如果沒有關閉，就成了開放性動脈導管。這是一種很常見的先天性心血管異常疾病，在出生數天後即可診斷出來。[13]葛羅斯在布里根及其鄰近的兒童醫院的外科和病理科接受訓練，曾在死於該病症的嬰幼兒身上進行屍體解剖。隨著經驗累積，他愈來愈相信這種病例有很多是可利用手術矯正的。他一直對嬰幼兒主要血管的異常很感興趣。

動脈導管一直未能關閉，就是這類異常的情形之一。母體透過胎盤的循環供給胎兒氧氣和營養。肺動脈和主動脈上部之間的血管連結，使血流得以繞過尚無作用的肺部。這個導管在出生四到十天之後，因新生兒已經自行呼吸，肺部膨脹，血流得以正常流過肺臟，動脈導管就會漸漸纖維化而關閉。若是無法關閉，血流仍會通過，就會造成嚴重的併發症。主動脈的血液因此會流向肺動脈，造成肺部血流增加，致使病人出現肺水腫，呼吸惡化。此外，流向腸道、皮膚和腎臟的血流不足，心臟在負荷增大之下會變得腫脹。由於血液循環異常，生長也會變得遲緩。動脈導管壁也可能受到感染、或形成血管瘤，引發血管瘤破裂和血栓等危險。因此，開放性動脈導管不矯正的話，最後很可能會致命。

葛羅斯利用麻醉的狗研究心臟及其主要血管與附近組織的結構，並反覆進行手術實驗，終於可以很熟悉的分解各個重要部位。一九三八年八月，他覺得時機已經成熟，於是準備為一個罹患開放性動脈導管的兒童進行手術。那時，他是兒童醫院的外科住院總醫師，病人是個七歲半的小女孩，因先天性心臟病虛弱無力，日益倦怠。她氣色很差，一臉病容。為她做身體檢查的醫師發現她的心臟跳動猛烈。從X光片看來，心臟腫大得厲害。由於診斷已經相當明確，為了幫她減輕心臟的負擔，避免動脈導管因為連結異常遭到細菌感染，葛羅斯決定放手一搏。⑭ 一位麻醉護理師用乙醚為小女孩麻醉。這位年輕的外科醫師切開她那小小的胸腔，小心翼翼的將畸形的動脈導管從相連的組織分離出來，再用一條堅韌的絲線把這條導管綁死，主動脈的血因此不再流向肺動脈。女童術後恢復良好，七天後就得以出院回家。葛羅斯以往手術紀錄總是只有三言兩語，這次則描述得非常仔細：

我把手指放在病童心臟上方，可以感覺整個心臟肌肉組織的強烈震動。把聽診器放在肺動脈之上，就可聽到有如湍急溪流的巨大響聲。我一用鉗子夾住動脈導管，就聽不到這些雜音。接著我用一條單股絲線將動脈導管結紮起來。打結完畢，手術部位似乎突然平靜，所有的聲響都消失了。[15]

為了這次手術，葛羅斯差點被炒魷魚。他在幾個星期前就向外科主任提出動脈導管結紮的點子，但主任告誡他說，到當時為止，兒童心臟或大血管手術還沒有成功的前例，他這麼做，必然會害死病童。但這位年輕醫師可沒被嚇阻，等主任一搭上前往歐洲的船，他就收了兩個開放性動脈導管的小病人住院。萬一第一個接受手術的病童死亡，還能再試一次。儘管葛羅斯締造了前無古人的手術佳績，主任回國之後，見他這樣先斬後奏還是大發雷霆，要他滾蛋。外科其他同事都了解這次手術將能救治許多心臟病童，也為葛羅斯的成功感到興奮，於是為他求情。主任終於讓步，允許葛羅斯回來完成住院醫師訓練。

葛羅斯因為第一次手術就大獲成功，因而有了信心，於是再接再厲。之後十三個病童的手術也都成功了，恢復良好。第十四位病人是個女童，一開始也不錯，但手術兩週後在父母家的宴會上倒地不起。原來是結紮線切斷了脆弱的導管，出現大出血因而致命。其實，葛羅斯早已考慮過這點，利用動物實驗測試過各種結紮導管用的材料，包括較粗的絲線、棉布帶以及在結紮部位先用玻璃紙纏繞、包裹起來，以增加血管的結痂組織和攣縮。[16]為了避免憾事再次發生，葛羅斯發明了一種不會傷害到血管壁的結紮鉗，再用絲線將血管的兩端分別縫合起來。全世界有無數的病童因他的動脈導管結紮術而保住一命，直到近年才出現加速動脈導管封閉的藥物，用以治療有此心臟缺陷的新生兒。

在葛羅斯之前，幾乎沒人想到利用手術結紮動脈導管。唯一嘗試過的一位醫師則導致病人死亡。葛羅斯成功後，其他外科醫師重新燃起對心臟及其大血管手術的興趣。在此之前，能做的心臟手術不外乎刺傷的修補、解開心包束縛等，偶爾有人曾利用手術切開部分關閉的僧帽瓣。葛羅斯的成功有如分水嶺，自此刺激歐洲與北美的外科醫師積極研究心臟手術。

從一九四〇年代開始，葛羅斯與其他幾個有興趣的研究人員，開始將研究方向擴及其他先天性心臟畸形。他們認為主動脈狹窄的手術治療特別有挑戰性。有此病症的嬰兒主動脈上部或靠近動脈導管之處，因為局部緊縮，主動脈的血液無法正常輸送。嬰兒身體上部因而血壓過高，致使大量血液流入腦部，而且有心臟衰竭的情況；腿部的血壓則偏低。若是主動脈狹窄不是很嚴重，有些病童也許還可過著正常生活，但是長大之後，有可能因為動脈瘤、血管破裂或感染而致命。葛羅斯先是自己一個人研究，後來則與手術實驗室的住院醫師哈夫納格（Charles Hufnagel）攜手合作。他們將狗麻醉之後，用防滑血管鉗夾住狗的胸主動脈，沒傷及血管壁。病變血管的上下血流都控制住之後，將血管切開，再用精細的針和線把血管縫好，正是利用卡雷爾幾十年前縫合血管那一套。利用動物嘗試過幾種縫合材料後，他們終於找出可以安全使用者。

葛羅斯在一九四五年夏天首次進行臨床修補，但在幾年後才發表報告。其實，那篇報告主要是論及他早先在狗身上的實驗，在附錄中才提到最早為兩位病人修補的結果。[17]第一個接受手術的病童，在手術鉗移開之後不久就死了，可能是因代謝廢物突然進入循環系統造成的。由於動脈阻塞，組織缺氧，代謝廢物於是一直累積。過了一週，葛羅斯再次為小病人進行修補手術時，放慢了手術鉗的移開速度，結果病童順利恢復。之後的病例也是。

在同一時期，還有其他醫師也正在努力矯正心臟畸形，只是葛羅斯不知道。斯德哥爾摩的柯拉福德（Clarence Crafoord）是一位對胸腔手術經驗豐富的教授。對開放性動脈導管的問題，他的解決辦法是用針線將動脈導管縫住，而非像葛羅斯一樣用結紮的方式。一九四四年十月，他首次進行主動脈狹窄的矯正手術，十二天後再進行第二例，發表結果的時間點和葛羅斯差不多。[18]

儘管有這些早期的成功案例，但仍有許多問題沒有解答。研究人員發現，實驗狗不知為何經常在主動脈手術之後，後腿癱瘓。如果手術會有這樣可怕的併發症，如何在病童身上進行？不久，他們有了答案。如果突然夾住主動脈，會阻斷實驗動物脊髓下半部的血液循環。在修補血管的那一個小時左右的時間內，通往腿部的神經細胞因為缺乏血液供給，就會受到損傷或死亡。但是就病童而言，由於他們從出生開始就有主動脈狹窄的問題，因此早就發展出附屬管道，使得脊髓與其他組織的血液供應不受影響。換言之，由於附屬血管得持續供應血流，在修復手術過程中暫時夾住早已狹窄的主動脈，幾乎不會帶來任何損害。病童在手術後無一人雙腿癱瘓。

另一個問題是，主動脈狹窄的那一段切除之後，醫師如何彌補這段空缺？那時還沒有可移植的合成材料，儘管卡雷爾等先驅已研究過利用玻璃管、金管，和以石蠟做為內襯的銀管充當血管的替代物，但是因為無法防止血栓的形成而宣告失敗。其他研究人員也曾在同種或異種的動物實驗中，嘗試利用腔靜脈或金屬管來連結血管。儘管動物實驗頗有斬獲，但若用在病童身上，在他們長大之後，由於連結血管的物質沒有彈性，無法變大，必然會阻礙血液的流通。葛羅斯和哈夫納格知道卡雷爾在第一次世界大戰之前，就曾利用活的狗兒進行主動脈移植，於是想把一段段的血管保留下來供日後使用。他們嘗試了用急速冷凍的方式來保存血管。[19]到了一九五〇年代，放射技術愈來愈普遍，似乎大有可為。動物實驗的成功使葛羅斯懷抱信心，利用保留的人類動脈血管植入到主動脈嚴重狹窄的病童身上。在先前重要的動物實驗中，哈夫納格也曾設計出一種塑膠合成物質，做為血管的移植物，來為動脈畸形的狗進行矯正手術。[20]也有醫師利用屍體的血管移植到動脈有缺陷的成人身上。韓戰期間就有醫師以此方式挽救了一些傷兵的腿。

然而，即使兒童及成人手術在完成初期看來很成功，但日後出現狹窄或形成動脈瘤的比率，卻高到無法接受的地步。幾年後，生醫工程專家才從新近出現的合成材料，研發出可以移植的人工血管，以修補破裂的腹主動脈瘤或其他出現病變的血管。這種經過改良的人工血管，已是現代血管手術的標準材料。

黑人手術奇才湯瑪斯

還有一位外科醫師則以相當不同的策略進行類似研究。布雷拉克（Alfred Blalock）醫師原本在范德比大學任職，一九四一年被約翰霍普金斯醫院延攬，擔任外科主任。他的實驗室老助手湯瑪斯（Vivien Thomas）也跟著他去巴爾的摩。多年來，他們一直在努力研究如何矯正主動脈狹窄；但他們並不知道斯德哥爾摩和波士頓同行的進展，兩人想出了一種較不直接的做法。[21]他們在狗身上建立模擬動脈狹窄的實驗模型，做法是先將狗的胸主動脈切斷縫合，然後將一條鎖骨下動脈（起於主動脈弓的大血管，負責供應上肢血液）分離、拉下並接入切斷點下方的主動脈。原本就存在的附屬血管仍可提供狗前肢（或是小孩的上臂）足夠的帶氧血。這種技術在動物實驗的成功，使布雷拉克對修補兒童心血管的畸形，信心大增。

布雷拉克到約翰霍普金斯醫院當主任之後，由於臨床與行政業務繁重，就逐漸把研究計畫交給助手湯瑪斯去做。湯瑪斯不久即利用狗發展出合適的實驗模式。兩人還一起研究了休克、壓傷、腎上腺功能異常、主動脈狹窄的治療，以及其他心臟畸形的矯正。

湯瑪斯發明了許多手術器械、提出新技術，而且改良了舊有的手術方法。他成了外科手術大師，尤其精於小血管的縫合。要不是他的努力和發明，布雷拉克對醫學的實質貢獻將大打折扣。然而，湯瑪斯是非洲裔美國人，當時常受到歧視和排拒。[22]在湯瑪斯垂垂老矣、即將退休之時，約翰霍普金斯醫學院把他的畫像掛在學院入口川堂的牆上，與布雷拉克並列，以表揚他的才華與貢獻，並授予榮譽學位。湯瑪斯能獲此殊榮，可謂實至名歸。

布雷拉克對心臟手術的興趣，使他與陶西格（Helen Taussig）攜手合作。陶西格是約翰霍普金斯醫院治療先天性小兒心臟病的權威。她有一些病童是所謂的「藍嬰兒」，亦即罹患無法治療、最後會致命的法洛四聯症。法洛四聯症是先天性的心臟畸形病症，最先提出解剖學要點和診斷標準的是法國醫師法洛（Etienne-Louis Fallot），因以為名。

陶西格已知這種心臟畸形發生在胎兒快速成長與變化的前六週。在這個時期，正常胎兒的心臟會從一個中空管（心管）開始發展，接下來經過折疊與癒合，形成兩個獨立但平行的跳動單位，各有一心房與一心室兩個腔室；到了懷孕的第八週末，整個心臟就會發展完成。法洛四聯症的構造則很複雜，主要包括四種畸形特徵：第一、分隔左右兩心室的中隔形成不全，留下一個孔；第二、肺動脈狹窄；第三、原本壁薄的右心室變厚（這是因為離心的肺動脈狹窄以及血液經由中隔的孔洞進入左心室，以致右心室需要更強力收縮，以對抗高壓）；第四、主動脈跨騎左右心室，導致在嬰兒出生、肺部擴張後，主動脈輸送到全身的含氧血也摻雜了缺氧血。由於身體組織一直無法得到足夠的氧，因此嬰兒膚色青紫，故名「藍嬰」。病童很容易累，稍微動一下就上氣不接下氣，常常必須蹲下來喘氣，而且大都在青少年時期死亡。與開放性動脈導管或主動脈狹窄的病童相較，罹患法洛四聯症者看起來更加嚴重，生活品質較差，壽命也比較短。

布雷拉克與陶西格初次見面討論後，就請湯瑪斯設計出一個動物模式，也就是用人為方式使狗出現近似法洛四聯症的臨床症狀。湯瑪斯發現，這項「藍狗任務」並不容易。他先研究陶西格蒐集的大量兒童先天性心臟畸形的病例，以了解畸形的情況，而且必須了解人類與狗在解剖學上的重大差異。以人類而言，胸腔中央有一道分膈膜（即縱膈膜）。這層膜不但縱向將胸腔一分為二，也將心臟、大血管、氣管、食道牢牢固定住。如果胸腔一側出現破洞，該側肺葉就會塌陷，正如本章一開始提到病人歐魯克的情況；但另一側的肺葉仍維持充氣狀態，繼續發揮功能。

至於狗的胸腔連結組織則極其脆弱，只要一打開胸壁，左右肺都會塌陷。為了使至少一側的肺葉繼續運作，湯瑪斯必須設計一支呼吸管，插入狗的氣管，並接上麻醉機。這支呼吸管還必須與連結的氣管壁密合，以防漏氣。然而，當時這種可供實驗室或臨床使用的器械極少。湯瑪斯最後在呼吸管的前端放置一個汽球，才解決問題。汽球鼓脹之後，呼吸管和氣管壁就可以完全密合，得以控制空氣和麻醉氣體的進出肺部。湯瑪斯先用拋光的銅管來做呼吸管，後來改用橡膠管，最後才使用塑膠管。

布雷拉克和湯瑪斯嘗試過種種手術技巧，企圖使狗出現藍嬰的症狀，最後決定把狗的一片肺葉切除一大部分，以及在一段肺動脈分支與其靜脈之間形成瘻管，使得一大部分流經肺臟的血液未能進行換氣充氧。這種少了一部分肺葉以及另一部分肺功能不全的狗，還是存活了下來，但在活動時，會因組織缺氧而變成青紫色。下一步則是設法利用手術來矯正這樣的症狀。布雷拉克和湯瑪斯的目標是把藍色的靜脈血重新導引到肺部，使之充氧，然後將紅色的含氧血從左側心臟送入動脈，輸送到全身。

陶西格以其臨床經驗，提供布雷拉克和湯瑪斯一條有趣的線索。她說，肺動脈嚴重狹窄的嬰兒剛出生的時候，看起來膚色粉紅、很健康，那是因為動脈導管尚未關閉，主動脈的血可直接流向肺動脈，血流得以進入肺臟，獲得氧氣。不久，動脈導管關閉之後，肺動脈因為嚴重狹窄，含氧血變得不足，嬰兒就會發紺。布雷拉克和湯瑪斯對這條線索大感好奇，開始朝這方向研究。在用人為方式打開動脈導管之前，他們先修正原先處理窄化動脈的方式。他們把鎖骨下動脈分離，將其一端接到肺動脈，利用這個管道來增加肺動脈的血流。手術完成後，狗看起來很正常，活動力也不錯，只是要連結鎖骨下動脈與肺動脈很困難，研究人員花了相當多的時間，絞盡腦汁，不斷努力，精進手術技巧，最後才獲得成功。例如，手術縫線細得像馬毛，要穿過極細的針；他們也得特別設計、打造用於血管的器械。這些發明大抵都是湯瑪斯的心血結晶。

一九四四年十一月下旬，儘管布雷拉克先前未曾在動物或藍嬰身上動過刀，他宣布已準備就緒，可以為藍嬰進行手術了。布雷拉克說，他的實驗室助手就站在他後方，會告訴他每一步要怎麼做。由於有些器械醫院還沒有，湯瑪斯於是把他用於動物實驗的特別器械和縫線帶來醫院的開刀房消毒、包好。在那個年代，黑人出現在開刀房實在不可思議，然而手術一開始，批評之聲就消失了。

這次手術團隊的成員除了布雷拉克，還有麻醉科醫師、資深住院醫師、實習醫師和刷手護理師。接受手術的一歲多幼兒艾琳，體重只有四千公克左右，和一隻貓差不多大，讓人幾乎看不到鋪單底下的身影。麻醉科醫師用一支特別小的管子插入她的氣管，以供給麻醉氣體和氧氣。布雷拉克切開她的左側胸腔，把肺推到一邊，然後很俐落的將肺動脈分離，用帶子纏好。下一步則是切下鎖骨下動脈，用鉗子夾住源頭，將另一端綁起來。女嬰的肺動脈和鎖骨下動脈都極細，管徑約莫只有狗的一半。布雷拉克在湯瑪斯的指點下、在肺動脈夾住的地方切一個小切口，再慢慢與鎖骨下動脈的切口縫合好，然後移開鉗子。手術非常順利，沒有出血。

參與此次手術者皆忘不了這歷史性的一刻。第一助手很興奮的描述：「剛開下去的時候，濃稠如糖蜜的紫黑色血液從許多小血管冒出來。心臟周圍組織的血管有如一團黑黑、肥肥的蟲子。血管縫合好，鉗子取出之後，麻醉科醫師叫道：『你們看！你們看！』我和布雷拉克醫師窺看女嬰那張在乙醚口罩下的臉，發現她的嘴唇顯現出桃紅色。讓我們狂喜不已。」[23]接下來接受手術的兩個孩子則比較大，也都順利復原。[24]布雷拉克與陶西格發表的這三例手術報告引起媒體注意，不久消息就傳遍全世界。來自美國和國外的藍嬰紛紛來約翰霍普金斯醫院報到。開刀房從早到晚燈火通明。醫師開刀技術日益精進，手術排程與準備更有效率，設備和器械也有了改善。院外醫師一批又一批上門觀摩學習，然後回到自己的城市或國家依樣施行。

然而，我們必須注意一點，布雷拉克的手術其實只是治標而非治本，並沒有治癒法洛四聯症。雖然在這樣的手術之後有些病童能存活多年，有些則在長大之後必須再次接受手術以擴大血管接合處，有些孩子則在幾年後死亡。有時醫師也會在開刀之時，才發現診斷有誤。在那個年代，心導管、血管造影、掃描技術和超音波等診斷利器尚未出現，醫師只能靠胸部X光推測病因。此外，加護病房和監視設備則幾乎還要再等二十年才問世，利用體外心肺循環來進行更徹底的修補，則是二十五年後的事了。

但在一九四〇年代，上述外科先驅已成功締造先天性心臟畸形矯正的里程碑。葛羅斯和布雷拉克都在外科這個領域大放異彩，只是兩人個性南轅北轍。他們技術都很高超，精通解剖學與生理學，能用巧手修補嬰幼兒小小的心臟。他們對外科部門的管理也很有一套，致力於教育住院醫師，因此吸引許多好學的外科新秀跟隨，日後繼續在這個領域發光發熱。

葛羅斯是個富有想像力的天才，能處理諸多先天性畸形的病症，但他個性詭祕難解，對人冷漠，不易親近。布雷拉克的研究興趣則多專注在心臟與血管系統，為人四海，在巴爾的摩上流社會十分活躍，是受人尊崇的名醫。

開拓成人心臟手術領域

至於成人心臟手術的領域，在二十世紀前半葉則鮮少有人耕耘，只有少數一些修補受損心室肌肉的病例。例如，直至一九〇四年，共有五十六個這樣的病例，術後有四成病人順利康復。[25] 此外，有幾位研究先驅曾利用手術研究過狗的心臟。例如，一八七二年，有位德國眼科醫師曾以手術破壞狗的主動脈瓣膜，以研究其眼球血管的悸動。[26] 還有一些醫師模仿那位眼科醫師的手法，將微型刀片固定在長柄或鯨骨前端，從動物頸部的大動脈或鄰近靜脈往下插入，破壞左心或右心當中的瓣膜，以評估影響程度。庫欣則是約翰霍普金斯醫院外科醫師中，最先在狗的心臟開刀的一位，曾在一九〇八年發表結果。[27] 他除了學會操縱跳動的心臟、縫合心肌，也會利用手術造成瓣膜異常。庫欣實驗手術的動物很多在術後都能存活，他也讓醫學生實地檢查這些動物，好讓他們熟悉相似的人類心臟瓣膜缺陷。

在庫欣新穎的實驗以及教材的幫助下，醫學界對心臟缺陷的知識日增，有些醫師於是開始進行非緊急的成人心臟毛病手術矯正，甚至有成功的臨床案例。很多病人得知有些心臟問題是可以透過手術矯正的，因此躍躍欲試。此時外科醫師已可修補意外造成的心臟創傷；而選擇性治療非緊急的成人心臟失常，看來是合理的下一步。

在抗生素問世之前的年代，風濕性心臟病很常見。有些兒童遭到鏈球菌感染或得了猩紅熱，後來就會出現心臟瓣膜問題。我們的身體在受到細菌感染初期，會製造抗體因應，這是一種自然的防禦機制，只是這樣的抗體不只是會殺死細菌，幾年後也可能轉而攻擊身體特定組織，特別是僧帽瓣和主動脈瓣。僧帽瓣位於左心房與左心室之間，由兩片瓣膜組成，由於形狀很像是主教所戴的禮冠，因以為名。僧帽瓣負責維持血液流動方向，避免血液從左心室回流至左心房。如若僧帽瓣融合、變厚或鈣化，而使原為半公分到一公分左右的瓣膜孔洞變得狹小，血流就會受阻。反之，如果僧帽瓣膜遭到破壞，無法關閉緊密，血液就會回流至左心房。前者就是僧帽瓣窄縮，後者是僧帽瓣閉鎖不全，兩者都會造成血液回流至肺部，以及血漿從脹大的微血管滲出，充滿肺泡。病人會因此造成產生鬱血性心衰竭，無法呼吸，可說是溺斃在自身的分泌液當中。僧帽瓣窄縮的病人可利用手術改善，但僧帽瓣閉鎖不全者則必須等到心肺機出現後，才得以進行手術矯正。

我在當住院醫師的時候，曾看過很多僧帽瓣窄縮的病人。儘管病人坐在房間另一頭，還是一眼就能斷定。病人多半是三、四十歲的女性，因心臟不勝負荷，體形纖瘦、弱不禁風，且因肺鬱血而呼吸困難。她們常無法平躺，必須坐著，有些病人還出現中風。病人生活品質很差，一直活在死亡陰影下。我們能提供的治療也很有限，不外乎放血以控制過多的體液、用毛地黃強化心臟功能，以及用利尿劑刺激腎臟，幫助病人排尿。利用手術擴張僧帽瓣是唯一解決之道，但風險很高。

動脈栓塞也是病人揮之不去的威脅。由於左心房必須施壓，才能從狹窄的僧帽瓣把血液輸送到左心室，原本薄壁的左心房會大幅增加體積與容積。因此弱化的左心房肌肉將失去正常的跳動韻律，彼此各行其是，收縮及放鬆不再協調一致，結果，血液就容易蓄積在擴張的空間，並形成血栓。血栓偶爾會脫落，隨著動脈中的血流漂到身體各個部位。要是栓塞卡在腦部，病人就會中風，那可是難以接受的悲劇。比較常見的是腿部的血管栓塞，病人的腿會突然變得青紫、冰冷、麻木。如果出現動脈栓塞，那就得緊急把病人推進開刀房。我們會先切開病人鼠蹊部的動脈，以去除栓塞。但這不容易。當時我們只能用一種有螺絲錐頭的長柄器械，將之鑽入血管，刺穿血栓，然後把血栓抽出。同時，還得祈禱別把血栓鑽碎。另一個辦法是用彈性繃帶纏住病人足踝，然後慢慢把腿抬高，往大腿的方向推，希望能把栓塞從鼠蹊部的切口擠出來。要是不成功，病人常必須面對截肢的命運。

一九六〇年代，辛辛那提一家醫院開刀房的技術員佛嘉堤（Thomas Fogarty），發明了一種一端有球囊的導管。外科醫師把這條導管穿進血管，將球囊擴張，就可慢慢把血管內的血栓推出。佛嘉堤的取栓導管設計巧妙，相形之下，以前的技術顯得格外原始。目前，佛嘉堤是史丹佛大學醫學院外科教授，手中握有一百項外科器械的專利。他發明的導管使得血管手術有了長足進步。

腹腔內臟出現血栓則是更可怕的威脅。我有一位病人就是這樣，讓我終身難忘。她是典型的僧帽瓣窄縮病例，正值青春年華，身材削瘦。幾天前，她才接受僧帽瓣矯正手術，手術成功，呼吸已大有改善，也能很舒服的平躺。儘管如此，她仍有心律不整的問題。有一晚，護理師打電話給我，說這位病人腹部劇痛，要我過去看看。這個徵象顯然很不妙。看來是血栓自腫大的左心房脫落，隨著主動脈漂流，卡住供給腸子血流的動脈。當時還沒有動脈造影，儘管無法證明診斷，但我們別無選擇，只能立刻開刀。

一打開她的腹腔，我就發現她的小腸全部變成藍紫色。小腸底部如鉛筆一樣粗的動脈已無搏動。我們把這條動脈切開，取出長達十公分的血栓，接著用極細的縫線修補血管，補好後，鬆開鉗子。她的小腸在我們眼前慢慢恢復自然、健康的粉紅色。幾個小時後，我們聽得到她腸子蠕動的聲音，表示功能已恢復。這真是奇蹟。雖然有出血的危險，我們還是給她抗凝血劑，以防血栓形成。二十四小時平靜無事，怎知夢魘再度來臨。病人又腹部劇痛。我們再度緊急為她開刀，切開動脈，取出血栓。她終於又恢復了。幸好，這次情況總算穩定了。心臟科醫師幫她做心臟電擊，使她的心律回復正常，以避免更進一步的危險。這病人兩度差點被血栓奪命，真是有驚無險。

庫欣曾在一九〇八年發表一篇報告，討論以手術矯正窄縮的僧帽瓣。他在文中引用著名英國外科醫師布朗頓（Lauder Brunton）的話。儘管布朗頓曾強調手術治療應有立竿見影之效，但他說：「僧帽瓣窄縮不只是最嚴重的心臟疾病，最教人難過的是，我們對這樣的病症根本束手無策。我們期盼找到方法，讓左心房的血液能從那小小的瓣膜輸送到左心室。然而我們連相關的動物實驗都沒有，沒能驗證可行與否，遑論手術技術的提升，如何能為病人開刀？因此這種矯正手術還是很危險的。」[28]布朗頓後來利用狗進行多次實驗，證明狗的心臟在經過大幅操弄下，依然可繼續跳動。他認為醫師可透過薄薄的心房壁去碰觸僧帽瓣，這種做法要比從心室進去來得好。最後，他猜測醫師或許可利用指頭或器械擴張窄縮的僧帽瓣。雖然他的結論是正確的，但要再過二十五年後，下一代的外科醫師才認真挑戰這個難題。

在布朗頓之後，有幾位醫師開始設想如何利用手術矯正心臟瓣膜異常。一九一三年，法國一位胸腔手術先驅，曾嘗試過擴張緊縮的僧帽瓣，但沒有成功。一年後，他有位同事設想過切開主動脈血管壁，以修補主動脈瓣，然而沒有付諸實踐。

一九二二年，聖路易有幾位外科醫師利用手術矯正窄縮的僧帽瓣，可惜以失敗告終。後來，倫敦的蘇塔爾（Henry Souttar）醫師首次以手指伸進薄壁的心房，靠手指感覺來矯正瓣膜——這正是布朗頓早就提出的辦法。病人術後好轉，活了下來。只是蘇塔爾的同行認為這種做法「離經叛道」，再也不轉介病人給他。蘇塔爾後來寫道：「我不再做這種手術，因為我已經沒有病人來源。雖然接受手術那位病人復原良好，倫敦醫界依然認為我的手術毫無根據。可見超越了時代的想法與做法，是難以施展的。」㉙

在美國，第一個成功完成僧帽瓣窄縮矯正術的人，則是布里根醫院的醫師柯特勒（Elliott Cutler）。一九二三年，他和同事進行一系列的實驗，希望找出以手術治療僧帽瓣窄縮的辦法。他們在實驗中，用螺旋夾鉗、縫線和局部的放射線照射，使狗出現僧帽瓣緊縮的現象，然後設計一種瓣膜切開器，從左心室底下穿進去，來撐開瓣膜。這種瓣膜切開器是一支長條形鑽孔器械，可打出一個半圓形的孔洞。他們靠觸覺把器械推到正確位置，切除部分瓣膜。㉚實驗多次之後，他們認為時機已經成熟，可用於臨床治療了。

病人是十二歲的瘦弱女童，年幼時常感冒、喉嚨痛，慢慢變得呼吸困難。由於症狀日益嚴重，她幾乎都只能坐在床上喘氣。身體檢查顯示她發育不良、心跳快速。她的心臟腫大，胸前明顯有一團突起。所有醫師都同意，手術是她唯一的希望。在麻醉科醫師幫她麻醉後，柯特勒在她胸部劃了個T字形的切口，先是將胸骨切開，然後沿著兩側的肋骨切開。胸腔整個打開後，就可看到那顆腫大的心臟。柯特勒把心臟往前拉，以看清左心室。這時，女童的血壓突然下降，柯特勒讓心臟復位，血壓就恢復正常了。他以溫熱的生理食鹽水加上腎上腺素，滴在心臟肌肉上，使心臟能強而有力的收縮。柯特勒和住院醫師利用這個機會慢慢翻轉心臟，然後從左心室下方插入瓣膜切開器，依靠觸覺將這器械推到緊縮的僧帽瓣。感覺就定位之後，柯特勒切掉一小塊肥厚、鈣化的瓣膜，接著，將切開器旋轉到另一邊，把另一片瓣膜也切掉一小部分。切好後，柯特勒將器械退出，縫好心肌。心臟沒有出血，跳動也正常。

此次手術歷時一個半小時。[31] 儘管女童的瓣膜因為切割而有缺損，但術後呼吸大有改善，四年半後才因瓣膜再度緊縮而突然發病。柯特勒因第一次手術成功，信心大增，又在三位病人身上進行手術。只是這次的三位病人都在術後幾個小時內死亡。到了一九二九年，其他醫師總計進行了九次這樣的手術，無一成功。雖然那些醫師認為手術矯正對某些病例是可行之道，應該再利用機會研究，然而直到二次世界大戰結束，才有人繼續鑽研。

同時，臨床醫師愈來愈了解心臟的結構與功能。一九二九年，德國埃伯斯瓦德地區的年輕住院醫師傅斯曼（Werner Forssmann）提出心導管的構想。他設想，如果可用一條導管經由周邊血管插入心臟，就可注入染料或衡量壓力，因此希望在自己身上實驗，但外科主任不允許，甚至不讓他動手術器械。儘管受阻，他還是鐵了心要進行自體實驗。於是他說服負責手術器械的護理師，說要在她身上進行實驗。他要護理師躺上手術檯，接著迅速把她的手腳綑綁好，隨即在自己的手臂上打了局部麻醉藥，然後切開靜脈，把無菌導管插進去幾十公分。這時，他才將護理師的手腳鬆綁。接著，他走到樓上的X光室，利用X光攝影證實導管的一端已進去他的右心房。

然而，他這樣破壞規定，讓外科主任大發雷霆，為了懲戒，安排他到柏林一位名叫邵布魯赫（Ferdinand Sauerbruch）的外科名醫那裡工作，但是不給薪水。邵布魯赫一樣對這個初生之犢很感冒，不久也把他辭退，送他到其他醫院接受泌尿科醫師訓練。但是傅斯曼把導管插到自己心臟的大膽行動，還是轟動一時。

兩年後，哥倫比亞大學醫學院的兩位臨床醫師——柯南德（Andre Cournand）與李查茲（Dickinson Richards Jr.）仿效傅斯曼的做法，經由導管注入顯影劑，以研究兒童心臟右側和肺部的動力學，並衡量血管和心臟房室的壓力差異。自此，透過心臟導管對心臟進行造影檢查，成為重要的診斷工具。一九五六年，傅斯曼因而與柯南德、李查茲一起榮獲諾貝爾醫學獎。話說傅斯曼在三〇年代即加入納粹黨，幸好這樣的經歷沒阻礙他獲獎，使他的人生得以峰迴路轉。

在傅斯曼之後，心導管技術又有了進展——研究人員從手臂動脈插入導管，以進入左心房。此後，心臟科與放射科醫師就比較了解，正常心臟與異常心臟在解剖學與生理學上的差異，也深知瓣膜壓力差的重要性，並能在非緊急的情況下利用X光檢查來診斷並考慮手術。在二次大戰結束後，心臟領域的專家開始利用心導管技術，來診斷種種心臟病症。先天性兒童心臟畸形和成人心臟疾病的手術矯正，也有了更進一步的發展。

進步著實驚人

在一九四〇年代末，有三位外科醫師不約而同的研究僧帽瓣窄縮擴張術，只是他們並不知道同行的進展。[32]在大戰時期為多位負傷士兵取出心臟彈片的哈肯，於一九四八年到布里根醫院服務。此時，他對心臟瓣膜疾病愈來愈感興趣，希望以手術予以矯正。他從動物實驗得知，瓣膜窄縮將會使左心房腫大，逐步失去功能，致使肺部血液循環受阻。他在第一次為病人進行的瓣膜手術中，從肺靜脈插入柯特勒的瓣膜切開器，將病人閉合的僧帽瓣打開，結果並不順利，病人術後死亡。哈肯將這個不幸的消息告訴他的恩師，也就是已重病在床的柯特勒。哈肯的長期競爭對手、費城的貝利（Charles Bailey）醫師，則是使用器械撐開病人的僧帽瓣，接受手術的四位病人都死了。在貝利第一次嘗到敗績的六天後，哈肯再次嘗試瓣膜手術，接受手術的女病人順利康復。不到幾個月，倫敦的布洛克（Russell Brock）則利用布朗頓提議的方式為病人動手術。他把自己的手指插入病人的左心房，以擴開瓣膜。接受這種手術的病人共八位，其中有六位存活。

在接下來的幾年當中，僧瓣帽手術的致死率一直沒有改善，施行手術的醫師常遭到同行批評，因此壓力很大。就連正在研發心肺機的外科醫師吉本（John Gibbon）也論道，在他的體外循環心肺機問世、得以讓心臟外科醫師在直視下進行心臟手術之前，最好還是不要做。他要外科同行再耐心等待一下，他相信他的心肺機就快研發出來了。[33]

事實上，要再等十年以上，吉本的心肺機才趨於成熟。儘管阻礙重重，哈肯等人還是堅持繼續研究心臟手術。然而，從哈肯發表的五個病例報告來看，「只能看出病人可耐受這種手術，至於手術的長期效益，還必須有基於血液動力學的客觀標準。」[34]但在那個年代，這樣的標準幾乎不存在。其實，由於結果不佳，布里根的住院醫師曾集體向當時的外科主任莫爾（見第143頁）陳情，希望能中止這項手術的研究計畫。然而儘管死亡率高，或許因為吉本的心肺機慢慢有所進展，莫爾還是鼓勵哈肯繼續研究，他相信這種手術具有重要潛能。

這是一個經過周詳考慮的大膽決定。每個星期，我們外科所有人員都必須參加死亡病例與併發症研討會，討論最近的病例。在當年，病理科醫師會把手術標本放在托盤上，拿來給我們看。我們一個星期接著一個星期，不斷研究術後死亡者的心臟，其中不乏死在我們眼前的病人。慢慢的，這些標本的數量隨著我們矯正心臟瓣膜的技術增進，而逐漸減少。值得一提的是，這種相對來說不那麼嚴謹的做法，以及牛步般的緩慢進步，放在今天這個年代，恐怕過不了律師與人體試驗委員會那一關，遑論符合嚴格的施行條例。儘管心臟手術早期面臨多次失敗的考驗，最後還是露出曙光，為病人帶來治療的新希望。

布里根醫院收治的風濕性心臟病病人愈來愈多。一九五五年，哈肯和心臟科同事發表五百例僧帽瓣手指擴張術病例報告。[35]他們的進步著實驚人。在前一百例中，重症與輕症病人的死亡率分別是百分之三十二和百分之十四，至於後面的四百例，死亡率則已分別降到百分之二十四和百分之四。後來，哈肯又發表了接下來五百例的報告，死亡率分別為百分之二十和百分之〇點六。十年後，哈肯及其同事發表了針對一千五百位術後存活的病人、長達十二年的追蹤研究。不獨哈肯有此優異的表現，貝利等人也有近似的成績。[36]

這樣的消息不脛而走，美國與歐洲的心臟外科醫師也紛紛跟進。病人數以千計，而手術適應症與禁忌症也漸漸確立。外科醫師信心逐漸增加後，以前認為不能動手術的病人現在也都敢進行手術。包括血栓等併發症愈來愈少；瓣膜擴張器日益進步；恢復心律的機器也有了改良。儘管如此，醫師還是知道很多病人都可能復發，正如柯特勒開刀的第一位病人。疤痕和沾黏都使得再次手術十分困難，病人也得承受不少風險。整體而言，成人心臟手術早期遭遇許多失敗，發展也受到局限，直到體外循環心肺機問世之後，才能有重大突破。有了這利器，醫師就可在無血的視野下，精確修補心臟。心臟手術的演化，就此出現令人驚異的新章節。

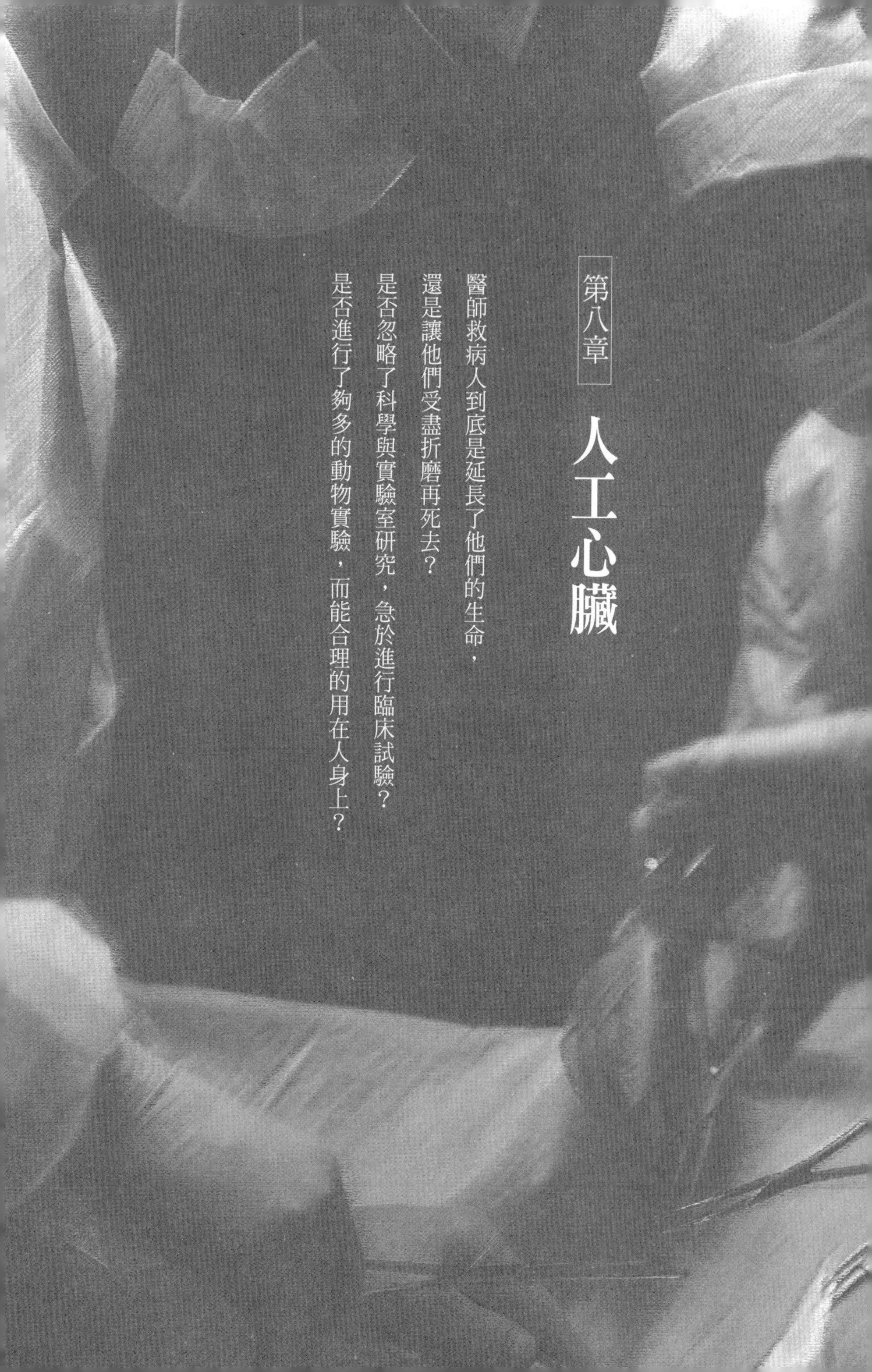

第八章 人工心臟

醫師救病人到底是延長了他們的生命，
還是讓他們受盡折磨再死去？
是否忽略了科學與實驗室研究，急於進行臨床試驗？
是否進行了夠多的動物實驗，而能合理的用在人身上？

一九三一年，吉本在麻州綜合醫院擔任外科住院醫師。他那一代的醫師，很多都家世顯赫。他的曾祖父、祖父和父親，三代都是費城名醫。吉本念的是普林斯頓大學和傑佛遜醫學院，舉止溫文儒雅、身材高瘦、相貌英俊，很早就決定獻身於醫學事業。一天晚上，護理師打電話給他，說有緊急狀況。一個開完刀的女病人突然失去意識，皮膚、嘴唇和指甲都呈青紫色，呼吸費力，脈搏微弱。這個得了肺栓塞的病人眼看就要死在他眼前。儘管給了病人好幾個小時的輸液，也用藥物治療，情況還是愈來愈糟。吉本和科主任（一位肺部和心包膜手術的先驅）於是把病人推到開刀房，想移除肺動脈裡的血栓。可惜，沒有成功。

肺栓塞是一種可怕的併發症。血栓可能在腿部或骨盆腔的大靜脈形成，然後漂流到肺部。血栓可能在手術後出現，因為這時血栓較容易形成；如果脫水、血液變得黏稠，或是久坐、血液流量減少，又如靜脈壁有一塊發炎，也都可能出現血栓。血栓一旦開始形成，就會出現網狀結構，在血管中疊附、延伸。延伸後的血栓可能長達數十公分，直徑則像血管口徑一樣。如果血栓的一部分或整個脫落，就會隨著血液循環來到肺臟，卡在肺動脈，致使血流阻塞。這種情況常導致死亡。

自二十世紀以來，外科醫師一直在討論，這種危及性命的栓塞是否可用手術的方式來移除。一九〇八年，有位德國外科醫師真的切開一隻小牛的肺動脈，取出血栓。後來他在兩位病人身上施行這樣的手術。其中一位在術後十六小時死亡，另一位則撐了三十七個小時。❶ 一九三三年，柯特勒在一次重要演講中聲明，肺栓塞的病人必須緊急手術，希望能說動仍抱懷疑態度的院方。❷幾個月後，另一德國外科醫師順利為一位病人開刀去除血栓，締造前所未有的成就。儘管有此成功案例，十年後，美國有位外科權威仍在年會中警告同行，血栓手術很危險，不可輕舉妄動。他說：「希望此後沒有人再提出有關血栓手術的報告。這該是醫學史的議題。」❸

但在接下來的八年中，歐洲的醫師還是給醫學文獻增添了不少這方面的新報告。到了一九五八年，布里根醫院的華倫醫師終於完成美國第一例肺栓塞切除手術。華倫就是第一章所述，為約瑟夫開主動脈瘤的醫師。華倫的成功鼓舞了其他醫師，加上更精確的放射線診斷和心肺機的輔助，肺栓塞手術成功率因此大增。如今，很多得了肺栓塞的病人都能得救。

我在當住院醫師的時候，曾經協助心臟外科醫師為病人移除肺栓塞。有位在三天前接受子宮切除術的病人突然在病房倒下，呼吸困難，臉色青紫。我們幾乎摸不到她的脈搏。我們沒時間慢慢確立診斷，唯一的一臺心肺機也沒得用，只能緊急把她推到開刀房，切開胸腔。她心跳微弱，肺動脈鼓起，約莫兩根拇指那麼寬。我們很快把栓塞的兩端綁起來，在血管壁劃刀下去，巨大的血栓立刻躍入眼簾。同事用雙手擠壓整個肺部，我小心翼翼的取出血栓。那血栓長達四十五公分。我們防止了空下來的肺動脈出血，修補血管，並給病人抗凝血劑，以防止血栓再度生成。手術順利，病人術後也恢復良好。

現在，大多數肺栓塞手術都在心肺機的輔助下進行。其實，很早就有人想到用機械心臟代替身體循環。十七世紀牛津的自然哲學家羅爾（Richard Lower）進行史上第一例狗對狗的輸血實驗。他也是當時新成立的皇家自然知識促進學會的成員。

十八世紀末，拉瓦節（Antoine Lavoisier）為氧與氫命名，並定義其特性。他博學多聞，富有想像力，活躍於法國大革命之前，被譽為「現代化學之父」，對許多新興科學都有很大的貢獻。不幸的是，他因稅務官的身分而受累，在法國大革命時期被送上斷頭臺。

十九世紀初，法國有位生理學家曾言：「如果我們能把天然或人造的含氧血注入體內，以取代心臟的功能，應該能使身體組織繼續運作。」❹他會提出這樣的構想，是基於同行的觀察——他們發現動物剛死亡之時，若把新鮮血液灌注體內，其器官和組織的功能在短時間內仍能維持。之後的科學家繼續研究這樣的概念。有一個狂熱的研究者甚至把自己的血注入被處死的囚犯。囚犯本已出現屍僵，肌肉僵硬攣縮，注入鮮血的肢體竟恢復柔軟，其餘則僵硬依舊。❺德國研究人員則曾將數個器官隔離，打造出讓血液仍得以在器官間循環的機器。還有人精心設計了將氧氣打入靜脈血的器械，可讓靜脈血變紅；由於循環系統裡不能有空氣泡存在，因此這種做法沒有實際應用價值。❻然而，仍有人不斷在這個領域努力。

一九一六年，來自加拿大、在約翰霍普金斯醫院工作的醫學生麥克林恩（Jay MacLean）發現肝素有抗凝血的作用。❼這項發現使日後的研究人員得知，如何讓血液經由導管在體外循環，但不至於形成血栓。

另外，有人以動物進行血液體外循環實驗，使用改良的幫浦、瓣膜和器械來使實驗動物的血液充氧。就連美國飛行家林白也對體外循環的機器頗有興趣。他因小姨子得了嚴重的風濕性二尖瓣病變，認為只有像人工心肺機這樣的暫時循環裝置，才能利用手術修復瓣膜，於是在一九三〇年代和法國名醫卡雷爾合作研究。由於他們無法實踐人工心肺機的構想，研究焦點於是慢慢轉移到離體器官的灌注裝置，以保持器官的活性。❽

吉本費盡二十幾年心血

陷入挫折與絕望之中的吉本，坐在病人床邊，人工心肺機仍是遙不可及的夢想。幾十年後，他回憶當時的情景，說道：「在那漫漫長夜，我只能眼睜睜看著病人的血液色澤變得愈來愈深，靜脈愈來愈鼓脹，卻完全束手無策。要是能有一部機器，能把藍血從鼓脹的靜脈移出，在其中注入氧並移除二氧化碳，然後再把紅色的充氧血送回病人的動脈，或許我們能救她一命。這樣我們就能繞過血栓阻塞的部位，在體外進行部分的心肺功能。」❾如此一來，手術團隊也能很從容的把血栓從暫停的心臟與血管中移除。

吉本和他的妻子瑪麗在麻州綜合醫院的外科實驗室，追逐這個虛無縹渺的夢想。瑪麗是醫院技術員。但無論系上或系外的資深教授都不看好這項研究計畫，給予的經費少之又少。吉本夫婦苦於實驗動物不足，甚至夜裡到波士頓街頭捕捉野貓。他們會選擇貓而不用狗，主要是因為貓的體形小，需要轉換的血液較少。他們就這樣埋頭苦幹了十年，不斷改良心肺機的雛型。吉本描述這段時期的研究說：「我們的心肺機是金屬、玻璃、馬達、水浴槽、開關和電磁鐵等的組合，看起來就像漫畫家戈德堡（Rube Goldberg）設計出來的，令人發噱。儘管這機器非常原始，還需要不斷改進，但是已可派上用場，讓我們引以為傲。」[10]

幾年後，吉本到傑佛遜醫學院任職，夫妻倆因而搬到費城。二次大戰中斷了他們的研究。四年後，吉本自戰場歸來，隨即回到實驗室。這時，吉本遇見一位同事的岳父，也就是ＩＢＭ的總裁華特生（Thomas Watson）。華特生對吉本的心肺機很感興趣，願意提供研究資源，並請公司的工程設計人才給予援助。研究經費有了著落，吉本的原型機得以改良，為狗施行心肺手術有了令人滿意的結果。他發明的心肺機使血液得以在動物體外循環，如此一來，手術中的動物無需心跳也能活下去。

吉本歷經千辛萬苦，埋頭研究二十幾年才有這樣的成果。在他的心肺機發展後期，有一群外科教授曾去費城參觀他的實驗室，看看這部心肺機如何運作。莫爾曾在自傳中描述這一幕：

> 我們這一行約莫十到十五人，脫下鞋子，換上橡膠雨鞋……有人帶我們進入實驗室裡的開刀房。當時加氧幫浦差不多和一部平臺鋼琴一樣大，然而眾人的目光都集中在機器旁沉睡的那隻小貓。這隻貓身上有兩條充滿血液的透明塑膠管與機器相連……小貓與巨大幫浦形成強烈對比……我們目不轉睛，看著這隻小貓，看吉本打開牠的心臟，並使之脫離循環，再縫合好。突然，我們感覺地板很濕。往下一看，發現我們已站在兩、三公分深的血泊中。吉本

說：「噢，對不起，這該死的東西又裂開了。」但這部心肺機還是帶領心臟手術邁向了新紀元。⓫

一九五二年二月，吉本首次利用人工心肺機為病人進行手術。病人是十五個月大的嬰兒，根據診斷，患有嚴重的心房中隔缺損，也就是左、右心房中隔有破洞。這種心臟缺陷就像開放性動脈導管，在胎兒發育的過程中原本是正常的，允許血液得以繞過肺部，透過胎盤充氧，通常在寶寶出生後，開始用肺呼吸，這個孔洞就會自然閉合。如果不能閉合，嚴重的話，可能出現心臟衰竭、感染或中風。多年來，醫師曾用各種技術企圖矯正這種缺陷，然而都只能盲目在充滿血液的跳動心臟中進行手術。成功案例有如鳳毛麟角。如今，吉本總算可以利用心肺機將心臟停下並切開，在無血的心臟中直接檢視問題。

很遺憾的是，吉本切開右心房，卻發現嬰兒的心房中隔完好，並無缺損。當嬰兒後來過世後，屍體解剖才發現問題出在開放性動脈導管。由於當時的診斷工具有限，才會誤診。如果吉本從正中切開胸骨，或許可以看出問題所在，但他因為要修補心房中隔，選擇在右側開胸，才會錯過修補的良機。

翌年，吉本再次挑戰利用人工心肺機進行心臟手術。病人是個十八歲的大學女生芭弗雷克。她因鬱血性心臟衰竭一再復發，半年來已住院多次。那時，已有心導管檢查，檢查結果確定是嚴重心房中隔缺損，致使高壓的左心房將血液從中隔的缺孔流向右心房及肺臟。吉本利用螢光透視，把一條塑膠導管插入病人的手臂周邊靜脈，使導管尖端接近心臟，然後注入顯影劑，以看清楚血液流經心房中隔缺損的情況。他再利用心肺機把充氧血打入病人體內，並讓心臟停止跳動，這時，吉本可以輕易看到缺失所在，把中隔缺孔縫上。修補過程歷時二十七分鐘。之後，吉本中斷體外循環，讓心臟恢復正常跳動，再用心導管檢查，確認孔洞確實已修補好。

這個大學女生的心房中隔缺損就此根治。吉本費盡二十幾年的心血，終於證實他發明的心肺機，可在開心手術中發揮很了不起的作用。但他就此封刀，認為應該由年輕的同事繼續發揚光大。[12]因他研究的人工心肺機對心臟手術貢獻良多，因此三度獲提名諾貝爾醫學獎。

之後，人工心肺機的確有不少改良：幫浦效能更佳，病人與機器的連結做得更好，研究人員也想出辦法，在不傷害紅血球之下，使血液充氧，甚至設計出只將左心或右心繞道的做法。人工心肺機的演進有賴各國醫學研究人員的持續努力，在一九七〇和八〇年代間，美國、加拿大、歐洲、英國和澳洲等國，皆有人積極投入研究，成果卓越。這實在是外科進展重要的一步。

使用人工心肺機必須注意不使心肌受到傷害。利用低溫讓心臟暫時停止收縮，似乎是可行之道。等身體回溫，心臟又可正常跳動。來自多倫多大學的畢格羅（Wilfred Bigelow）因為在約翰霍普金斯醫院受訓，正好在一九四四年看過布雷拉克為藍嬰施行BT分流術。畢格羅了解到一點：「如果不能阻止血液流過心臟，以便在無血的視野下直視操作，就無法真正矯正心臟缺陷。」[13]他設想，如果利用低溫使身體代謝減少，或許可暫時將心臟停頓，而無須使用幫浦管線複雜的心肺機。雖然他在一九四九年以實驗證明，在低溫之下可中斷狗的身體循環十五分鐘，但有半數動物死亡。三年後，他以猴子進行實驗，在低溫之下完成了心臟修補手術。他的成功啟發了明尼蘇達大學的劉易斯（F. John Lewis）投入相同的研究，結果劉易斯搶先一步發表第一例人體低溫心臟手術成功的佳績，為一個五歲大的女童修補好嚴重心房中隔缺損。病童術後恢復良好，往後過了三十三年正常生活。自此，低溫成為心肺技術非常重要的一部分。

哈夫納格研發人工瓣膜

利用低溫技術加上人工心肺機，不但可矯正兒童心臟畸形，也可解決成人瓣膜的缺陷或病變。在這兩種技術併用之前，非緊急瓣膜手術很難實現。此外，低溫加上人工心肺機的輔助，不但可使外科醫師修補僧帽瓣，甚至可以進行主動脈瓣手術。主動脈瓣位於左心室和主動脈之間，是由三片形似半月的葉瓣所組成。心臟收縮，把含氧血輸送到動脈時，主動脈瓣就會緊貼動脈壁，讓血液通過。心臟舒張，主動脈瓣就會閉合，以避免血液回流。

主動脈瓣可能因為風濕性心臟病或感染，而變得僵硬、肥厚或鈣化，孔洞因而變得狹窄，是謂主動脈窄縮。在此情況下，血流就難以從心室輸送出去，而會回流到肺部。其他後遺症包括因輸送到腦部的動脈血流不足而使人容易昏厥，或是因冠狀動脈血流不足而出現心絞痛。有些人會因上述症狀猝死。反之，如果主動脈根部因為老化或高血壓而腫脹，或是主動脈瓣膜尖端有先天性的缺損、鈣化或受到細菌破壞，致使無法閉合，血液就會回流，造成心室腫大。這樣的病人常會出現跳躍性的脈搏（血液在動脈中無效的前後移動），因此很常出現鬱血性心衰竭。

在一九五〇年代人工心肺機尚未問世之前，外科醫師想出了幾個方法，來矯正主動脈瓣膜病變。如果是主動脈窄縮嚴重，他們會從心室壁插入擴張器。然而，這種做法可能會引發大出血，造成病人死亡。為了控制出血，有人也想出在主動脈縫上一圈布或靜脈，再插入擴張器或把手指伸進去，以擴張窄縮的瓣膜。瓣膜經常因為鈣化過度而難以打開，病變瓣膜尖端撕裂也不算罕見。有些病人得以在術後存活，但是病情仍未改善，還有些病人在術後不久就死了。針對主動脈瓣膜閉鎖不全的治療，也好不到哪裡去。為了縮減閉鎖不全瓣膜的過大孔洞，研究人員設法使主動脈根部變小，有人用鐵線來綁，有人利用布條，也有人用縫線、補丁或塑膠片。一如主動脈窄縮的手術，這些手術幾乎也都以失敗告終。然而，失敗為成功之母，哈夫納格（見第239頁）就從許許多多失敗的案例得到靈感，想出球狀瓣膜的點子。

哈夫納格除了與葛羅斯合作發展血管移植技術，也精研主動脈閉鎖不全的問題，利用狗成功建立了動物模型。為了矯正主動脈閉鎖不全，他設計了一系列球狀瓣膜，放進他為治療主動脈窄縮所設計的硬質塑膠連接管當中，進行測試。[14] 他把這種球狀瓣膜置入胸主動脈之中，利用幾個位於血管外圍的圈環固定，而不用縫線——直到今天，心臟外科手術仍使用這種做法。這種球狀瓣膜就像潛水用的通氣管，當左心室收縮，球狀瓣膜就會在血流中自由漂浮；當心室舒張，球狀瓣膜則會堵住開口，避免血液回流。

哈夫納格在一九五二年，首次為主動脈功能不全的病人置入球狀人工瓣膜，最後接受此法治療的病人總數，多達九十人以上。[15] 很多病人都大有改善。不過，儘管這種人工瓣膜能發揮作用，並不算理想。我在當住院醫師的時候，就看過裝了這種人工瓣膜的病人。球會在病人血流中前後滾動，因此發出的雜聲讓站在病床旁邊的人都能聽到，甚至床架都隨之振動。這種不停的雜音讓病人很困擾，有人還因此出現輕生的念頭。哈夫納格後來改良設計，也讓一些主動脈功能不全的病人得以存活得更久。[16] 心臟瓣膜疾病因為哈夫納格的人工瓣膜而出現新的治療途徑。哈夫納格當上喬治城大學外科主任之後，仍繼續設計人工瓣膜，包括新的葉瓣和碟狀瓣膜。

球狀瓣膜的發明，也激發了其他人相繼投入研究。在一九六〇年代出現的人工瓣膜通常是布覆蓋的不鏽鋼環。醫師在切除病變瓣膜後，就把這種人工瓣膜縫到主動脈瓣或僧帽瓣的位置。鋼環上有彎曲的支架，形成一個籠子，籠中有合成樹脂等材質做的球，在血流通過時就會浮起來，之後又會落到鋼環上，以免血液回流。雖然這種人工瓣膜能派上用場，但還是有些棘手的問題：支架上可能形成血栓，然後脫離；合成樹脂做的球也可能在使用數月之後解體。然而，經過一段時間之後，研究人員又苦心積慮，推出更新、更好的人工瓣膜，愈來愈有希望取代人體瓣膜了。[17]

儘管技術不斷精進，開心手術還是在原始階段。人工心肺機雖然推陳出新，然而新的總是比舊的複雜，而且不好用。每次在利用人工心肺機進行手術的前晚，當住院醫師的我們總得申請十八個單位的血：其中六個單位是為了給病人輸血，而十二個單位是給幫浦運作用的！

手術一開始，我們把病人鼠蹊部的大動脈和靜脈用管子接上機器。這事聽起來簡單，但塑膠管的複雜連結與設計線路的多變，讓我們一個頭兩個大。主刀醫師下令開啟心肺機時，我們得把某些地方的鉗子鬆開，某些地方的夾好。然而由於管線複雜，弄錯管子的事屢見不鮮。一旦暫停循環，某個連結處可能因為壓力太大而脫落，開刀房地面可能瞬間被血淹沒。主刀醫師氣急敗壞的開罵，只會讓我們更加手忙腳亂。

就算順利為病人降溫，讓心臟暫時停止跳動，早期的開心手術仍是艱難的挑戰。我們切開左心房，看到病變的僧帽瓣，或是從左心室附近的動脈壁接近主動脈瓣。主刀醫師切除病變瓣膜，再把人工瓣膜縫上去。然而這些都是不容易處理的部位。我們得用多條縫線固定人工瓣膜的鋼環，使新瓣膜就定位。有時，即使是最小的人工瓣膜也嫌太大。儘管我們拚命做好，手術還是可能以失敗收場，不少病人因而喪命。更教人沮喪的是，有時手術順利完成，病人從麻醉醒來，卻因塑膠管中的氣泡或血栓跑到腦部，因此不幸中風。在那個年代，開心手術可謂艱苦萬分，但是拜新科技之賜，手術結果愈來愈好，這個領域因而得以不斷進步。

冠狀動脈繞道手術

外科醫師漸漸變得藝高人膽大，嘗試以新的術式在動物和人身上進行心、肺或大血管手術。有人開始研究用手術緩解心絞痛——戰前的外科教科書根本不曾提及這種做法。英國醫學學者哈伯登（William Heberden）在一七六八年首次描述心絞痛。他認為，他的同行友人佛斯吉爾（John Fothergill）死前的胸痛應該和冠狀動脈病變脫不了干係。屍體解剖果然證實這點。一百年後，密蘇里州聖路易有位醫師把突然胸痛的臨床症狀，歸因於冠狀動脈的閉鎖。芝加哥有幾位醫師後來提出了更進一步的說明。儘管如此，心絞痛的成因依舊成謎。畢竟在那個年代，壓力測試、冠狀動脈血管攝影、先進造影技術等診斷工具都還沒有，很難有客觀的紀錄。就連歐斯勒也抱怨說：「我們難得碰上有人突然發作——即使剛好碰到，在這節骨眼，我們總是急著為病人治療，讓他覺得舒服一點，而不是好整以暇的做研究。」[18]

長久以來，大家都認為上了年紀的男性才會心絞痛，且多發生在身體勞累、情緒激動或興奮之時。心絞痛的典型症狀為陣陣胸痛、呼吸困難，覺得自己快要死了。多年後，醫師才知道女性也有同樣的風險，只是症狀沒那麼明顯。重度心絞痛的病人只要輕微活動就會引發胸痛，甚至休息時也可能發作。在美國，目前為心絞痛所苦的病人約有一千三百萬，因此這種病症可說是重大的公眾健康問題。每年死於心肌梗塞的美國人約有五十萬人，是目前為止的最大死因。[19]

心絞痛和心臟損傷都是源於動脈硬化，也就是鈣質沉積和脂肪斑塊等在冠狀動脈累積，就像水管管壁生鏽。冠狀動脈位於主動脈底部與左心室相連之處，粗如鉛筆，分左右兩支，行於心臟表面。冠狀動脈和身體其他動脈一樣，還有許多細小的分支，最後形成微血管網絡，供給心肌細胞養分；缺氧血則由微血管運送到冠狀靜脈，再送回到右心房。家族遺傳、抽菸、膽固醇太高、高血壓、病態肥胖和糖尿病等，都可能加速冠狀動脈的硬化。如果動脈有一段變得狹窄，在壓力大或身體勞累時，就無法把足夠的血液運送到心肌，如此一來就可能觸發心絞痛。這種異常是短暫的，只要病人放鬆，血液循環變回正常，心肌就會恢復。反之，如果動脈原已變窄的一段突然受阻，血流完全不通，心肌就會壞死。

在人工心肺機的輔助下進行開心繞道手術之前，外科研究人員已進行過無數的動物實驗與臨床研究，希望能找出辦法為病人緩解心絞痛的痛苦。他們的策略主要有三：一是切斷位於頸部和胸部上方的交感神經，其次是減少心臟的負荷，最後一招則是從其他來源供給心肌血液。

交感神經會影響全身器官和血管，而且與控制肌肉的神經不同，非由意志所控制。交感神經也把來自組織的疼痛訊號傳送到大腦。最早在一八八九年，就有人提出切斷通往心臟的神經路徑，以消除心絞痛。不獨在歐洲，美國的梅約等醫學中心也為很多心絞痛的病人，進行過複雜的交感神經切除術。[20]這種手術進行了幾十年，成效卓越。然而，手術雖成功解決了心絞痛的問題，但只是治標而非治本，如果病人出現嚴重心肌梗塞等緊急狀況，沒有心絞痛等於得不到預警。同時，不管動物或人，疼痛的強度皆無法用客觀的生理學辭彙來描述，愈來愈多人對手術治療之後的反應評估有疑慮。後來，研究人員發現，在利用貓進行的動物實驗中，從解剖學來看，不可能切斷所有通往心臟的神經路徑。這樣的發現像給熱中於交感神經切除術的外科醫師，潑了一桶冷水。[21]

在一九二〇和三〇年代之間，波士頓的柯特勒及其同事以一系列的動物實驗為根據，證明心臟與甲狀腺兩者功能密切。由於內分泌系統研究受到矚目，出現了不少有關甲狀腺亢進的研究報告。研究人員指出，甲狀腺亢進由於也有心絞痛的症狀，因此可能被誤以為是心臟病。[22]為甲狀腺腫病人開刀治療的外科醫師，也對心臟與甲狀腺兩者功能的關係很感興趣。他們設想，如果切除大部分的甲狀腺，降低身體的代謝速率，也許可以減輕心臟的負擔，緩解心絞痛症狀。

然而，不管是實驗室數據或從病人身上得到的客觀效益，都沒有足夠的說服力，外科醫師於是慢慢放棄這種做法。事實上，很多接受甲狀腺切除術的病人不只心絞痛依舊，且因甲狀腺素分泌不足，倦怠無力，致使日常活動受到很大的影響。

研究人員於是採行其他實驗策略，特別是看能不能為缺氧的心肌，找到新的血液供給來源。這種概念是由心包膜炎研究觸發的。俄亥俄州凱斯西部保留地大學的貝克（Claude Beck）注意到發炎的心包膜和下面的心臟之間，會生成新的連結血管，因而想到因冠狀動脈狹窄、病變而得不到足夠養分的心肌，可經由新的循環管道得到重生。貝克與北美及英國的研究人員以動物實驗證明，可把肋骨間的血管蒂皮瓣或腹部皮瓣移植到心臟表面，以供應局部組織血液。[23]

早在一九三五年，貝克已進行第一例血管移植手術。病人在術後七個月內，不再出現心絞痛的症狀。在接下來的幾十年中，其他醫師也提出術後有所改善的病例報告，但是都是根據病人的主觀描述。貝克是舉世聞名的手術創新者，也是美國第一位心血管外科教授。他在心臟復甦和心臟血管重建的研究，可說是心血管外科這個領域得以發展的關鍵。此外，加拿大麥吉爾大學的研究人員，則設想將胸骨下方供給動脈胸壁血液的內乳動脈游離出來，再將這條血管移植到心肌隧道。他們認為移植的動脈分支最後必然能與冠狀動脈開放的部分連結。[24]他們先在動物身上實驗，然後進行人體試驗，成果不錯。一九六〇年代還有研究人員利用心臟鄰近的小動脈，採行類似策略，以期改善心臟血流。今天的心臟外科醫師還常利用內乳動脈的一端，與冠狀動脈正常的部分相連，用這種繞道的方式成功解決血管上游受阻的問題。

正如前述，對冠狀動脈疾病早期研究人員來說，由於心絞痛的疼痛是主觀、難以測量的，一直無法客觀評估。畢竟在那個年代，沒有冠狀動脈系統放射顯影技術，醫師不由得懷疑有些病人的心絞痛在術後消失，是否真的是手術治療的結果，或者病人好轉只是安慰劑效應？根據屍體解剖報告，有些出現典型冠狀動脈症狀的病人，其實並沒有動脈粥樣硬化的問題。有些臨床研究者抨擊大多數的研究追蹤資料不足，並強調心絞痛可能與心理因素有關，因此難以確認心絞痛緩解是手術之功。有些比較勇於提出批評者認為，如果無法確診，只因相信手術一定有用而開刀，那就令人遺憾了。像過去，消化性潰瘍動不動就開刀治療，和闌尾切除術的濫用（即使沒有明顯的適應症也開），這樣的差錯不時可見諸醫學史。很多人都說具有神效的療法有時根本沒有足夠的臨床或實驗證據。例如，以荷爾蒙替代療法緩解停經症狀，已行之有年，近來才因可能增加心臟疾病、乳癌的風險和其他因服藥產生的併發症，婦科醫師才不再勸說停經婦女接受這種療法。

回顧這段心絞痛治療的歷史，很多醫師利用手術幫病人緩解劇痛，根據的僅是流行的概念，並不能真正解決問題。這段學習曲線很長，結果卻只能說差強人意。由於冠狀動脈繞道架接手術的出現，上述以手術緩解心絞痛的做法，大多數已遭到淘汰。

偶爾會有人想從根本解決問題，因此想到直接修補有病變的冠狀動脈。這些人的靈感或許來自卡雷爾。卡雷爾曾在一九一〇年以狗進行實驗，切下一段動脈接在心臟上，繞過冠狀動脈開口。很可惜，沒有成功。[25] 後來，有醫師曾取下人體的小靜脈做補片，縫在狹窄的動脈上，以擴大動脈口徑。但這樣的病例為數很少，都是在病人情況危急之下才這麼做。有人從受損血管內部移除鈣質沉積的部位，也有人從其他部位切下血管連接到缺血的動脈。大多數的嘗試都失敗了。但我們要曉得，這些外科先驅可是在砰砰跳的心臟上動刀，那時的縫線、針和手術器械都不夠精細，而且手術部位又常會出現凝結血塊。幾十年後，外科醫師才成功繞過受阻的冠狀動脈，建立新的血液供給管道。

一九六〇年代，阿根廷醫師法瓦洛羅（Rene Favaloro）最先想出：從腿部切下一段表淺靜脈，來做冠狀動脈繞道手術。[26]有些病人就是因為腿部表淺靜脈功能異常而出現靜脈曲張，如第一章所述的病人瑪麗。法瓦洛羅曾在克利夫蘭醫學中心受訓多年，回到阿根廷執業後，他的技術又不斷精進，甚至成立了心臟手術研究中心，救人無數，手術成果獨步全球。目前光是在美國，每年進行的冠狀動脈繞道手術就多達五十萬例。

我曾看過多次這樣的手術。手術團隊成員合作無間，動作之行雲流水有如芭蕾。每一位病人冠狀動脈阻塞發生的部位與嚴重程度，皆已利用最新的功能性與放射性診斷工具詳細記錄。他們不只可用掃描造影精準呈現血管的細節，而且能把附有超音波探頭的微導管，伸到病人血管中，將動脈內部的實際影像傳送到螢幕上。他們幫病人蓋好鋪單，做好種種準備工作，等麻醉藥劑發生作用，手術團隊就開始動手。有一個小組負責從小腿或大腿切下一段靜脈，去除相連的組織和分支。他們小心翼翼，以免傷及薄薄的血管壁，這和齊佛醫師幫瑪麗開靜脈曲張手術的大膽豪邁，大異其趣。還有人用不斷進步、破壞更小的內視鏡，來進行移除靜脈的手術。接著，助手把插入病人鼠蹊部或上臂大動脈和靜脈的塑膠管，與人工心肺機連接好。

如果是在教學醫院進行手術，就會由資深的心臟科受訓醫師和一位年輕住院醫師，沿著病人胸骨中央從頸部開始切開，直至腹部；若是在社區醫院，則由幾位醫師互相幫助，以完成手術。接著，他們用電鋸鋸開胸骨，撐開胸壁。心包打開之後，就可看見一顆撲通撲通跳的心——也許因為心臟是精神的象徵，我每次看到鮮紅、跳躍的心，都不由得心生敬畏。

團隊成員開啟人工心肺機。這部機器的短小精悍與安靜無聲，讓我驚嘆。相形之下，早先的機種龐大、笨重，而且很吵，還得有人負責操作幫浦。等這部機器接手血液循環的工作，病人體溫下降，無血的心就慢慢跳止跳動，最後靜止。外科醫師仔細察看掃描結果，把冠狀動脈狹窄部位以下游離出來，接著用鉗子夾住主動脈與心臟連接的地方，在主動脈壁上穿孔，然後接上幾條取自腿部的靜脈，用很細的縫線縫好。下一步則是把靜脈的另一端縫在冠狀動脈側邊的一個小切口。等所有的靜脈都縫好（有時可能多至五條），醫師再小心沖洗，把所有的血塊、碎片或氣泡都沖掉，然後使病人體溫升高到正常，也慢慢讓心臟充滿血液，恢復跳動。植入的靜脈把血液送到受阻的部位以下，心肌就回復正常的色澤。等心臟功能完全恢復，病人體溫也回到正常，助手就把心肺機關掉。團隊確認每個地方都縫合好，沒有出血，就開始縫皮膚。縫好後，手術完成，隨即把病人送到加護病房觀察二十四小時。

在我當住院醫師的時候，每個星期的兩、三檯開心手術都得勞師動眾，搞得人力吃緊。目前，心臟外科醫師一天就可能開個五、六檯。全世界每年接受這種手術的病人多達好幾百萬，許多屬於高危險群，然而手術不但安全，而且成效良好。接受手術的病人年齡也有愈來愈大的趨勢，其中很多還有高血壓、抽菸、泛發性的動脈粥狀硬化症或患有其他疾病，但手術死亡率依然很低，約莫不到百分之二。

自吉本發明人工心肺機後，經過不斷改良，加上低溫技術的應用和心律調節器等體內電子儀器的進展，外科這個領域已有長足的進步，且創新的腳步未曾停止。現在，外科醫師進行手術的切口縮小，甚至可以不必人工心肺機的輔助。臨床醫師正在研究從遠端的血管切口，在X光透視下，把主動脈瘤內套膜支架植入主動脈瘤的血管內，然後把病變的血管瘤阻隔開來。介入放射科醫師則是在病人清醒之下，從鼠蹊部動脈送入小小的金屬圈，使冠狀動脈狹窄的部分得以擴大。有的藥物也能治療冠狀動脈硬化，使病人免於手術。由於現在很多病人在高血壓出現初期即接受治療和控制，因心臟病死亡的人以及接受冠狀動脈繞道手術者，皆比以前來得少。外科真是好不容易才有這麼一天。

人工心臟紛爭多

一九六九年初，德州休士頓心臟研究所的庫利（Denton A. Cooley）首次把人工心臟植入一位名叫卡爾普（Haskell Karp）的病人體內。病人因為心臟衰竭，等不到可替換的心臟，只好先使用人工心臟。接著，卡爾普太太出現在全國各大媒體，包括電視、廣播和報紙，懇求善心人士捐贈心臟。那時心臟移植技術才剛出現，在美國首次進行心臟移植的哈迪（James Hardy）不幸失敗，被醫學界、法學界、倫理學界和大眾炮轟得體無完膚，因此之後願意捐贈心臟的人突然大減。可想而知，卡爾普太太如何心焦如焚。「我在此為我的丈夫懇求。我看他躺在病床上。我知道在他胸膛中的只是一顆人工心臟，而不是上帝所賜的真正心臟。我不知道他能再撐多久。我已經哭到沒有眼淚，只能懷抱希望等待。我們的孩子也是。我們都在為他禱告。也許，那顆天賜的心臟就在某個地方。拜託，幫幫我們吧。」㉗

麻州有位醫師聽到卡爾普太太的懇求，找到一位可能可以捐心的女病人，於是以醫療專機把她送到德州，雖然她是否適合捐贈器官仍是問題。病人因嚴重中風，造成腦部無法回復的重大傷害，不過麻州醫師尚未宣布她腦死。四個小時後，再度檢查，德州的醫師認為她在飛機上再次發生中風，終於宣布她腦死。庫利開始進行心臟移植。一天後，卡爾普就死了。

人工心臟的發展很複雜，不只是關於技術，還牽涉到不同理念的衝突、不實指稱、膨風、競爭等。雖然這個領域有重大突破，但不知有多少研究人員因為惡鬥，致使研究生涯毀於一旦。儘管如此，我得強調一點，外科醫師發展人工心臟的初心，不外乎盡一切的努力救治垂死病人，只是這個領域的概念和技術還不成熟。在這樣的情況下，外科醫師必須有強大的自信和無悔的決心，才能不受哲學、宗教、社會等干擾，讓後人來評斷自己的功過以及是否合乎倫理。

要打造一顆機械心臟，輔助衰竭的左心室或替代整顆心臟，可不容易。這需要許多領域專家的通力合作，包括外科醫師、生理學家、生醫工程師、儀器製造商，以及研究合成材質對循環影響的人才。設計者不但必須避免血液在人造心臟房室內凝結，同時又不能讓血液喪失凝血功能，以免出血不止。他們還必須預防小血栓在血流中形成，病人才不會中風，並使循環的紅血球免於遭受破壞，還要確保人工心臟的電力來源百分之百可靠。如果這樣的心臟要替代整顆心臟，研究人員必須製造兩個相連的幫浦，一個以高壓推動動脈的血液循環，另一個則使低血壓的靜脈血得以回流到肺部。再者，人工心臟必須使用耐用的材質，以免用久了功能減退，而瓣膜也得禁得起長年使用。全世界的研究團隊都在設法解決上述種種難題。

人工心臟就像大多數的發明，概念由來已久。十九世紀的德國研究人員最先提出這個可能性。一九二八年，英國生理學家製作了一個模擬心臟的幫浦。㉘一九三〇年代，記者使用「機械心臟」一詞來描述卡雷爾和林白打造出來、用以保存組織的機器，稱頌該機器具有可產生脈搏的旋轉瓣膜，藉由空氣壓縮來推動幫浦，並推測其未來的發展潛力。㉙第二次世界大戰之後，法國等地的研究人員利用血液循環有問題的狗來進行實驗，嘗試把汽球送入主動脈，使之隨著心跳膨脹和收縮，俾使輸送到冠狀動脈、腦部和重要器官的血流增加，並在動物實驗成功後進行人體試驗。後來，哈肯等人又進一步改良這種反搏技術（譯注：亦即利用機械作用提高主動脈舒張壓，減低主動脈收縮壓，增加冠狀動脈血流量，改善心肌代謝），其他研究人員也利用幾種體型較大的動物進行實驗，在心肺繞道模型中，以輔助裝置增進心室功能。

庫利把人工心臟植入卡爾普先生體內，為心臟外科手術展開新頁，然此一創舉也引發許多爭議，不僅涉及研究團隊和機構的競爭，美國社會和政治對人工心臟的期望，也使研究人員飽受壓力。當時，越戰已成美國人的惡夢，加上甘迺迪總統遇刺，整個社會因此瀰漫著挫折、悲觀與失望的氣氛，社會大眾於是寄望於科技帶來的新境地。也許人工心臟可彌補這個空缺。

一九六二年，舉世聞名的心血管外科權威、德州貝勒醫學院的院長狄貝奇（Michael DeBakey）從國家心臟研究所申請到四百五十萬美元的人工心臟研究經費，招募了多位心臟研究尖兵，包括經驗豐富的外科研究專才李歐塔（Domingo Liotta）。李歐塔已在阿根廷發展出人工心臟的原型。由於經費充裕，李歐塔和團隊裡的工程師設計出一系列的單幫浦人工心臟，以輔助左心室，直到左心室至少有部分心肌恢復功能。在狗的實驗成功後，李歐塔將其中一種人工心臟用於病人，輔助其血液循環，結果撐了四天。後來又用更新的一種人工心臟植入有嚴重心血管疾病的年輕女病人體內，這次用了十天。這位女病人在人工心臟移除後康復了，往後數年過著正常生活。

一九六七年，南非成功完成史上第一例心臟移植手術，李歐塔等人更快馬加鞭，進行雙幫浦人工心臟的研究。不到兩年，他們就把新研發出來的人工心臟植入一頭小牛體內。[30]但在這次動物實驗成功之前，李歐塔已先提交論文摘要至全國心臟外科研討會上，宣稱他發明的人工心臟已植入十隻小牛體內，所有的小牛均得以維持數小時的生命。李歐塔除了提到國家心臟研究所的贊助，也把狄貝奇列為共同作者。狄貝奇在研討會召開前幾天才得知此事，大為震怒。後來，李歐塔終於把心臟幫浦植入七頭小牛體內（而非十隻），但六隻小牛在植入後不久都死了，只有一隻存活了四十四個小時，但也在植入後「奄奄一息，和死屍差不多」。[31]李歐塔的宣稱與事實真是天差地遠，令人費解。

庫利是很有才華、令人尊敬的心臟外科醫師，也是聖路克醫院附屬德州心臟研究所的所長。他在這時期與李歐塔連繫，希望把李歐塔研發出來的人工心臟用在臨床上。李歐塔既沒有徵求狄貝奇的同意，甚至連知會一聲都沒有，也沒考慮到彼此團隊的競爭關係，逕自說服同事偷偷複製一顆人工心臟給庫利，只附上一張紙條，說這個機械心臟仍在試驗階段，只能用在實驗動物身上，不能用於人體。接下來，李歐塔又在貝勒實驗室製造更多的人工心臟。據說他和庫利總計把人工心臟植入九隻動物體內，只是兩人未曾發表研究細節。

此時，聖路克醫院心臟幫浦研究團隊中，無人知道庫利準備把李歐塔製造的人工心臟植入病人體內。由於亟欲換心的卡爾普等不到心臟，只好同意暫時換上人工心臟。庫利先以心肺循環機支持卡爾普的心臟，眼見他的心臟功能幾已全失，無法復原，於是關掉心肺循環機，植入人工心臟。[32]

此舉究竟是早有企圖，或是為了救病人一命不得不爾，真相已無法得知。醫學界很多人都認為人工心臟的植入細節繁複，如無妥善準備，實難成功。此外，這顆心臟幫浦的設計、製造與發展出自貝勒團隊之手，用的是聯邦撥下來的研究經費，卻被聖路克醫院的庫利拿去使用在病人身上，怎會不引來爭議？貝勒團隊和國家心臟研究所質問李歐塔之後將其解職，庫利也辭職了，但在國際上，他依然是胸心外科的權威，開刀技術和臨床成績一流，他的雄心壯志也為人稱道。他的妙手持續救回無數病人，只是不再為人植入人工心臟。

沒考慮病人真正的需要

到了一九八〇年代，人工心臟的發展才進入第二階段。此時，美國社會的陰霾已一掃而空，這是一個充滿自信、積極擴張、樂觀向上的年代。越戰已經落幕，經濟大好，美國產品行銷全世界，科技也突飛猛進，醫學、生物學和其他領域都有重要突破。罹患嚴重心臟疾病的人因此期盼人工心臟能帶給他們新生。

第二階段的要角和第一階段一樣，都是獲得大筆聯邦經費挹注的美國研究機構。正如加州大學柏克萊分校社會學家貝拉（Robert Bellah）所言：「人工心臟有如美國國旗上的一顆星，如有人扼殺這樣的研究計畫，就像從這面國旗摘下一顆星。」[33] 儘管前一個階段引發許多爭議，此時似乎進行臨床應用的時機已經成熟。

荷蘭人柯爾夫（Willem Kolff）是位醫師，也是發明家和工程師，在納粹占領荷蘭期間研發出洗腎機原型。他父親也是醫師，是一家肺結核療養院院長，照顧了許多肺結核末期病人。他從小在父親的醫院看到病人被折磨得不成人形，於是立志學醫，從死神之手把病人搶救回來。一九五〇年代，他在美國克利夫蘭醫學中心工作，不僅致力於人工腎臟的研究，也想到利用機器替代其他衰竭的器官。由於猶他大學早就對生物醫學的創新感興趣，於是在一九六七年延攬了柯爾夫。自此，柯爾夫把研究焦點放在機械心臟上。不過幾年，他就和同事設計出可取代心臟的氣動幫浦。在實驗中，換上氣動幫浦的小牛可在術後存活相當長的時間。之後他們不斷改良設計，不過機械、材料、血栓和感染等問題一直無法解決。研究人員為此煞費苦心。

柯爾夫團隊有兩個人值得一提：賈維克（Robert Jarvik）原本學的是機械工程，後來才習醫，然而連醫學院第二年的考試都沒通過。柯爾夫看中他的工程背景，把他帶進團隊，讓他負責設計機械。賈維克是天生的創業人才，想像力豐富，為人高調愛炫，不只曾接受《花花公子》專訪，照片還曾出現在倫敦地鐵牆上，一隻眼睛戴著眼罩，為海瑟威襯衫打廣告。柯爾夫後來創立了一家研究人工器官的生醫公司（此事猶他大學也有牽連，因而受到非議），把賈維克找來當總經理，不料公司最後落入賈維克之手。[34] 德維里（William DeVries）則是柯爾夫團隊的另一員大將，是技術純熟的心臟外科醫師，在當醫學生的時候就曾為柯爾夫工作，最後成為美國食品暨藥物管理局唯一核准可進行人工心臟人體試驗的外科醫師。

這個團隊以小牛做為實驗動物，結果差強人意。小牛不時會出現感染，一開始出現在氣送管進入胸腔之處周圍的皮膚，最後深入到人工心臟本身。此外，贊助單位國家心臟研究所也給研究人員巨大壓力，希望早日看到實驗成果。最後，國家心臟研究所對此研究失去興趣，把資源分配給挑戰性沒那麼高的研究項目，如單一心室輔助裝置。多方人士皆認為，在這階段人工心臟的發展仍嫌不夠成熟，不見得能成功。

儘管有這些疑慮，在世界各地仍有人繼續努力研究人工心臟。除了鹽湖城的實驗室，柏林、東京和賓州的赫希都有人工心臟研究團隊，已有人提出在十二隻山羊和小牛植入人工心臟的實驗結果，這些動物在以人工心臟完全替代原來的心臟之後，皆存活達六個月以上。最初的人體試驗也傳出捷報。德維里在猶他、阿根廷和東德剛過世的人身上試驗人工心臟。費城也有研究人員把人工心臟裝在五個腦死病人身上，在中止維生設備之前，人工心臟使兩位病人的循環系統繼續運作，分別長達四十一與七十二個小時。其他三位病人在人工心臟的輔助下，得以捐贈腎臟。㉟

由於東京大學已有突破，在一位病人身上裝了人工心臟，猶他團隊不得不加快腳步。儘管在動物實驗中，一直沒能避免感染問題，他們還是從大學人體試驗倫理審查委員會和食品暨藥物管理局獲得許可，準備進行人體臨床試驗。研究人員從一群心臟衰竭的病人中進行篩選，最後選中來自西雅圖的六十一歲退休牙醫克拉克。一九八二年十二月，維德里及其同事摘除克拉克那顆已失去功能的心臟，植入賈維克打造的幫浦。術後，克拉克活了一百一十二天，每天都飽受併發症之苦，最後才因多重器官衰竭和敗血症過世。對克拉克而言，這段日子簡直生不如死，他只希望能早日得到解脫，只是媒體的瘋狂追逐，教他求死不得。然而，德維里似乎不為所動，自信滿滿，在《新英格蘭醫學期刊》上發表報告說：「儘管術後併發症很難纏，這次的經驗仍使我們對全人工心臟的未來感到樂觀。」㊱

在接下來的幾個月，年輕而野心勃勃的德維里想進行更多的人體試驗，但一再受挫。不但有關前提的爭議愈來愈多，還有各方的利益衝突問題，包括聯邦及私人贊助者、賈維克、猶他大學、製造人工心臟的生醫公司及其股東等。人體試驗倫理審查委員會否決了德維里再次進行人體試驗的申請案，但食品暨藥物管理局還是批准他在一九八四年中進行第二次人體試驗。不到幾個星期，德維里就離開鹽湖城，到肯塔基路易斯維爾一家由哈門納醫療保險集團（Humana Corporation）經營的醫院任職。雖然少了大學的支援，他們強調對病人的照顧、教育與應用研究非常重視，也宣布要興建一家治療心血管疾病、做心臟移植和人工心臟植入的重要醫學中心。顯然，哈門納準備以巨資投入醫療市場。

德維里不顧美國醫學界的反對聲浪、來自媒體的壓力、以及食品暨藥物管理局某些官員對倫理審查的疑慮，在得到批准之後，很快就把賈維克做的人工心臟植入第二位病人許洛德體內。許洛德術後存活了六百一十天，他的案例一樣成了轟動全球的新聞，併發症也在所難免，且為了使人工心臟不斷跳動，必須連接一臺大小如冰箱的壓縮機。接下來，有更多病人接受人工心臟植入。一九八五年二月，德維里為一位名叫海登的病人植入類似的人工心臟。海登在術後十六個月中也出現種種併發症，包括中風、肺部功能不全和多次嚴重感染。四月，德維里最後一次為病人植入人工心臟。這位名為柏謙的病人在術後只悲慘的活了十天。差不多在同時，斯德哥爾摩的山博教授（Bjarne Semb）為五十三歲的病人史坦柏格，植入一顆賈維克製造的人工心臟。病人雖然熬過手術的考驗，然而不幸在七個月後死於多次中風。

儘管各研究機構的負責人發下豪語，在人工心臟發展第二階段接受移植的病人，顯然沒有比前一階段的實驗牛好到哪裡。食品暨藥物管理局於是不再支持德維里的手術，德維里一再抗議，還是無濟於事。有一期《美國醫學會期刊》曾讓贊成與反對人工心臟的兩派表達自己的觀點。德維里依然熱中，說道：「全人工心臟是可行的、實際的，也很耐用，能給病人活命的機會。病人在接受人工心臟植入後，能過正常的家庭生活，看到兒女完成終身大事、孫兒孫女出生，可享受垂釣之樂，甚至可參加遊行。臨床研究能夠這麼成功實屬罕見。」[37] 持相反意見的醫生裡有位外科醫師，自己曾在等待換心時期暫時裝過一枚人工心臟。他說：「德維里在報告中描述的問題很嚴重，為人工心臟投下陰影。他所提出的解決之道似乎也無法減少併發症的發生。如果再為病人進行人工心臟的植入，只會增加併發症的紀錄，而不是給病人帶來可以接受的術後生活。」[38]

參與人工心臟研發的幾位研究人員，各有不同的命運。柯爾夫依然不斷創新發明，是世界公認的人工器官之父，直到二〇〇九年去世。他發明的洗腎機如今仍造福無數病人。德維里在一九八四年登上《時代》雜誌封面，後來在路易斯維爾執業，過著低調的生活。賈維克在其公司發展、改良了一系列的心室輔助裝置，而非人工心臟，應用在更多心臟衰竭的病人身上。最近，我們仍可看到他出現在降血脂藥立普妥的電視廣告中。

人工心臟的人體試驗方式，帶來了許許多多難解的問題。例如，醫師救治病人在何種情況之下是合乎傳統、能被接受，而且能把病人救回來？何時則成了非常之舉，最後只是逞英雄，還落得徒勞無功？再者，醫師救病人到底是延長了他們的生命，還是讓他們受盡折磨再死去？致力於創新發明的外科先驅，是否忽略了科學與實驗室研究，急於進行臨床試驗？在動物實驗模型上，是否進行了夠多的試驗，而能合理的用在人身上？外科泰斗莫爾，曾在幾年前討論過這種情況：

在緊急情況之下，以人工心臟或動物心臟暫時植入病人體內，這種做法牽涉到一個特殊的倫理問題：是否因為病人瀕臨死亡，醫師就可採取行動？答案應該是否定的。因為沒有證據可證明這麼做是有幫助的。這麼做只會給病人及其家屬虛假的希望，甚至有損世人對生物醫學研究的評價，讓人覺得醫師只想冒險，沒考慮到病人真正的需要。於是，瀕死之人成為人體試驗的犧牲品，醫師是為了自己的研究與功名才這麼做。只有經過小心、嚴謹的活體動物實驗，所謂的「非常手段」才能給病人帶來一線希望及合理的幫助。至於機械心臟暫時取代正常心臟的做法，由於實驗動物存活情況不理想，因此還不宜用在人體。[39]

但人工心臟研發的腳步並未停止。全世界許多國家共有三百多位外科醫師，已把八百五十個以上的單一心室輔助裝置，裝在病人身上，在等待換心或幫助心臟復原的過渡時期，替代心臟發揮功能。幫浦和動力來源的設計也不斷改良。這種心臟幫浦既耐用又有力，所使用的電池相對而言體積很小，功能也可維持相當長的時間。例如，根據最近的臨床研究報告，有一百三十三位患有難以治療的心臟衰竭病人，接受左心室輔助裝置，其中有一百位平均在等候一百八十天後接受換心。在這段等候期間，就由輔助裝置來維持心臟功能，而且過著還算滿意的居家生活。[40]雖然剩下的三十三人中，有二十五人死亡，但存活的八人在接受心室輔助裝置之後，心臟功能的確大有改善，甚至不必換心。似乎科技進步，成效也提升了。心臟可在機械裝置的支撐下復原，不只是研究人員的勝利，更可讓一顆可移植的心臟留給更需要的人。

儘管心室輔助裝置已漸漸普遍，成為很多醫學中心救治病人的法寶，但使用全人工心臟仍然問題重重。就像柯爾夫和賈維克最早設計出來的人工心臟一樣，最新一代人工心臟植入手術仍很費時，手術時間可能長達七個小時。正常心臟兩個心室會同時收縮，人工心臟則否，會先把血液輸送到肺臟，再送到身體。人工心臟重約九百公克，有一個外接式的電池盒，讓病人掛在腰帶上，還有一個電池則植入腹壁。外接電池盒會透過皮膚傳送電流，為內建電池充電，使內建電池最久能自行運作半小時，病人就有充裕的時間拆下外接電池盒沖個澡。這種新型的人工心臟使嚴重心臟病人能多活三十天左右。在筆者寫作本書之時，已有十二人接受人工心臟植入，而食品暨藥物管理局核准的人數只有十五人。[41] 雖然科技日新月異，在可見的未來，人工心臟的使用似乎還相當有限。

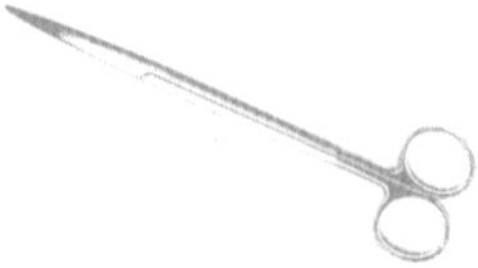

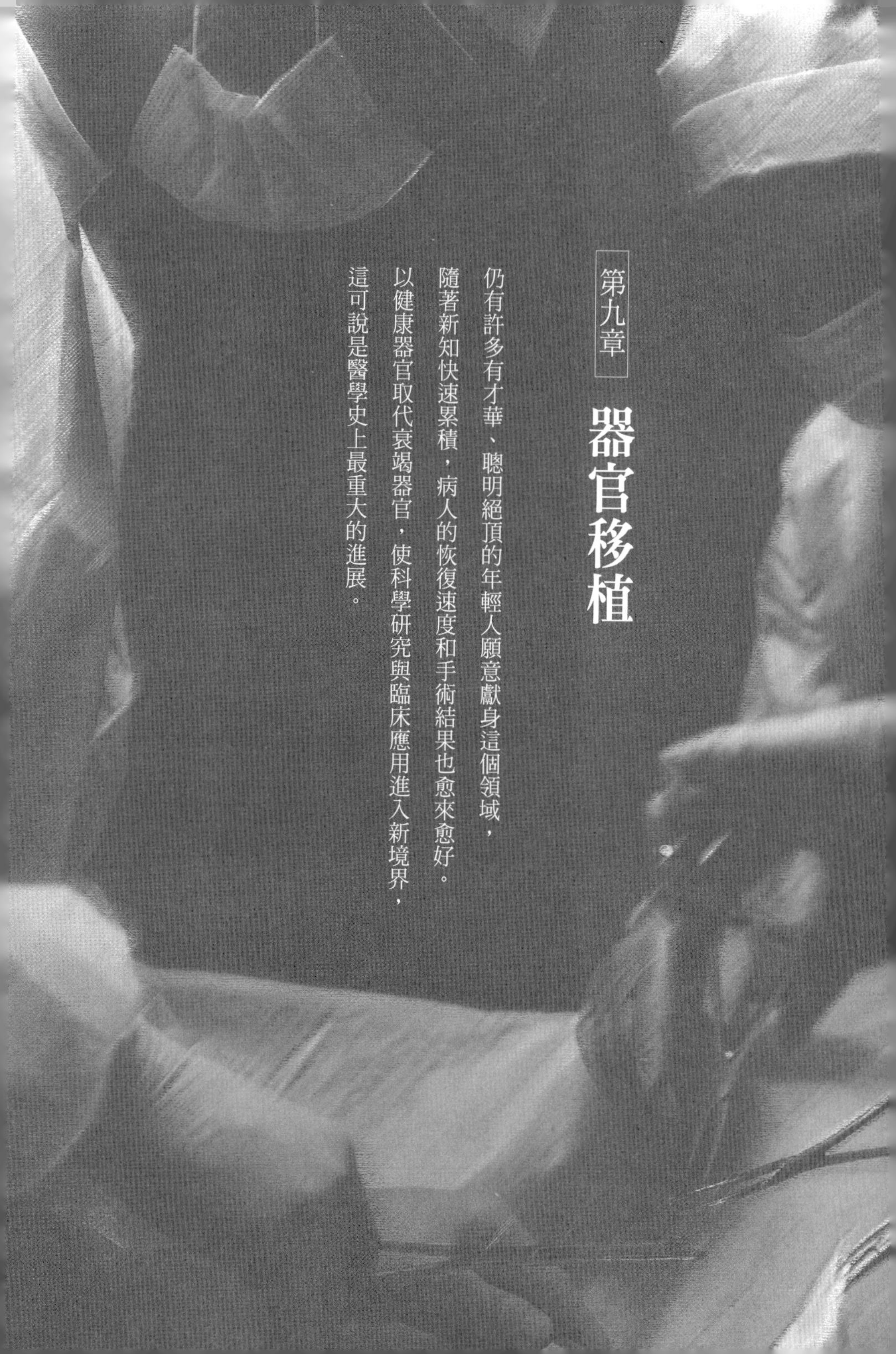

第九章

器官移植

仍有許多有才華、聰明絕頂的年輕人願意獻身這個領域，
隨著新知快速累積，病人的恢復速度和手術結果也愈來愈好。
以健康器官取代衰竭器官，使科學研究與臨床應用進入新境界，
這可說是醫學史上最重大的進展。

卡門·艾斯波蘭薩初次發病是在十七歲。那時，她還是個高中生。她在校成績優異，喜歡打曲棍球，是學校橄欖球隊的啦啦隊隊長，暑假還會去兒童夏令營當輔導員。她家除了父母，還有兩個妹妹。這個活潑、好學的女生前途似乎一片光明。

然而，就在她高二那年，她覺得自己愈來愈疲倦，總是無精打采，而且食欲減退。幾個星期後，她發現自己的膝蓋腫了起來，而且連襯衫釦子都沒法扣。她的尿色很深，母親還發現她眼球變黃。醫師證實她出現黃疸症狀，肝臟腫大，腹水很多。抽血檢驗顯示她肝指數高得嚇人。從腹部掃描的影像看來，她的肝靜脈回流阻塞，因此血液無法從肝臟排出，阻塞部位附近的周邊血管也有血流異常蓄積的現象。此種罕見的肝臟疾病，稱為布加症候群（Budd-Chiari syndrome），嚴重的話會導致急性或猛暴性肝炎或肝壞死。布加症候群可能在任何年齡發生，凝血異常者也可能出現此症，另外如紅血球增生過多產生斑塊或血栓，也會使肝靜脈阻塞。服用口服避孕藥的年輕女性亦有罹患此症的風險。肝靜脈阻塞，血液只進不出，肝臟就會腫大得厲害。

肝臟是人體第二大器官，僅次於皮膚。肝臟在腹部上方，有許多重要功能。這個器官會把消化的食物轉化為單醣儲存起來，在身體需要能量時，再將單醣釋放到循環系統中。肝臟也會合成新的蛋白質，生成凝血因子，製造膽固醇和膽汁，處理代謝廢物和酒精等有毒物質，並分解老化的紅血球。肝臟有動、靜脈的雙重血液供應，這是與腹腔內其他器官不同的。肝動脈源於主動脈，是肝的營養血管，肝動脈進入肝臟後分為各級分支到小葉間動脈，將直接來自心臟的動脈血輸入肝臟，供給肝細胞營養和氧氣。門靜脈接受來自小腸及其他腹腔器官的靜脈血灌注，提供肝臟近四分之三的血液來源。門靜脈這條大血管進入肝臟後，分為各級分支到小葉間靜脈，最後形成竇狀毛細血管，行經肝細胞之間。竇狀毛細血管的管壁很薄，可把來自消化道、含有營養的物質送到肝細胞。肝細胞吸收、加工之後，一部分排入血液，其餘暫時貯存在肝細胞內。竇狀毛細血管網絡最後會匯聚成幾條大的肝靜脈，再流到下腔靜脈。膽小管從肝細胞附近形成，其走向與肝臟中密集的血管系統平行，並逐漸變粗，最後形成總膽管。總膽管約如小指一樣粗，長十公分左右，會把肝細胞生成的膽汁送到十二指腸。總膽管中央有一膽管通往膽囊，膽會將多餘的膽汁收集、儲存並加以濃縮。在我們飽食大餐之後，膽囊會收縮，將膽汁送到腸子，把吃進食物當中的複雜脂肪分開，並乳化成小油滴。經過更進一步的消化後，這些產物最後則會進入門脈循環系統。

正值青春年華的卡門，本來過著快樂、忙碌、穩定的生活，一夕之間，人生完全變調。醫師告訴她和她父母，她得了致命之疾，需要肝臟移植。

肝臟移植若使用的是過逝捐贈者的肝，醫師有三種使用方式。第一種是全肝移植，也就是切除病人的整個肝臟，直接把捐贈者的肝移植到病人體內。第二種是：如果病重到無法接受肝臟切除，可在病人原來的肝臟之下，植入部分肝臟做為輔助器官。第三種是：捐肝者的肝可分成兩半，分別植入兩個小號病人，好比兒童。

另一種肝臟移植法是活體肝移植，由健康的親屬（如病人的父母）捐出部分的肝，移植到病人身上。肝臟移植手術主要是在經驗豐富的醫學中心進行。切下部分正常肝臟是有風險的大手術，由於肝臟有再生能力，才得以這麼做，捐贈者或受贈者日後肝臟都能長成正常體積。然而很多醫學界人士擔心，在健康捐贈者身上進行高風險手術，不僅可能危及其性命，也有倫理上的問題。卡門的家人把上述問題都納入考量，最後決定用死者捐贈的肝，做全肝移植。

肝臟移植手術

卡門於是被列入全國換肝等待名單之中。在美國負責器官整合與分配的是「器官分享聯合網絡」（簡稱UNOS），是為世界上最具規模的專業器官移植促進組織。這個組織訂定了一套算法來決定器官分配的順序，不同器官算法也不相同。由於大多數得了腎臟病的病人在換腎之前皆靠洗腎來維持生命，因此會衡量他們等待時間的長短來排序。至於需要心臟或肝臟移植者，由於沒有任何支援系統，則主要依病情的嚴重程度來決定先後順序。愈嚴重的，就會排在愈前面。

卡門的肝臟急遽惡化，身體功能愈來愈差。她的肝臟因為無法代謝老舊紅血球釋出的色素，色素進入了循環系統，沉積在全身組織之中，皮膚因而變得蠟黃。她幾乎一吃就吐，腹水很多，雙腿水腫得厲害；且因凝血功能不全，皮膚出現大塊青紫。此外，由於蛋白質代謝不全，她身上有一股氨的氣味。卡門精神渙散，一天到晚都在睡覺，本來待在家裡，因為病情嚴重，命在旦夕，於是住進醫院。器官分享聯合網絡積極為她尋求適合的捐肝者。她被列入等待名單的最前面，三天後就找到與她相同血型的捐肝者。不到幾個小時，她已躺在開刀房，準備接受肝臟移植。

捐贈肝臟給她的是鄰州的一個年輕男性。他騎摩托車偏離道路，一頭撞上路旁的一棵樹。他沒戴安全帽。救護人員把他送到醫院，急診醫師和一位神經科醫師宣布他已腦死。當地器官銀行的移植協調師，為這個年輕人的家屬解釋他的情況。家屬最後同意捐出他的多個器官和組織。器官移植捐贈小組前來摘取他的心臟、肺臟、肝臟、胰臟、小腸和腎臟。腎臟捐給了當地居民。一個小組把肝臟置放在低溫保存液中，開了一百六十公里的車程，送到卡門的醫院，其他人則立刻搭機把剩下的器官送到各地，供合適的病人使用。這些器官一共讓八個人得到重生，還有些人則得到他的眼角膜、皮膚和骨頭。

這是一支經驗豐富的器官移植團隊，熟悉複雜的移植手術。肝臟放在塑膠冰盒中送到開刀房，移植團隊的外科醫師詳細查驗捐贈者的資料與器官，然後在卡門的肋骨下方切一個人字形的切口，並與中線的切口連結，然後用拉鉤讓整個腹腔露出。正常人的結腸是淡粉色的，像一節一節膨起的袋子，覆蓋在上腹部。下方那個亮亮、厚厚的袋狀結構就是胃。有一大片黃黃、油油的組織與上面兩個器官相連，此即網膜。這片膜覆蓋著小腸。一掀開網膜，就可看到一圈圈的粉紅色小腸，像精巧的澆花水管，直徑約莫只有結腸的一半。脾臟在左邊肋骨之下，幾乎看不到，只有在病變時才會腫大。右邊肋骨下方只能看到肝臟的邊緣。正常的肝臟是平滑、堅實的，整個器官是深咖啡色，上有許許多多六角形柱狀結構，此即肝小葉。如果罹病，肝臟會出現完全不同的色澤和質地。比如肝硬化，肝臟會萎縮，表面變得不規則，而且跟鞋跟一樣硬，肝臟本身會出現類似疤痕的纖維化組織，甚至產生黃棕色硬化結節。若是得了嚴重肝炎，整個器官將變成淡黃色，質地變得軟軟的。如罹患糖尿病、病態肥胖，則可能會出現脂肪肝，肝臟會腫大，呈淺咖啡色，肝細胞內則囤積了許多脂肪。

外科醫師發現卡門的腹部和正常人完全不同。所有的組織，包括腹壁，都被膽汁染成深黃色。由於靜脈血回流受阻，肝臟腫得很大，色澤黯沉，堵塞嚴重。細小的周邊血管，因為靜脈血的改道而變得脆弱、浮腫。移植團隊小心翼翼、按部就班的把這些血管綁紮好，再慢慢把腫大不堪的肝臟切下來。他們使肝門靜脈、肝動脈、總膽管與肝臟分離，注意留下的部分長度是否足夠，好跟捐贈者的肝臟連接。由於肝門靜脈管壁很薄，切割的時候必須萬分小心，以免傷及分支。接著，他們把腫大的肝臟翻到一邊，控制剩下的周邊血管，並且分離背面遭阻塞的大靜脈。儘管肝臟的靜脈已完全堵塞，下腔靜脈並沒有受到影響。由於切割範圍甚大，失血量很可觀，上腹部細小的周邊血管一直在滲血，這是因為肝臟功能盡失，無法產生凝血因子以減少出血。外科醫師把整個肝臟切下來後，腹部上方出現一個大得嚇人的洞。

另一組成員負責處理捐贈者的肝臟，切除連結血管及膽管外圍的脂肪。自捐贈者的肝臟摘除下來這十個小時，肝臟因為用低溫保存液沖洗，變得軟軟的，呈淡黃色。負責移植的外科醫師用極細的縫線，把捐贈者肝臟的肝靜脈與受贈者的下腔靜脈接起來，再把肝門靜脈縫好。接著，他們鬆開血管鉗，讓靜脈血循環。繼而將捐贈者肝臟的肝動脈與受贈者的肝動脈也連接好，之後，動脈血就開始流動，肝臟很快恢復了正常色澤。等到膽管接好，肝臟已能分泌膽汁，也可生成凝血因子，使得所有表面的滲血速度變慢，終究停止。

這次移植手術歷時九小時。卡門在加護病房觀察兩天，由於移植的肝臟能正常運作，她被轉到外科病房。移植成功之後，所有肝臟衰竭的症狀都消失了。卡門使用抗排斥藥物以避免身體排斥新肝。她腹部傷口也漸漸癒合。十天後，恢復情況良好，醫師讓她出院回家，在家休養一段時間就回校上課了。自接受換肝手術至今，已過了八個年頭。雖然卡門終身都得服用低劑量的免疫抑制劑，但她可以過正常生活、完成大學學業，甚至可勝任全職工作，在一家法律事務所擔任助理。她不久前訂婚，準備當新娘了。

二十世紀外科最大進展

卡門能受惠於肝臟移植，重獲新生，證明實驗室研究有助於疾病的了解與治療。反之，臨床經驗也對實驗室研究大有幫助，兩者可謂相輔相成。研究人員從動物模式發現健康器官可用來替代衰竭器官，器官移植因此變成醫學中心例行性手術，成功率極高。器官移植可說是二十世紀外科最大的進展。

我在一九六四年到布里根醫院受訓，不久就投入這個新的領域。莫瑞（Joseph Murray）帶領布里根手術團隊執行世界首例同卵雙胞胎腎臟移植，不過是十年前的事。莫瑞等人締造這項創舉四年後，就開始使用抑制免疫反應的藥劑，使器官受贈者得以接受無血緣關係者的器官。儘管後來出現好幾例同卵雙胞胎腎臟移植成功的病例，少數幾個進行移植手術的醫學中心仍在苦鬥中。

在我到布里根的前幾個月，一些對移植手術的概念有興趣的臨床醫師和科學家在馬里蘭貝塞斯達的國家衛生研究院舉行研討會。二十五位與會者來自法國、英國、加拿大和美國。當時的臨床結果仍不甚理想。全世界的腎臟移植手術，除了同卵雙胞胎的，還有二百一十六例異卵雙胞胎腎臟移植。十二個月後，接受移植者只有少數存活。❶然而一旦成功，就像出現了奇蹟。我仍記得一位早期接受腎臟移植的病人。他名叫布魯斯・坎貝爾，當時四十歲。他是海軍退役的，身材壯碩，肌肉健美，因為在電話公司服務，擔任架線工，常常必須爬到電線杆上。他不幸得了腎衰竭，靠洗腎才能活下去。洗腎也只是權宜之計，並非完美的治療，而那時洗腎甚至還不普遍。至於人工腎臟仍在早期發展階段，無法完全清除病人血中的代謝廢物。

坎貝爾先生日益虛弱，最後幾乎完全癱瘓，只能躺在床上，連手都無力舉起。由於他的家人都不適合捐腎給他，他只得等待陌生人的捐贈。最好是年輕人，沒有感染、沒得癌症，也沒有全身性的疾病。這樣的人通常是因重大創傷致死。由於當時還沒有腦死等於死亡的概念，醫療團隊會等到捐贈器官者的心臟停止跳動，才會摘取器官。

束手無策的看著一個人死掉，並不容易，更別提眼睜睜看著一個人死亡，然後急著把這人推進開刀房摘取腎臟。坎貝爾先生終於等到有人捐腎給他。我們盡力救治那位病人，直到了無希望。等病人心跳停止，心電圖靜止，顯示心臟無電流活動，我們立刻摘除器官。這樣迫不及待似乎有點殘忍，但這麼做是為了救治另一個人。

為坎貝爾先生進行腎臟移植的是莫瑞醫師，我則是資淺成員，負責拉鉤。先前，我已看過莫瑞利用狗進行腎臟移植實驗，後來他又利用屍體精進技術。手術進行得很順利。就在他連接好捐贈者的腎和受贈者的血管，血液流經腎臟，腎臟就恢復了正常的粉紅色澤，新腎也開始產生尿液。由於捐贈者的腎停止循環好幾個小時，部分組織的功能可能要等到數日之後才會恢復。有些換腎者則一直未能恢復，只好再回去洗腎。他們希望能看到尿液，但是並非每一次腎臟移植都能保證成功。

坎貝爾先生可說是個幸運兒。他的排尿情況大有改善，在術後幾天之內就完全正常了。他頭腦清楚，也漸漸有了精神和氣力。我沒想到那麼快就看到他下床，在病房四處走動。術後的他簡直和術前判若兩人。儘管移植手術屢屢失敗，眼見坎貝爾先生神奇復原，我不禁充滿信心。

關於移植的神話與荒謬劇

器官移植和很多科學研究進展一樣，早已有人想出這樣的概念。其實，古代就有器官替換的傳說。埃及人和腓尼基人崇拜有蛇頭的神明。希臘神話中也有許多半人半獸的神或生物。如佩嘉索斯這樣奇幻的生物，就是一匹長了雙翼的馬。英勇的雅典王子宰殺的米諾陶是專吃童男童女嫩肉的牛頭人身怪物。森林之神薩堤爾則是長了公羊腳和尾毛，愛追逐原野上的仙女。在古羅馬詩人維吉爾筆下的烏托邦阿卡狄，可見半人半獸的牧神潘和其他獸神。兒童故事與成人閱讀的文學，都不乏不同野獸合體的奇異生物，例如《哈利波特》就有一隻鷹馬。現代移植的象徵就是一隻由山羊、獅子和龍合體的生物。❷

早期基督徒在提到神蹟之時，也曾敘及身體器官的替換。《約翰福音》裡，憤怒的西門．彼得帶著一把刀，往大祭司的僕人砍去，削去他一隻耳朵。耶穌摸他的耳朵，就把耳朵接上去了。聖彼得目睹了這次神蹟，後來貞女聖佳德遭受酷刑，乳房被挖出來，聖彼得就為她植入一對新的乳房。有個士兵在戰場上失去一隻手，聖馬克為他裝上新的手。西元四世紀交通守護神聖高邁與聖達勉，見到一個鐘樓管理人的一隻腳得了壞疽，則用一個衣索比亞健康者的腿替代。這是最著名的聖人手術。❸西元五世紀，教宗聖良一世因一個女子吻了他的手，就把這隻手剁了，以示不受誘惑之心。後來，聖母瑪利亞顯靈，把他的手接了回去。二百年後，有個男孩因踢了母親悔恨至極，把自己的腿砍了，幸好帕度亞的聖安多尼幫他把腿接上。儘管這些故事是想像出來的，仍顯示人類自古以來就有肢體移植的希望，想要用健康的肢體彌補殘缺。

偶爾，一些富有科學研究精神的外科醫師，曾做同種或異種生物的組織移植。有的做法很合理，有的則很荒謬。前面章節已討論過古印度、十六世紀義大利和第一次世界大戰的鼻子重建手術。十八世紀的外科名醫約翰・杭特把公雞雞爪的突起移植到雞冠，發現突起仍能生長，讓當時的自然學家目瞪口呆。接下來，他在更進一步的實驗中，把病人的第一小臼齒拔下來，種到公雞的雞冠上，牙齒居然不會脫落。此舉引發倫敦牙醫仿效，收購窮人的牙齒為富人補牙。然接受植牙者常因致命的感染而一命嗚呼。

杭特在一七九三年過世，十年後米蘭一位熱中社會運動的外科醫師巴倫尼歐（Giuseppe Baronio）發表了同種和異種皮膚移植的論文。他發現同一個人的皮膚可從一個部位移植到另一個部位，傷口能夠痊癒，而且能長出毛髮，然而如果是異體皮膚移植則會失敗。❹這樣的研究讓外科醫師心生希望。有些病人因為皮膚受傷面積過大，傷口無法癒合，就可利用自己身上其他完好的皮膚，來做自體皮膚移植。倫敦外科醫師庫柏爵士（Sir Astley Cooper）就曾經以病人拇指斷肢的全層皮膚，覆蓋到其殘肢傷口上。這是植皮早期最有名的例子。到了十九世紀末，外科醫師已經常利用病人身體正常皮膚，來做自體植皮，以治療開放性的潰瘍或難以癒合的傷口。

二十世紀前二十年，隨著內分泌系統知識的演進，醫師開始以甲狀腺素和胰島素等腺體分泌物，為腺體功能不足的病人治療，這也算是組織移植的一段佳話。其實，幾百年來，世人對性腺的功能一直很感興趣。有人認為老人如取用年輕人的組織，就可抵抗衰老、改善性功能減弱，得以重振雄風。於是睪丸這個勇猛和活力的象徵，就被種種迷思包圍。古代的希臘人和羅馬人就曾把狼的睪丸萃取物，當回春之藥來飲用。據說荒淫無度的羅馬帝國暴君卡里古拉，就飲用了不少此種壯陽物。十七世紀的藥典也描述如何利用數種動物的生殖腺，調製壯陽回春之藥。直到今天，某些亞洲國家的人仍會捕捉老虎、犀牛和熊等瀕臨絕種動物，以取其生殖腺。在西方，含有胎盤素的化妝保養品則以使人青春永駐，大打廣告。

十九世紀末，有位上了年紀的法國神經科醫師則提出：禁欲可使人身心強健的理論。他甚至每日用狗和兔子的生殖腺組織、精液和睪丸的血注入自己體內，在醫學會議上報告說，自己因此變得更活力充沛。「我因為年紀大了，身體衰弱，但是注入那些東西之後，不管做什麼都變得輕而易舉。」❺他覺得自己膀胱控制變佳、體力增強、耐力變好、性能力改善。儘管與會者仍有懷疑，但不到幾個月，歐洲已有數百位醫師在病人要求之下，開始為他們注射這種壯陽回春物。

這種盲目的樂觀超越了常識。不久，美國甚至出現性腺移植的做法。這與之前的牙齒移植一樣，都屬於拙劣不實的想法。

一九一六年，芝加哥有位外科醫師把取自屍體的睪丸切片，植入眾多想要增加性能力的男人陰囊（包括他自己），宣稱有效。不出幾年，加州聖昆丁州立監獄把睪丸組織植入六百五十六個囚犯身上，據說可使人性能力變強。這些睪丸組織不只來自被處決的犯人，還包括山羊、野豬和鹿。❻其他監獄也傳出多起睪丸移植案例，特別是印第安納州立監獄。堪薩斯有個經營電臺的外科密醫布林克立（J. R. Brinkley）為很多病人植入山羊睪丸，宣稱有壯陽之效。到了一九三〇年，據說他已為一萬六千個人施行這樣的手術，賺了一千二百萬美元。儘管他因無照行醫而被逐出該州醫學會，可是他接下來轉戰政壇，競選州長，還差一點當選。

壯陽之風一樣風靡歐洲。第一次世界大戰，千萬士兵戰死沙場，流感又帶走了好幾百萬人，歐洲年輕人口銳減，加上出生率下降，中老年人於是積極回春，希望能提升性能力，增產報國。

巴黎有位名叫佛洛諾夫（Serge Voronoff）的俄國外科醫師，嘗試把小動物的睪丸植入名犬體內，以改良品種；也植入賽馬體內，希望馬能跑得更快；甚至讓公羊接受這種手術，看能不能使羊兒多長一些毛。❼由於成效頗佳，他開始在病人身上施行手術。有鑑於求診者絡繹不絕，為了有足夠的動物睪丸可用，他還在北非開了個猴園。據說，療效神奇。

然而，各國依然有醫師抱著懷疑的態度，並質疑實驗數據。到了一九二〇年代末，有關內分泌系統的客觀研究資料一一出爐，不但讓人了解荷爾蒙補充療法的重要，冷靜的專家也就動物和人體的腺體移植臨床試驗進行評估，才遏止了多年來的睪丸移植風潮。❽一九二九年的股市大崩盤，使浮華的爵士年代在一夜之間變得蕭條，壯陽產業也跟著傾圮。自此，幾乎沒聽過有人在做睪丸移植。儘管有些人是用科學研究的名義進行腺體移植，還有一些則是利用老年人重振雄風的渴望大賺一票。總而言之，細究資料便可得知，以為移植睪丸可壯陽的人，其實都是被誤導了。

發現免疫機制

有些外科研究者的目標則比較務實。步入二十世紀之後，歐陸一些研究人員開始探討動物及人類器官移植的可能性。對他們的實驗來說，腎臟似乎是首選器官。人體有兩顆腎臟，捐出一顆，另一顆依然能夠負擔全部的功能，不會危及性命。腎臟移植只需縫合一條動脈和一條血管，以及輸尿管與膀胱的縫合。腎臟如拳頭般大，狀似扁豆，能過濾血液中的廢物、控制體液平衡，因此可從尿液的多寡和濃度判斷腎臟功能是否正常。外科醫師曾利用人造血管和血管環，把狗和山羊的腎臟從正常部位移至頸部，與頸部的血管連接。結果發現腎臟依然能發揮功能。法國外科醫師卡雷爾曾以精準的縫合技術，以狗為實驗動物，進行腎臟、心臟、肺臟和腿的移植。卡雷爾在里昂的恩師於一九〇六年創下全世界腎臟移植的首例和第二例。三年後，柏林一位外科醫師有鑑於猴子和人類親緣關係相近，於是把猴子的兩顆腎臟都植入一個二十一歲的女裁縫體內，結果失敗。

這些早期的器官移植研究，證實巴倫尼歐的理論，也就是：動物自體移植或同卵雙胞胎的移植（同系移植）才能存活，至於同種移植則會在一週內死亡，而異種移植則幾乎會造成立即死亡。

第二次世界大戰末期，牛津動物學家梅達華（Peter Medawar）對皮膚移植的研究，激發其他研究人員對移植這個新領域的興趣。梅達華與格拉斯哥的一位整形外科醫師，為病人進行皮膚的自體和異體移植，結果自體移植成功了，異體移植則出現發炎的副作用，過了幾天不得不再把植入的皮膚移除。後來，他們還注意到，病人如果再次接受來自同一捐贈者的皮膚移植，移植皮膚會更快壞死，因而導出宿主免疫反應的重要洞見。梅達華之後利用兔子進行對照實驗，將移植後的強烈發炎反應定義為急性排斥。[9]梅達華因對器官移植的免疫機制研究貢獻良多，在一九六〇年榮獲諾貝爾獎。器官移植這個新領域也吸引了很多研究人員投入其中，以探究免疫系統的意義，及細胞、組織在免疫反應所扮演的角色。免疫是一種重要的身體機制，可保護生物體免於受到環境變化的傷害，自一九六〇年代以降，這個研究領域讓一代又一代基礎醫學研究者和進行臨床研究的醫師，為之著迷。

在二次世界大戰之前，臨床工作者仍對腎臟移植興趣缺缺，直到戰後，歐洲和美國的外科研究人員才重新向腎臟移植挑戰。一九四七年，布里根醫院有位年輕的女病人因墮胎引發敗血症和急性腎衰竭，性命垂危，該院的三名年輕外科醫師想要出手相救。[10]教授建議他們將另一個人的腎臟導入她的循環系統，充當橋樑，等到她自己的腎臟功能復原，再把他人的腎臟移出。

由於院方認為此舉過於異想天開，不同意這麼做，他們只得偷偷找到一個剛斷氣的病人，在病房外的一個小房間切下他的腎臟。他們在六十瓦鵝頸燈的照明下，以局部麻醉，把死者腎臟的血管接到那個女病人的手肘上。等病人的循環系統恢復運作，移植的腎臟開始產生尿液。兩天後，病人自己的腎臟恢復了，醫師再把移植腎臟移除，讓她出院回家。雖然病人復原良好，但在幾個月後仍因輸血得了肝炎而不治。我們雖然為她感到遺憾，但這個病例也為器官移植的拼圖補上重要的一塊：亦即腎臟衰竭者至少在短期內，能靠陌生人的腎臟存活下去。其他成功的例子接著出現。

一九五〇年，芝加哥有個外科醫師首度將剛過世的器官捐贈者的腎，植入一位腎衰竭婦女體內。[11]結果，這位婦女就靠這顆移植的腎撐過一段時間，直到自己的腎恢復一點功能。她在腎臟移植之後存活了五年。巴黎有個醫學團隊因這個案例受到鼓舞，為八位病人進行異體腎臟移植，其中有幾顆腎臟來自剛被處以絞刑的囚犯。[12]然而，過了幾天，接受移植的病人皆未排尿。差不多在同時，先前在布里根醫院以另一個人的腎為橋樑、救活那位腎衰竭病人的外科醫師休姆（David Hume），把九顆來自死者的腎臟分別植入九位病人體內。除了一位病人在術後活了六個月，其他都在術後死亡。[13]接下來，由於「人工腎臟機」的進步，讓許多腎衰竭的病人得以維持生命，醫師對末期腎臟病的治療也愈來愈有興趣。儘管如此，由於器官排斥的問題很難纏，醫師變得不大願意進行腎臟移植。此時，還沒有人想到抑制排斥反應的做法。

莫瑞用化學藥劑抑制免疫反應

一九五四年，一位名叫理查．何瑞克（Richard Herrick）的男子，因腎衰竭病危被轉送到布里根醫院。這時的移植醫學正傾向保守。何瑞克已出現痙攣，不時陷入昏迷。為他轉診到布里根的醫師提議說，他的同卵雙胞胎兄弟羅納德可捐一腎給他。儘管莫瑞早期利用狗進行的動物實驗顯示，腎臟自體移植（從腎臟原來的位置移到其他部位）撐不了很久，但他後來的實驗還是證明成果不錯。

此外，在先前的十年，外科醫師為同卵雙胞胎的病人進行皮膚移植，已有三次成功經驗，證實了之前梅達華在兔子和老鼠身上的發現。有鑑於這些前例，布里根醫院的外科團隊決定不顧同事的懷疑，努力一搏。

由於理查病重，無法接受全身麻醉，外科團隊只得破例為他施行脊髓半身麻醉。他的雙胞胎兄弟羅納德則在隔壁的開刀房接受乙醚麻醉。手術一開始還滿順利的，為羅納德執刀的醫師用鉗子夾住血管，然後切斷一顆腎臟的血管。沒想到血管鉗在此時鬆脫。由於動脈斷端離主動脈很近，剎時鮮血泉湧。幸好醫師及手用手指捏住血管，控制出血，等助手把血抽吸乾淨，立刻將血管縫好。（後來，他再為捐贈者切下腎臟就改採其他方式，以免重蹈覆轍。）手術團隊的一個成員把切下的腎臟送到隔壁的開刀房。莫瑞將此腎臟血管中的血栓沖洗掉，然後將此捐贈腎臟的血管與理查骨盆腔內的對應血管縫合。血管縫合好，血流恢復之後，他再將輸尿管的一端接上膀胱。除了早先血管鉗鬆脫引發緊張場面外，之後的步驟都很順利。移植至理查體內的腎臟立即發揮作用，不到幾天，他的腎功能就恢復了。

理查後來完全恢復正常，還娶了照顧他的護理師，兩人育有二子，九年後才死於腎衰竭。[14]至於捐腎給他的羅納德，則在麻州和緬因州的中學擔任數學教師，直到年老退休。

在此次同卵雙胞胎腎臟移植之後，又有不少成功案例，回答了長久以來有關腎臟移植未解的生理問題。例如，循環短時間中斷，對排尿有何影響？腎臟在切斷神經供應後，表現是否依然正常？有幾個婦女在接受腎臟移植之後生下健康的嬰兒，而一些孩童曾因腎衰竭而變得生長遲緩，但在接受腎臟移植，腎臟功能恢復之後，則成長迅速。雖然在沒有免疫障礙的阻撓下，移植後的腎臟皆能發揮功能，然而需求腎臟的病人甚多，絕大多數都沒有同卵雙胞胎手足，無法進行腎臟的同系移植，外科醫師要如何幫助這些人？

此時，研究人員開始了解人體的免疫機制，發現我們體內的淋巴球負責免疫功能，專司破壞外來組織。而倫敦方面也傳來好消息：梅達華及其研究同仁已利用動物實驗證實，只要抑制老鼠的免疫反應，就可成功進行皮膚異體移植。病人若要成功接受非同卵雙胞胎捐贈的腎臟，顯然關鍵就在能否抑制其淋巴球的活動，改變免疫反應。問題是，動物實驗和臨床應用還有一大段距離。

一九四五年日本遭受原子彈轟炸，民眾因為暴露在大量的輻射線下，出現許許多多的後遺症，包括摧毀了體內所有快速分裂的細胞，連帶喪失了先天宿主防禦機制，使得許多在爆炸後存活的人，死於無法控制的感染。一九五〇年代的研究人員掌握了這樣的事實，在歐洲和美國幾個實驗室研究全身輻射對活細胞的影響，以斷定輻射對宿主免疫反應會產生何種改變。由於設備改良，控制輻射劑量的技術日益純熟，研究人員於是著手建立各種動物模式，發現實驗動物不僅可承受輻射暴露，也不會排斥外來組織。如此一來，接受皮膚或腎臟移植者，術後存活的時間就可延長。

到了五〇年代末，波士頓和巴黎的研究人員開始讓準備接受移植的病人，暴露在未達致死劑量的輻射之下。[15]儘管這些病人沒出現排斥現象，然而二十位病人中，還是有十八個在術後不久即死於感染。剩下的兩人可說是絕無僅有的幸運之例。有一人靠著弟弟捐給他的腎臟活了二十五年，另一人的器官則是他姊姊捐的，這人多活了二十六年。[16]接下來，偶爾也有類似的成功案例。

由於全身照射X光的效果不可預期，且有危險，輻射顯然不是抑制免疫反應的好辦法。一九五九年，波士頓塔夫斯大學有兩位醫師提出一篇研究報告，指出某種抗癌藥物也能抑制兔子的抗體形成。這是首次有人發現，化學藥物也許能影響人體的免疫反應。[17]

有幾位外科醫師對這樣的理論很感興趣，特別是來自倫敦的一位外科住院醫師。此人聽從梅達華的建議，來莫瑞的實驗室進行為期一年的研究。這個名叫卡爾尼（Roy Calne）的年輕醫師搭乘瑪麗皇后號來到紐約，轉往波士頓之前，先去威康大藥廠取得一些這種化合物及相關藥物。先前莫瑞以狗進行實驗，看如何能延長移植器官的功能，然而皆以失敗收場。卡爾尼將取得的化合物，用於接受腎臟移植的狗兒身上，發現其中一種的效果特別好，提高了腎臟移植狗的存活率。雖然有幾隻還是出現致命的感染，但移植器官並未出現排斥現象。此外，未經化學藥物治療的狗接受腎臟移植之後，移植腎臟會布滿淋巴球，這是排斥反應的一個特點；但實驗狗如先接受了化學藥物，移植腎臟上出現的淋巴球則數量極少。[18]莫瑞很簡要的解釋說：「我們以前的經驗可與這次的突破對照。十年來，我們實驗室以各種不同的作業程序，為數百隻狗進行腎臟移植。接受移植的狗最多在術後存活十八天。但在一九六一年，接受腎臟移植的狗，最多已可存活一百五十天，而且功能正常，沒有生病或變得虛弱。狗的食欲良好，體重不變，也能對抗感染。」[19]他們實驗室有隻叫夢娜的狗，還生了一窩健康的小狗。

從實驗數據看來，化學藥劑儘管有毒性，但具有抑制免疫反應的潛能，優於不易控制的X光照射療法。由於使用藥物的效果與不用的結果明顯有別，莫瑞及其團隊開始認真考慮將化學藥劑抑制免疫反應的做法，運用在病人身上。一九六一年初，他們為第一位病人施行此療法，結果病人在移植手術之後存活了四週。第二位病人則在術後撐了十三週。儘管之後有幾位病人不幸死亡，還是有一位在術後活了兩年以上。到一九六五年左右，二十七位接受腎臟移植的病人當中，有九位在術後活了一年以上。[20]

差不多在這時候，來自丹佛的年輕外科醫師史塔哲（Thomas Starzl）除了化學藥劑，還加上類固醇荷爾蒙療法，使一些出現急性排斥現象的病人得以逆轉。[21]一九六〇年代後期，史塔哲成功施行八例兒童肝臟移植，因此被尊稱為「現代移植之父」。至今，史塔哲一直在器官移植領域深耕。自六〇年代以來，醫學界對器官移植興趣漸濃，北美、歐洲和澳洲都成立了器官移植中心。起初，接受移植的病人約有半數在術後幾個月內死亡，但後來存活率漸增。莫瑞因為帶頭施行器官移植這樣獨特而大膽的手術，一九九〇年榮獲諾貝爾獎。

何謂死亡？

醫學界對器官衰竭了解漸深，加上透析技術和術後照護的進步，到了一九七〇年代，腎臟移植的致死率已經大幅降低。在這個年代，臨床研究人員嘗試了一系列的免疫抑制輔助療法。儘管成效不大，他們仍因而更加了解藥物的限制、副作用和毒性。接下來的重要進展則是捐贈者與受贈者的組織配對。此外，研究人員也著力於移植器官的灌注和保存，以利長途運輸。

由於捐贈者的死亡認定以及器官捐贈的適當時機，觀念一直在改變，所以要等到相當久之後，臨床研究人員和科學家才重新考量臨終的定義和標準。過去，醫學界認為心臟功能停止就是死亡，到了一九四〇年代，這個概念逐漸變得模糊不清。鐵肺及一代又一代的人工呼吸器讓癱瘓的病人也能呼吸，而心律調節器和心臟去顫器也能使心臟繼續規律跳動。醫學技術的演進，使重病者能依賴維生系統存活下去，另一方面，移植技術的精進，也使需求器官的病人增多，死亡的確切定義於是成了哲學辯論的重要題目。外科醫師必須等待欲捐贈器官者心臟活動完全停止，才能取其腎臟，但是如果病人只是腦死，心臟依然跳動呢？能在這時候摘下他的器官嗎？倫理學家說萬萬不可，法界人士仍在辯論，也有不少人批評器官移植醫師這麼做顯然過於輕率。

腦死的概念可說是為了器官移植而衍生出來的——器官捐贈者的確是死了，只不過藉由機器維持生命徵象而已。事實上，一九六七年轟動全球的首例心臟移植手術激發了很多人重新思索死亡的概念。締造此次創舉的是南非開普敦的外科醫師巴納德（Christiaan Barnard）。當時，有個年輕女性頭部遭受嚴重創傷，巴納德把她的心臟移植到一個因心臟衰竭瀕臨死亡的五十三歲白人男性華許坎斯基（Louis Washkansky）身上。[22]術後不到二十四小時，華許坎斯基恢復清醒，而且能夠說話。術後二日，胸腔積水等末期心臟疾病徵象已經消失。到了第十一天，他已能下床。雖然他在術後第十八天死於肺炎，但此次心臟移植仍立下了一個重要里程碑。

這次的經驗讓人了解，腦死捐贈者不只可嘉惠更多需要腎臟移植的病人，需要其他器官者也能受益。由於巴納德的手術、加上來自醫學界的壓力，哈佛醫學院院長在一九六八年組成一個委員會，討論病人因腦部遭受嚴重破壞而陷入「不可逆昏迷」的情況。（其實，有兩位法國生理學家已在十年前描述過這種情況。）[23]這個委員會的成員包括醫師、倫理學家、律師和神職人員，最後下結論道，如果符合最嚴格的腦死標準，且病人已喪失所有認知功能，也無活動能力，只能依賴機器維持循環和呼吸功能，就可視為死亡。他們認為病人如已腦死，就沒有必要長時間仰賴維生機器；如果病人身上的器官還健康，就可以移植到其他病人身上，救人一命。[24] 委員會專家的考慮和論點頗讓人信服。直到今天，世界上大多數地區仍採用他們立下的方針。

不過，移植科技雖屢有創新和進步，結果依然不太理想。自第一例同卵雙胞胎腎臟移植成功，經過了二十五年，也就是至一九七七年，北美總計已進行了九千例腎臟移植手術，但在術後一年，三分之一接受活體腎臟移植者，以及半數以上接受屍腎移植者，出現了排斥現象。許多病人皆在術後亡故。五年後，結果甚至更糟。[25] 不只排斥者沒有足夠的腎臟透析可供利用，過度的免疫抑制也常帶來嚴重、甚至致命的後果。有些罕見的微生物不會危害到免疫功能正常的人，然而會使接受免疫抑制的移植病人因感染而死亡。此外，為了對抗排斥，長期使用類固醇，也會為病人帶來痛苦的副作用，如月亮臉、肥胖、胃潰瘍、骨質流失和骨折，皮膚也容易遭受破壞，只有極少數成功的病例能過正常生活。

還有一個讓人意想不到的併發症則是癌症。醫學界最初是從一位名為帕拉左拉的病人身上，得到此寶貴線索的。

一九六四年，帕拉左拉在布里根醫院接受腎臟移植。在術後十六個月，他恢復良好，健康與活動力都正常，接下來卻發現，移植至他體內的腎臟被一層厚實的硬塊包圍。由於硬塊組織的切除會影響到通往腿部的大血管和神經，因此無法這麼做。硬塊切片結果讓所有人大吃一驚：原來這是肺癌轉移發生的。雖然根據病理科醫師的紀錄，捐腎給帕拉左拉的人死亡主因是腦部惡性腫瘤，只擴散到局部，但再次檢驗，發現這個捐贈者其實原本是得了肺癌，儘管肺癌面積很小，但已轉移到腦部。捐贈者的腎臟移植到帕拉左拉的身上之時，雖然只有幾個癌細胞，但因為帕拉左拉的免疫系統受到抑制，所以沒能摧毀這些細胞。

此時，莫瑞及其手術團隊只能先讓帕拉左拉停用免疫系統抑制藥劑，希望他的免疫系統能發揮功能，戰勝腫瘤。只是這種藥劑一停止使用，帕拉左拉就出現排斥現象，又得接受腎臟透析。好消息是，腫瘤開始縮小。手術團隊等了六個月，才小心翼翼的把先前植入、帶有癌細胞的腎臟切除，並在病人的堅持之下，換上他母親捐給他的腎臟。這次同樣得靠免疫抑制藥物才不致出現排斥現象。病人再次換腎之後存活了六年，惡性腫瘤則未曾再出現，最後他死於與腎臟無關的其他原因。後來還有幾個類似病例證實，如果捐贈者患有癌症，比較容易把癌症傳給免疫系統受到抑制的器官受贈者。[26]

深入了解免疫系統

癌症罹病率的增加，以及免疫療法中止，有時可使惡性腫瘤逆轉，這些現象讓人不禁對免疫系統的功能大為好奇。

我們身體上下不同部位都有快速分裂的細胞，可汰舊換新。雖然大多數細胞的分裂與增生皆屬正常，但偶爾還是會出錯。例如某一個不正常的細胞會不斷自我複製，最後形成腫瘤。宿主內在的防禦機制可以辨識不正常細胞，加以殲滅，以免演變成惡性腫瘤。而免疫功能尚未成熟的嬰幼兒、或是免疫功能衰退的老人，則比較容易罹患癌症。在年幼與年老兩個極端中間的人，如果利用免疫抑制藥物、接受X光照射療法，或是受到環境中危險因子的影響，一樣會有罹癌風險。

儘管這樣的理論尚未證實，如此推理似乎很合理。免疫系統是宿主反應非常重要的一部分，為的是保護我們免於受到陌生環境的侵害與威脅，使我們避免受傷、感染，以及阻止腫瘤形成。免疫系統能發揮功能主要是靠淋巴組織。淋巴組織包括許許多多的淋巴球。淋巴球（或稱淋巴細胞）是白血球中體積最小的一種，在淋巴液及血液中呈球形，在組織中呈不定形，會隨著血液循環到身體各處，或是聚集在脾臟、淋巴結和腸道。淋巴器官是以淋巴組織為主構成的器官，包括中樞淋巴器官（胸腺、骨髓，是淋巴細胞早期分化的場所）以及周圍淋巴器官（淋巴結、脾臟和扁桃腺），因此淋巴器官非常龐大。

高等動物在演化之初，身體已發展出防禦系統，之後功能愈來愈複雜。就連植物也會對外來刺激有所反應。例如你可把某種梨子樹枝嫁接到另一種梨子樹上，但蘋果樹枝就無法嫁接到梨子樹上了。像蠕蟲這樣的原始生物如遭遇外來物質的入侵，體內的紅血球會慢慢發揮排斥作用。低等海洋脊椎動物則會製造原始的抗體。演化程度較高的軟骨魚和硬骨魚會分泌特定細胞群，排斥移植至其身上的皮膚組織。鳥類則是最先會製造特異性抗體的脊椎動物。

哺乳類能啟動極為專一、由淋巴球負責的免疫反應，對抗外來的入侵者。

在一九七〇和八〇年代，移植生物學家已解開許多複雜的宿主免疫反應之謎。他們了解破壞移植器官的就是淋巴球。淋巴球又可分為兩種，一種是T細胞，一種是B細胞。T細胞壽命較長，自胸腺生成後會不斷在體內循環，執行摧毀外來組織的任務。製造抗體的B細胞源於骨髓，主要聚集於脾臟和淋巴結，不在血液循環中移動。

研究人員發現這兩種淋巴細胞有不同的來源之後，即再就淋巴細胞的亞型進行研究，以了解其功能與互動，也發現有些特殊的細胞產物會參與免疫反應。近年來，科學家發現淋巴球與同種異體移植體之間複雜的分子互動，是造成移植體遭到排斥的原因，因此設法阻止這樣的互動。科學家現在對免疫反應的了解更為深入、精確，實在是令人興奮的發展。

環孢素促成器官移植革命

在一九六〇和七〇年代，儘管移植臨床結果差強人意，數量龐大的腎臟末期病人依然不肯放棄希望。幾位移植手術先驅先利用大型動物進行心臟、肝臟和肺臟的移植實驗，再運用在人體上。其中史丹佛大學醫學院舒威（Norman Shumway）帶領的團隊，精研了更有成效的手術策略，並在一九六五年提出研究報告，說明他們利用動物進行器官移植的結果：有些接受移植的動物甚至可在術後存活好幾個月。[27]

儘管動物實驗頗有進展，人體心臟移植幾乎都失敗了。第一個締造心臟移植手術創舉的是南非的巴納德。不到幾天，他和美國另外兩位外科醫師又完成四例心臟移植手術。還有一位醫師則是把黑猩猩的心臟移植到人類身上。除了南非的首例，所有的病人皆在術後數日內死亡。儘管心臟手術困難重重，由於全球媒體的誇大追捧加上世人的興奮，很多外科醫師還是對這種手術充滿熱忱。

有幾位臨床研究者了解：移植手術最大的障礙就是無可避免的排斥反應。然而大多數醫師仍對自己的技術信心滿滿，無畏宿主反應和免疫抑制藥物的毒性。到了一九六九年，已有一百位病人接受了心臟移植手術。全世界新成立了六十四個移植團隊，分布於二十二國。但是只有極少數病人能在術後存活六個月以上。由於結果很糟，多個心臟移植計畫主持人不得不先叫停，打算等技術有了重大突破再來進行。[28]儘管如此，少數心臟移植病人在術後擁有還算滿意的生活品質，也刺激了像上述史丹佛團隊這種熱情深思的研究人員，持續這方面的努力。

此時，突然冒出令人振奮的消息。一九七八年十一月，兩篇簡單的研究報告在存續邊緣的移植手術領域引發轟動。一篇是倫敦研究人員發表的，報告骨髓移植成功的案例。[29]另一篇則是劍橋的卡爾尼及其同事所提交，描述他們為病人進行器官的同種異體移植，締造史無前例的存活率，移植器官包括腎臟、胰臟和肝臟。[30]

這兩個研究團隊都讓病人使用一種特殊的免疫抑制劑環孢素（Cyclosporin A）。這樣的結果令人雀躍，而環孢素的發現則有峰迴路轉的興味。

多年前，瑞士山德士大藥廠（即現在的諾華大藥廠）的研究人員，在挪威高地和威斯康辛河谷取得土壤標本，發現一株新品系的真菌，他們從這種真菌的培養液中分離出粗萃取物，希望這種化合物有抗菌之效，但結果不如預期。由於這種化合物偶爾表現出預期以外的特性，於是，實驗室主任指派三年前加入山德士的年輕研究員波瑞爾（Jean Borel），負責篩選測試該批化合物的其他藥理作用。波瑞爾注意到該萃取物中，有一部分的免疫抑制功能極佳，不論在試管或活體老鼠的實驗結果都一樣。該種物質的驚人效用很快就引起波瑞爾同事的興趣，想要用在器官移植的實驗。[31]

受到該真菌萃取物的驚人藥效、以及缺少毒性的結果所鼓舞，波瑞爾無視山德士主管對其終極用途的持續懷疑，繼續進行研究。波瑞爾與同事累積了一些實驗數據，發現這種化合物會特別針對T細胞（也就是排斥反應的要角）產生作用，而不像其他免疫抑制劑會破壞所有快速分裂的細胞。卡爾尼在劍橋的外科實驗室有一位研究人員，聽了波瑞爾報告的實驗數據，出於好奇，向波瑞爾要了一點這種真菌萃取物來做動物實驗。由於此萃取物是粉末，只能在油中溶解，不能在水中溶解，因此技術操作頗為困難。劑量多寡與給藥時間的拿捏則是另一個難題。然而，不到幾個星期，利用老鼠和兔子進行的動物實驗就有了結果，顯示利用這種萃取物可以延長皮膚和器官移植的時間。接下來，研究人員也在狗、豬和靈長類動物身上得到同樣的結果。不久，牛津、哈佛和明尼蘇達大學等研究人員也傳出動物實驗的佳績。

從最早接受這種免疫抑制療法的幾位病人來看，的確療效良好。

愈來愈多的動物實驗和臨床人體試驗結果一一出爐，證實環孢素的療效，消息很快在全世界的器官移植團隊傳開。那兩篇使用環孢素於器官移植的研究報告問世之後，不久在羅馬召開的國際移植研討會上，人人都在討論這種新的免疫抑制劑，少數幾篇報告該藥效的演講擠滿了人。接下來，歐洲、美國、澳洲的移植團隊都開始進行臨床人體試驗。加拿大和歐洲各進行了一次重要的對照試驗，參與的病人多達數百人。[32]到了一九八三年，研究顯示，與傳統抑制免疫的方法相比，移植一年後病人腎臟仍發揮功能的，從百分之五十增加到百分之七十。[33]接受肝臟和心臟移植者，使用環孢素後，移植成效也有明顯改善。受到鼓舞的醫生開始接受之前他們不予考慮的器官移植病人，使得接受器官移植以及等候器官移植的人數都增加了。環孢素的發現與運用，促成了器官移植革命。

然而，只要是藥物還是免不了有副作用，環孢素也不例外。卡爾尼發現環孢素會顯著抑制人類的腎功能，奇怪的是對動物並無影響。我們這些早期進行腎臟移植的研究人員使用的劑量，要比今天使用的高很多。要找出最佳治療策略需要時間。我們將環孢素的劑量降低，把藥物在血清中的濃度標準化，了解其他藥物對環孢素活性與毒性的影響，以及換用不同的免疫抑制劑，終於改善了接受器官移植者的情況。

我還記得最早在我們醫院接受腎臟移植的兩位病人，其中一位在術後的一百天完全沒有排尿，另一位則到術後第五十七天才開始排尿。我們一再對移植腎臟進行切片檢查，並沒有發現排斥現象，由於無計可施，只能慢慢等待。

最後，我們無法再等下去，於是停用環孢素，改用已使用多年的藥物，這可是與當時的標準做法完全不同。不到二十四個小時，那兩位病人都排出大量的尿，他們的腎功能恢復正常，可以出院回家了。前所未見的現象值得我們深思。

由於新藥療效良好，器官移植手術於是變成常規手術，嘉惠各種器官衰竭的病人。一九九〇年代，又有幾種新一代的免疫抑制劑問世，每一種都能對免疫反應發揮特殊的作用，使得器官移植的早期成功率上升至百分之九十左右。接受移植的病人愈來愈多了。到了二〇〇四年底，光是在美國，接受器官移植的病人總數已超過十五萬人，大多數都能在術後過著正常生活。[34]

目前，在美國每年移植的器官約有兩萬個，與歐洲相當，其他地區則約有數千個。器官移植發展史不長，過程複雜，研究人員仍未完全掌握宿主反應，加上選擇性日益增多的藥物的毒性問題，今日有此佳績，實屬不易。

發現其他創新療法

器官移植的未來，或許會比過去有趣得多。雖然短期內還是少不了免疫抑制劑，但目前已有愈來愈多具高度專一性的生物製劑，可準確干擾宿主免疫反應中的特定步驟。

目前，研究人員正在努力發現其他創新療法。例如科學家已經發現，可以操弄宿主的免疫系統，使其不再對特定的外來組織反應，但保留對其他環境刺激的所有反應能力。這種「免疫耐受性」的觀念，自梅達華及其同事在一九五〇年代提出以來，就一直是研究人員感興趣的主題，臨床應用的可能性似乎愈來愈高。至於使用非人類的動物器官進行移植，近期還不會有實質的進展，但在緊急情況下利用豬的肝臟進行短暫的交互循環，好讓病人衰竭的肝臟恢復，其技術可行性正在評估中。

由於可用於移植的捐贈器官無法滿足愈形增多的病人需求，於是有人採用不同的策略，試圖挽救病人衰竭的器官。肝臟具有優異的再生能力以及相對同質的構造，一直受到器官移植研究人員的矚目。為了解決器官嚴重短缺的問題，有個吸引人的實驗性做法，是從活體取樣中，分離出健康具有功能的肝細胞，在體外培養，然後再注入有病的肝臟，使病人得以恢復或重建肝功能。由於移植的肝細胞來自宿主自身，因此無需使用免疫抑制劑。

還有一種做法，是將已逝捐贈者的肝細胞做體外培養，並除去其中引起宿主免疫反應最強的細胞。剩下免疫反應弱的肝細胞，經大量繁殖後，可用於移植，而無須使用免疫抑制劑（或減少用量）。這種肝細胞還可能用在不只一位病人身上，嘉惠多位病人，增加可實際應用於移植的肝數量。

利用組織工程培養出來的組織，如軟骨和骨頭，也進入臨床應用階段。人造皮膚可覆蓋大範圍的燒燙傷皮膚。目前研究人員也還想出了器官再生的方式，從肝臟、小腸、膀胱、血管等取出活細胞，然後製造支架，注射生長因子，藉此在支架上培育出新的器官。再生醫學在糖尿病的治療應用，也顯露光明的前景。科學家利用基因工程技術，把胰島細胞植入病人體內，已傳出成功的消息，只是可供利用的胰島細胞為數不足，無法廣泛運用。

充滿挑戰，也充滿希望

器官移植這個領域雖已卓然有成，未來可期，但現今仍有不少困難和無法預料的挑戰。器官移植就像很多研究，起先源於簡單的概念，研究人員基於對新知的渴望，孜孜不倦，然而若要真有進展，或是在早期實驗得到結果，要比想像來得複雜。儘管全世界醫療皆大有進展，新的科學知識不斷累積，但許多教條、陳規和種種牽涉到理論、實際和倫理的議題，都變得更難解決。

我們的首要考量當然是病人。在受到重大疾病威脅、命在旦夕之時，病人自然會緊緊抓住所有治療的機會。只是器官需求者眾，可供移植的器官少，加上醫療保險不足，每一個人都想守住自己的底線，問題因而層出不窮。儘管在已開發國家，器官移植已成例行手術，但在開發中國家，就算是腎臟移植，失敗率依然很高。當地社會貧窮，醫療環境落後，實驗室設備簡陋，甚至沒有加護病房，腎臟透析技術仍然很原始，或根本沒有這種技術。再者，很多昂貴的免疫抑制藥物也不是病人負擔得起的。很多器官衰竭的病人只能坐以待斃。

器官移植若能不只是嘉惠一小部分病人，當然再好不過。這一小部分病人包括有錢有勢以及有管道，得以透過地下交易從窮人那裡購買器官者。鼓勵無私捐贈器官、立法禁止器官販賣、禁止器官移植之旅（也就是到等待時間較短的國家做移植），這些事都有急迫性，然而要禁絕非法移植是不可能的。有錢買得起器官的人，想盡方法，總是能夠從需錢孔急者那兒買到。為了龐大的商業利益，中間人、甚至政府，都成了有錢人繼續掠奪窮人器官的幫兇。

在印度、巴基斯坦、埃及、菲律賓、土耳其和中歐的貧窮國家，透過買賣的非法腎臟移植已多達數千例。[35]中國或許是目前最大的器官輸出國，器官則源於死囚。[36]據估計，在中國每年可供移植的器官多達一萬個以上，大都來自因各種罪名被處死的四千到六千名囚犯。

由於醫療專業團體、世界衛生組織、多國政府的改革，加上國際壓力，近來已對人體器官走私之風產生一點遏阻之效。只是要根除這種惡行，恐怕不大容易。有人稱現今的人體器官買賣，與近兩百年前有人挖墳盜屍、將屍體賣給解剖學校之舉，沒什麼兩樣。[37]

器官移植醫師目前也還有許許多多的挑戰。走外科的年輕人想踏入器官移植領域者愈來愈少。雖然有些年輕醫師對複雜的器官移植手術很感興趣，如肝臟移植，但很多人苦於臨床和研究生涯難以兼顧。會走入此領域的人，一開始被心智啟迪所吸引，但長久下來，工作繁重、規則過多、加上院方對枝微末節的管理與沒完沒了的例行公事，漸漸教人失去熱情。醫師即使有心執行複雜冗長的手術，但器官取得時間不定、洗腎機有時故障、病人情況突然生變、年輕病人器官衰竭，以及種種無可避免的併發症、感染和藥物毒性，難免會覺得筋疲力竭。即使器官移植持續進步，前景光明，仍有許多陰影。

這些陰影有些是手術本身帶來的。我將在下面章節討論。顯然，目前仍有許多有才華、聰明絕頂的年輕人，願意獻身於器官移植這個領域，看到病人因為器官移植重獲新生也很欣喜。隨著這個領域的新知快速累積，病人恢復的速度和手術結果也愈來愈好。總而言之，以健康器官取代衰竭器官，使科學研究與臨床應用進入新境界，這可說是醫學史上最重大的進展。

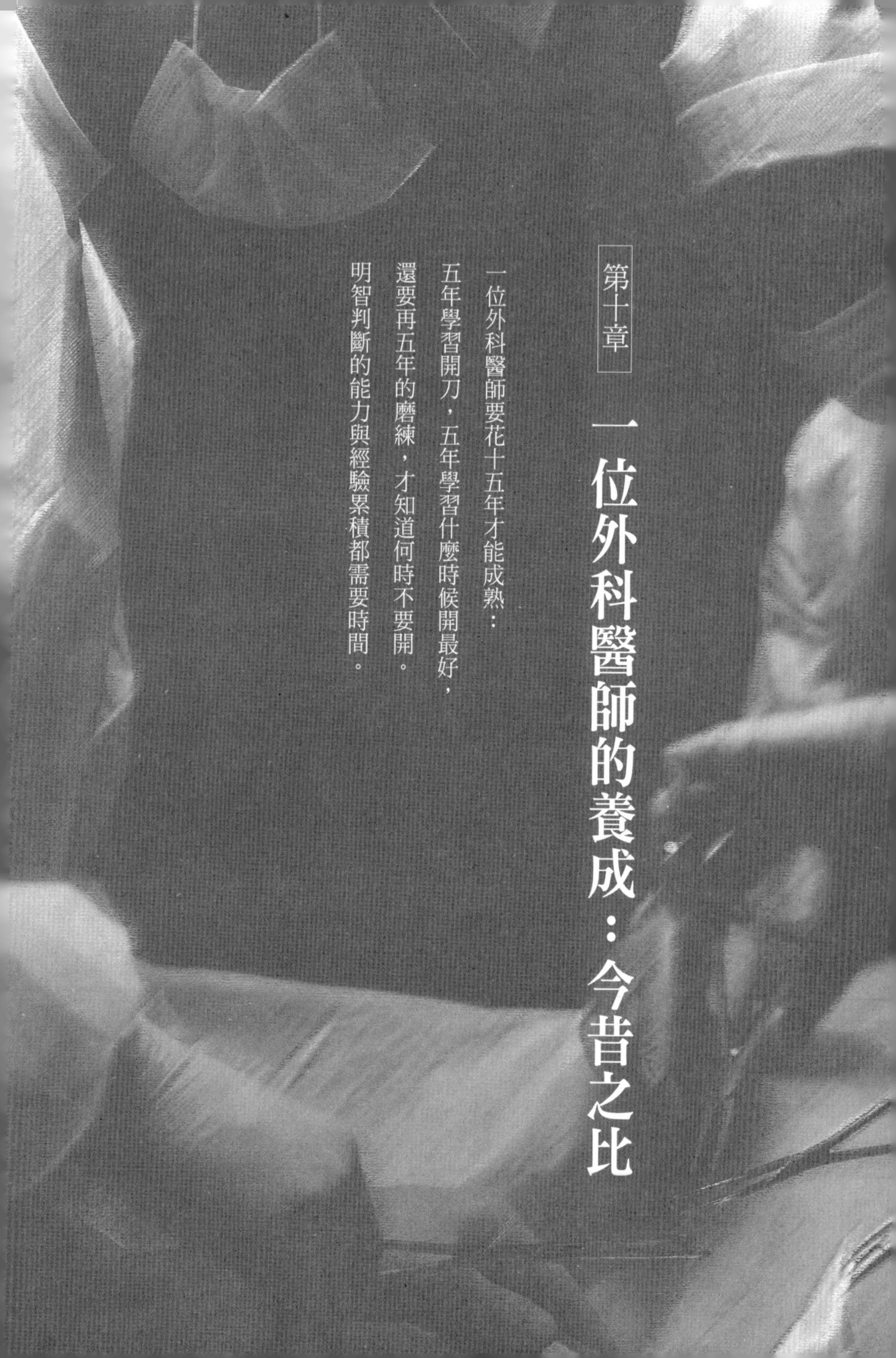

第十章

一位外科醫師的養成：今昔之比

一位外科醫師要花十五年才能成熟：五年學習開刀，五年學習什麼時候開最好，還要再五年的磨練，才知道何時不要開。明智判斷的能力與經驗累積都需要時間。

年輕醫師一踏入外科這個領域，就會發現自己身在一個不斷演化的體系之中。他們對病人的照護以及專精的手術，都是在執業生涯中發展起來的——但在他們父母輩眼裡，那是萌生不久的體系，在他們祖父母輩那一代則是聞所未聞。同樣的，就算是現今最先進的策略和技術，等到這些年輕醫師的孫子女那一代，可能也覺得原始到令人不可置信的地步。

然而，自古至今，外科醫師和病人的期待大抵沒什麼改變：也就是希望藉由醫學，活得更好、更久。他們希望看到最好的結果、最少的併發症，而且恢復得迅速平順、沒有痛苦。儘管目前醫學仍有許多挑戰，行醫者備嘗艱苦，但對有志投身其中的人來說，醫學仍有莫大的吸引力。

學習面對壓力

一九六五年我在布里根醫院受訓。第一章提到的接受靜脈曲張手術的瑪麗，她如果有孫女，我們是有可能巧遇的。要進布里根醫院的外科部門實在不易。我還記得我在一九六二年參加該院實習醫師考試的經過。那年，我自紐約康乃爾大學醫學院畢業，去波士頓應試。如有幸錄取，且之後表現優異，就可能留下繼續接受住院醫師訓練。那天早上，我在醫院的半圓形階梯講堂，和來自全國各地約一百個醫學生一起考筆試，競爭六個名額。我們凝視講堂牆上那一幅幅已故教授的畫像，緬懷他們的奉獻與這家醫院的歷史，院方人員為我們介紹布里根醫院及這裡的外科部門之後，每一個考生都拿到一本藍色封面的試題本。作答時間是一小時。我記得有一題申論題是有關不久前才修訂的希爾—柏頓法案。根據這個法案，聯邦政府應補助公家醫院和非營利醫療集團，並對某些病人提供免費醫療救助保險。對那個尚無聯邦醫療保險的年代，這個法案可謂教學醫院賴以生存的命脈，只是當時的我對這法案一無所知。多年後，我才知道根本沒人看我們寫的答案卷。考官只是希望我們能在這一個小時的筆試時間靜下心來，好接受下一關的口試。不用說，這場筆試其實只讓人更加心煩意亂。

口試時，我坐在長桌的一端，面對六位外科教授，每一位看起來都活像是從講堂牆上的畫像走出來的。對我來說，很多問題都很艱澀。例如，有一位教授問我，亨利．詹姆斯在中篇小說《碧廬冤孽》裡描述的病症為何？雖然我在大學主修文科，但對這篇小說的印象十分模糊，更別提裡面提到的疾病（後來知道答案是癲癇）。我後來才明白，口試的目的主要是看我們這些考生如何因應壓力。在那個年代，壓力因應技巧當紅。哈佛醫學院入學考試的一個考官就是壓力因應方面的名醫。這個考官出的一個題目是要考生打開窗戶。不管考生怎麼試，那扇窗就是打不開——因為窗戶已被釘死。他也曾要考生把自己的椅子挪近桌子。考生就算使盡全力也是枉然，因為椅子根本是固定在地板上的。

幸好，年代不一樣了。換我們當考官，面試要進醫學院或當住院醫師的考生，院方特別叮嚀我們不可以整人，盡可能讓考生好過一點。就我們在考試結束之後收到的信件來看，不管錄取的或落榜的，都很感謝我們這些考官的親切和善。回頭看我們這群在一九六二年參加實習醫師考試的人，還是要有鋼鐵般強韌的心志，才禁得各種折磨。第一天考試結束後，被刷掉的就可以回家了，通過的，翌日再來參加第二輪考試。第二輪考完，還有第三輪。連過三輪者要接受外科主任口試，再由主任決定哪六個人雀屏中選。結果，我連第一輪都過不了，垂頭喪氣的返回紐約。

外科第五波革命

在第二次世界大戰爆發之前，醫學院四分之三的畢業生實習一年之後，就可開始執業，擔任一般科醫師。❶有志於各專科者，則畢業後在該專科接受短期訓練、或是修習該科科目即可。雖然約翰霍普金斯醫院早在一八九〇年代，即設立正式住院醫師訓練計畫，醫學院畢業生可直接向各科主任申請，之後多家醫院也跟進，但是申請的人數不多。舉例來說，賀斯泰德最喜歡用約翰霍普金斯的優秀醫學生，當哈佛醫學院畢業、在麻州綜合醫院實習的庫欣前來申請時，賀斯泰德考慮再三，並經過長時間討論後，才作成決定。

在二十世紀前半，如果有人覺得自己與賀斯泰德、庫欣等早期外科主任所認定的傳統外科醫師形象有所差距，就不敢申請外科。如左撇子就是這樣的不利條件。據說，左撇子使用標準器械很不順手。（事實不然。）另外，有家室的人也會被科主任認為無法全心投入外科訓練；社交生活更是毫無必要。我哥哥在一九四二年七月一日進布里根醫院當實習醫師，直到十月，都沒離開過醫院。約翰霍普金斯的常規訓練更糟，實習醫師一年三百六十五天都得待命，因此不敢走出醫院一步，而且還得付學費！很多外科住院醫師都很晚婚或是娶護理師為妻，就一點都不奇怪了，因為他們最常看到的異性就是護理師。不管男女醫師離婚率都很高，直到今天依然如此。

由於那個年代還沒有職業標準和能力證書，霍普金斯教授的首要任務就是設計和組織住院醫師制度，讓有志者能接受更高深的醫學教育，同時制定病人照護的指引方針——這番努力終於促成外科的第五波革命。這個過程相當漫長而且充滿競爭壓力。例如賀斯泰德手下有位住院醫師完成八年的訓練之後，戒慎恐懼的問說，他是否可以離開，自行開業？賀斯泰德反問，這麼急做什麼？❷只有少數人有幸跟在大教授身邊學習，但也不保證日後能繼續往上爬。他們當教授助理可能要當到天荒地老，科裡才有職位。❸或許這就是為什麼賀斯泰德在霍普金斯主事期間，只有十七位總醫師從他手下畢業。

雖然這種「金字塔」制度在今天的歐洲（如德國）還存在。在美國卻進行了演化。之前獲選進入外科訓練的醫師，如果表現不佳，第二年就會遭淘汰，只得到其他單位求職。能熬到第六年或第七年，且最受主任青睞的住院醫師，則可升上總醫師，一年之後，或許就能在本院或其他教學醫院得到教職。我還記得在我服務的教學醫院外科，一開始有十六位實習醫師，最後只有一人獲得教職。在一九八〇年代，大多數附屬於大學的醫院終於切掉了金字塔升遷制度的頂端，變成梯型，以免人員流失率太高。

第二次世界大戰結束後，隨著生物醫學研究的進展，專科化的腳步也加快了。由於一般科的收入和地位都走下坡，走該科的人就變少了。❹在一九四〇年，全職專科醫師約占所有醫師的百分之二十四，到了一九六〇年代中期，已增長為百分之六十九。❺很多想走外科的人從戰場歸來，開始在全美教學醫院尋求專科訓練的機會，如骨科、泌尿科、心臟外科、神經外科或整形外科，因此各醫院都大幅增加了各專科住院醫師的名額。例如，在一九四〇年和一九四七年間，專科醫師的職位從五千個增為一萬二千個。到了一九五五年，已有二萬五千個名額。❻在一九七〇年代，各專科醫學會紛紛制定正式的會員資格評估制度，儘管競爭者眾，除了美國本土培養出來的醫師，還有許多國外醫學院畢業生，但美國專科醫師的名額已漸趨穩定。在那些年，製造了過多符合資格且技術優異的年輕專科醫師，所造成的後果是很大一部分人進入社區醫院服務，與他們在醫學院環境的老師直接競爭。

儘管行醫之路漫長而辛苦，在第二次大戰落幕將近四十年之後，仍有許多大學生選擇這條路，主要著眼於醫師這份工作有尊榮和自主性，工作成就感大，而且能追求科學知識。

在一九五〇年代末，我大學班上的同學約有三分之一修習醫學預科課程。在那個年代，醫學生和正在接受訓練的住院醫師以及教授，清一色是白人男性。雖然有些醫學院偶爾會錄取傑出的女學生，有幾家醫院也收女性實習醫師，然而那時的美國社會認為年輕女性不適合當醫師，因為她結婚成家後很可能退出職場去當家庭主婦，在她身上的教育投資豈不浪費。霍非裔美國人如想當醫師，則只能去專門為他們設立的幾家醫學院（成立於十九世紀末）。霍華德大學醫學院和梅哈里醫學院是最早的兩所。儘管後來社會風潮改變，黑人與女性勢力抬頭，外科仍是所有醫學領域中最保守的。即使外科在招考新人時，並未特別言明有關性別和種族的限制，但直到一九七〇年代初期，布里根醫院外科才收黑人和女性住院醫師。

猶太人、天主教徒與信奉其他宗教者，一樣有嚴格的名額限制。在一九四〇年代申請美國醫學院的猶太人，每十三個只有一人被錄取，非猶太人則每四人有三人可上榜。❼而由猶太人或天主教徒設立的私人醫院，幾乎和當地的醫學院沒有任何關係，比如在一八五二年成立、以照顧猶太社區為宗旨的紐約西奈山醫院。儘管這家醫院臨床口碑極佳，但直到一百年後才設立自己的醫學院。又如一八六八年成立的聖伊利沙白醫院，主要服務對象是波士頓南郊的愛爾蘭和義大利移民，直到五十多年後，才成為塔夫斯大學醫學院的附設教學醫院。麻州綜合醫院外科則直到第二次世界大戰結束之後，才出現信天主教的教授。

一開始，醫學生申請到教學醫院接受實習醫師訓練，受限於交通工具，只能去火車可達之處，等到空中交通愈來愈發達、方便後，搭機到遙遠的地區應試也就不是問題了。不管怎麼說，由於各家醫院獨自招考，可能撞期，發送錄取和未錄取通知的時間又不定，常教人難以抉擇。以波士頓的醫院為例，他們總要等到全國其他醫院錄取結果全部出爐，才會通知，想要去波士頓各醫院受訓的人，只能苦等。即使已獲其他醫院的錄取通知，仍不能做最後決定。到了一九五一年和五二年間，幾家醫學院和醫院終於組織了一個聯招系統，依照申請者的志願，選配、分發到各醫院。

各家醫院的訓練計畫品質不一。就像最好的醫學院通常會錄取來自名校的申請者，教學醫院的教授也喜歡收來自頂尖醫學院的學生。二流醫學院的學生則往社區醫院發展。全美提供住院醫師訓練計畫的有數百家醫院，其中許多是與醫學院沒有附屬關係的大型社區醫院。

在醫學院畢業後申請在教學醫院實習的情況，自一九六〇年代以來沒有多大改變，各家醫院大抵依循霍普金斯醫院建立的模式。標準申請程序包括繳交成績單、推薦信函、個人動機陳述。醫院收到並審核完畢之後，會請合格者在安排好的日期前來應試。但自一九七〇年代開始，所有的教學醫院都採取聯合招考的模式，而且不再舉行筆試。醫學生和各醫院主任各自將志願依優先順序填好，然後送交全國電腦中心進行配對、分發。

「配對放榜日」在每年三月中旬。這一天對全美國醫學生來說，是最重大的日子。內含結果的信封就擺在院長會議室桌上，每一個學生懷著七上八下的心打開信封，就知道接下來幾年將何去何從。結果總是幾家歡樂幾家愁。我在一九六二年打開信封那一刻，已心裡有數：我最想去的布里根醫院把我刷掉了。我上了第二志願，也就是芝加哥一家大型教學醫院。我原本在麻州求學，為了體驗大城市的生活來到紐約讀醫學院，現在則有機會往中西部發展。

一九六四年，我再度向布里根醫院提出申請。由於那時全美有不少資深住院醫師都被召募到戰場，錄取名額變多了。哈佛有個划船隊學長正在布里根受訓，他曉得我當過划船校隊隊長，就向當時的外科主任莫爾美言一句：「這傢伙還不賴啦。」結果還真就成了。

師徒制訓練體系

外科訓練體系大抵是七十年前賀斯泰德引進的那一套：起碼先實習一年，接下來是兩年資淺住院醫師訓練，然後再兩年資深住院醫師訓練。特別傑出的一、兩位資深住院醫師，在最後一年可升上總醫師，或去研究實驗室工作一陣。漸漸的，愈來愈多住院醫師會再多花幾年，接受專科訓練。

外科訓練本質上還是師徒制。莫爾記得一九三〇年代他接受訓練之時，大家都叫新來的實習醫師「菜鳥」。[8] 實習醫師主要的工作是每天清晨六點檢驗病人的尿液和糞便，看有無異常。資深住院醫師有時會在病人的糞便檢體偷加一滴血，或是在病人的尿液試管裡加糖、膽汁或蛋白質，實習醫師要是沒能識破這個圈套，就吃不了兜著走。巡房總是由總醫師或主治醫師帶頭，之後是資深住院醫師、資淺住院醫師，而在後面保持三步之遙距離的，就是菜鳥。第一章描述的病人瑪麗和約瑟夫，必然一眼就能看出這些人的階級高低。

大型教學醫院的醫師階級劃分，要比社區醫院來得嚴明，每一個階級承擔的責任也都不同。實習醫師每兩個月輪換一次，到不同的部門學習，如一般外科、麻醉科、加護病房和其他次專科。實習醫師必須掌握所負責的病人從住院到手術、乃至出院的所有細節，接受各單位資深住院醫師的指導與監督。如果是簡單的手術，主治醫師會讓他們上來幫忙，以便學習熟稔外科基本技能，比如傷口的切開與縫合、沿著解剖面切開、打結以及使組織連結等。經過一年的學習，實習醫師逐漸成熟，之後就可升上資淺住院醫師，照顧病情較嚴重的病人，並可在比較複雜的手術擔任第二助手，如心臟手術、肺臟手術、惡性腫瘤的切除和器官移植等。到了受訓的第四年和第五年升上資深住院醫師，照顧病人就比較能獨當一面。這幾年的訓練下來，他們技術更精良，微創手術也愈來愈熟稔後，就可在主治醫師協助、監督下，進行比較複雜的手術。等到他們可駕馭外科領域大多數的手術，為期五年到八年的訓練告一段落，就可參加外科專科醫師考試。

大多數的病人都是由醫院的外科主治醫師收治的。病人通常先經由本院或社區醫院的醫師轉介，到該醫師的診間看診。主治醫師有了初步診斷，有必要住院的就讓病人辦住院，由實習醫師或資淺住院醫師來幫忙做檢查。病情單純的，手術前一天再辦住院即可；至於比較複雜、需要進一步評估者（如需心臟功能評量或血管攝影），則必須提早幾天住院。

我們這些實習醫師和住院醫師，已對疾病的自然史和手術的適應症瞭如指掌。每個人負責二十床左右的病人，每天早上必須幫病人開藥、抽血、給他們打針、打點滴，並在醫囑上載明飲食與活動注意事項。我們也得分擔加護病房的一些工作，熟悉所有儀器的操作，如調節人工呼吸器，記錄並解讀病人的心電圖。接著，我們去拿當天預定手術病人的X光片，在八點前就必須到開刀房準備第一檯刀。除了在手術過程中擔任助手，寫手術紀錄、開立術後處方，我們還要趕回病房整理病人的病歷紀錄、檢驗報告，而且記住細節，下午跟主治醫師一起巡房時，才不會被電得很慘。如果病人的體液平衡或電解質濃度不理想，我們這些菜鳥就需立刻回答為什麼會這樣。從主治醫師到住院醫師到實習醫師，我們不斷來回交換意見、資料，以防出錯。今天，醫療紀錄更加透明，還必須向第三方支付者（健保單位或醫療保險業者）揭露。在我們的努力之下，很多病人的身體或心理疾病之謎漸漸變得明朗。

到了傍晚，住院醫師和醫學生必須報告負責病人的情況，要特別注意未解決的問題和翌日的治療計畫。接下來，沒值班的人就可以回家，而值班者得繼續接新病人、幫病人做檢查，並和他們討論手術。然後請病人在手術同意書上簽字，並開立實驗室檢驗和X光檢查等。（我們通常值一天、休一天，週末則每兩個星期輪值一次。）半夜總是我們學到最多東西的時候，因為由我們負責處理病人的狀況。其他的工作包括為病人抽動脈血和靜脈血、打點滴、置放尿管或胃管，以及插呼吸管等。我們也常常必須支援緊急手術，總是忙到徹夜未眠，等到天亮又得準備巡房並協助手術。

在美國，很多教學醫院的總醫師等於是「病房總管」，要照顧從急診收進來的窮病人，以及住院醫師從外科門診送來的病人。總醫師帶領手下的住院醫師和實習醫師完成病房實務，安排各項檢查與手術，病人出院回家之後如有任何問題也得負起責任。

如果這個團隊有無法解決的問題，就會求助於主治醫師。病人和照顧他們的醫療團隊互相尊重，照護品質極佳，之後還會通知病人回來進行追蹤檢查。我們在受訓的過程中，從病人身上看到各式各樣的外科疾病——有的病人在病房等開刀，有的則已開完正在慢慢恢復。每一間病房都有多位病人，有剛開完胃潰瘍手術或大腸切除術的，也有開甲狀腺手術的。隔壁病房則有等著要切除膽囊的黃疸病人，以及腿部骨折正在接受牽引治療的。每一張病床下面都擺了許許多多用來收集尿液、膽汁或血液的玻璃瓶。病人包括各個種族，宗教信仰不同，背景也大異其趣，但是都有相同的心願，也就是早日康復。

病房似乎與世隔絕，這裡的每一個人，包括病人、醫師與護理師等，都在此獲得獨一無二的經驗。總醫師帶領的醫療團隊擔負臨床和行政責任，經過一年又一年的磨練，醫術與能力漸漸精進。自一九八〇年代以來，醫療照護體系慢慢有了變化，總醫師不再擔負那麼重的責任，當然能力也不如前人。

嚴格的病例討論與床邊教學

在我們受訓的早期幾年，非常仰賴護理人員。我們醫院的護理師大都是醫院的護理學校訓練出來的，經驗豐富，是我們得力的助手。他們幫忙照顧病人，給病人送藥和送餐。當時很多護理師都在專科病房工作，主要工作就是照顧病人。（後來就得擔負很多雜事，包括表格填寫、電腦資料解讀等，臨床工作變少，比較像是行政助理。）我們只要碰上複雜的病例，免不了需要護理師的幫忙。住院醫師要是膽敢對他們傲慢或擺出優越的姿態，事後都會悔不當初。

除了從病房和開刀房獲得實戰經驗，住院醫師的正式教育也很受到外科主任和科裡的重視。每個星期，我們都得參加全院學術研討會，在教授的帶領下討論各種臨床主題。之外，還有著重某一專科病例的專科討論會。死亡與併發症病例討論會更是重要的學習過程，這樣的學術討論會已有一百年的傳統，自一九八〇年代以來更是醫院評鑑的重要項目。這種會議不是為了懲罰、攻擊同事，而是以客觀的角度討論手術上的失敗、造成的死亡和錯誤，以記取教訓，改善給病人的醫療照護品質，有時甚至可以對醫院政策造成重大影響。當住院醫師的我們總是在下面靜靜聆聽，看主任質問負責醫師細節、聽取整個病例的報告，及討論哪裡出錯，以後該如何改進。病理科醫師會帶來死者的器官或播放相關幻燈片讓我們看。在那個年代，由於還沒有造影技術，我們必須從病例報告找尋蛛絲馬跡，判別疾病的症狀和徵象。這是科裡的重要會議，不對外開放，可說是督促我們自律的重要動力。

住院醫師訓練還包括一個小時的主任床邊教學。主任會指派住院醫師輪流就一些特別的病例進行摘要報告，大家都站在病人床邊聆聽。主任聽完報告，接著為病人檢查，然後對剛才報告的住院醫師提出一連串問題，包括該病症的種種面向、併發症以及治療等。住院醫師莫不覺得這個小時有如永恆一樣漫長。如果病人已開完心臟手術（當時這種手術還不常見），主任就會考問人工心肺機的細節。要是碰上大範圍燒燙傷的病人，負責報告的住院醫師就得充分了解水及鹽分的代謝、體液轉移的危險及未來照護計畫。如果病人正在使用呼吸器，主任就會問人工呼吸器的設計、肺部治療，與氧氣濃度等問題。萬一有人一問三不知，那就好看了！這樣的教學讓人印象深刻，而且讓我們明白，住院醫師必須負起病人照護的全部責任。這些都是影響我們畢生的學習經驗。

雖然波士頓相對來說還算是個寧靜的城市，但在急診室工作的我們，可以看到許許多多的社會問題。我們為病人固定骨折、打石膏、縫合撕裂傷、處理比較小的燒燙傷傷口。我們必須學會辨識婦科感染病症，並幫病人治療；也要會診斷急性闌尾炎。那時，到我們醫院來看門診的病人不多，急診倒是門庭若市：有人車禍受傷被送來救治，還有被刀刺的，偶爾也可看到槍傷病人。我們也照顧不幸遭到強暴的女性。有的病人因為腹部劇痛而來求診——有的已出現胃腸穿孔，有的則是胃潰瘍出血。有些年輕女性找密醫墮胎出現併發症而來急診，儘管我們盡了全力，還是救不回其中一些人的性命。如果我們應付不了，就會向資深住院醫師或主治醫師請求支援。有時確定是急性闌尾炎或腸阻塞，必須馬上動手術，經常也會讓我們自行上陣。

醫學生為何選擇外科？

當然，我們也有想要放棄的時候。人畢竟不是鐵打的，工時長，加上每兩天就得值班，常覺得自己累到虛脫。還記得在全院學術研討會上，常看到坐我旁邊的人呼呼大睡，實在不知為何坐在前排的人能那麼精神抖擻。有時碰到複雜、漫長的手術，得站好幾個小時幫主刀醫師拉鉤，站到最後不禁對未來心灰意冷。值急診時，病人一個接著一個來，很多是得性病的，還有幾天前才來縫過傷口、再度因為撕裂傷上門的酒鬼，而且要處理許許多多無可逆轉的病症。有時，我不免懷疑自己是不是瘋了，才會選擇這一行。特別是孩子漸漸大了，在他們的成長歷程中，我總是缺席。

如果我們知道外科這條路如此艱辛，為什麼要選擇跳進去？我們在當醫學生時期總是喜歡猜測同學會走什麼科。不久，我們就發現這種選擇和人格特質大有關係。選擇走內科的好學深思，喜歡與人討論複雜的問題，並設想解決方式。他們會長期追蹤病人的情況。決定走放射科的，我們猜想可能比較不喜歡面對人。那時的病理科仍是一門新領域，吸引了一些喜歡長時間待在實驗室看顯微鏡，或上圖書館找資料的人。他們對臨床上的各種謎題感到好奇。走精神科的人則對人際之間的互動與關係特別感興趣，但有幾個人似乎也有自己的心魔。

幾十年來，每一屆醫學院畢業班總有四分之一的人會走外科。這些人往往天性樂觀，而且具有領導天分。他們精力旺盛，知道努力的方向，而且多才多藝：有人是運動好手或是精通某一種樂器。他們喜歡解剖學，對各式各樣的疾病和異常都很感興趣，願意去看、去摸，也樂於接受挑戰。他們欣賞外科教授的務實，也擁抱自己的理想，希望有朝一日能以高超的技藝迅速止血、縫合漏洞、修補心臟，或為病人重建顏面。在一九六〇年代初期，想到器官移植可能成真，更令外科新鮮人嚮往。每一個走外科的人，都希望用自己的雙手，幫病人解決重大病症或是急症。那時急診醫學尚未成為獨立的專科，因此外科醫師有時也必須應付突如其來的緊急病症。

儘管訓練計畫競爭激烈，大多數的住院醫師都以自己能熬下去、成為外科的一份子而感到驕傲，很少有人會為這幾年的辛勞而後悔。辭職是前所未聞的事。雖然我們每天工作很多，但也不斷從手術和照顧病人中學習。醫療現場高潮起伏，我們常碰到一些完全想像不到的情況。我們這群住院醫師就像生死與共的兄弟，大家同心協力照顧需要幫助的病人。沒有人質疑自己為什麼要承擔那麼大的責任，我們和家人都安之若素。科裡很多大老就是我們的恩師，教我們注意治療的細微之處，留心手術的適應症和複雜性。他們也會告訴我們哪些研究是值得做的。我們漸漸融入這個瞬息萬變、充滿創新與動力的環境之中。那些年，一眨眼就過去了。

等到我們完成訓練，可以獨當一面收自己的病人時，已準備好面對各種情況。我們把青春歲月和精力奉獻給外科，不只是希望在例行手術中為病人解除病痛，更希望有能力面對突發的考驗。面對新的情況之時，我們必須當機立斷，不管做了什麼決定都無法反悔。所幸我們長久下來累積的經驗，使我們養成這樣的能力。我們也培養出高超的耐力。很多手術需時很長，就像跑馬拉松，沒法停下來，因此只能撐到最後。我們在醫院上班時間很長，因為住院病人需要照顧。我們必須在關鍵時刻陪伴在病人身邊，一直到他們出院。

在我受訓的過程中，有段時間我進行研究工作，加上服役，因此訓練時間拖得很長，直到三十七歲才升上外科主治醫師。拖了這麼多年才熬出頭，我卻沒有在一夕之間翻身的感覺。我當住院醫師的第一年薪資是七千五百美元，最後一年是一萬五千美元，而升上主治醫師的第一年是二萬七千美元。

所有成功的外科醫師都有一個共同的特質，也就是在開刀房中充滿自信的站在病人旁邊。病人全心全意相信你能救他，而且已接受麻醉。你用穩定的手在無菌的皮膚上劃下切口，接著打開病人的體腔，執行手術。有時，你要是不開，病人就沒有存活的希望。你得時時提醒自己，你正在用刀侵入病人身體，而病人跟你一樣，是有血有肉、有情感也有靈的人，絕非標本或只是一個直腸癌的病例。

然而，開刀時要保持絕對的冷靜客觀與疏離，完全不能感情用事，如果要用人性的眼光來看病人，有時可能會有困難。為了解決這個複雜的心理問題，我只能在術前和術後盡可能為病人的身體與情感需求著想，但在手術當下，則專心處理病症。

雖然很多人會用「自我中心」來形容外科醫師，「高傲」也許是更正確的字眼。外科醫師熱切希望用雙手和頭腦幫助病人，堅信開刀對病人來說是最好的選擇。有人說，一位外科醫師要花十五年才能成熟：五年學習開刀，五年學習什麼時候開最好，還要再五年的磨練才知道何時不要開。明智判斷的能力與經驗累積都需要時間。外科醫師也得有堅強的信念，只要是為病人好，再怎麼辛苦、困難，都得去做。但是外科醫師還是難以擺脫刻板印象，有一位作者就曾如此描述庫欣：「他幹的這一行是全世界最不謙虛的職業，而他正是這一行中最不謙虛的人。」[9]

縮小手術打擊面

除了醫療照護服務的討論與變化，醫學教育、應用生物學、各學門的知識與溝通也逐漸演進。因此，專業人士和正在受訓者都得採用新觀念，形成新的習慣，累積新知識，並接受新文化。外科當然也在這股變化的潮流當中。過去，評估疾病主要是靠臨床病歷的詳細記載與完整的身體檢查。儘管如此，醫師通常只能猜測腫瘤可能是哪一種、侵犯的範圍多大、牽涉到哪些血管或是否有膿。由於醫學技術的進步，醫師更能確切掌握病人的情況了。現在的醫師仍然會記載病史以評估症狀，但先進的造影技術能使病灶無所遁形，要比傳統的身體檢查精確得多。各專科之間的合作也是進步的關鍵。除了少數緊急情況以外，就目前的醫學技術而言，診斷結果很少出什麼讓人意外的事。

外科醫師用標準手術方式處理一些病症，已有百年之久，但疾病的發生率與疾病模式的變化影響了他們的做法。在西方，消化性潰瘍和胃癌的發生率變低，而罹患胰臟癌的病人增多了。大腸憩室炎是指腸壁上形成的小凹窩，可能會受到感染、穿孔或造成腸阻塞，這種毛病在十九世紀還很罕見，現在則很普遍。乳癌和前列腺癌的病例也變得常見，也許是因為可以早期發現——乳癌可利用X光乳房攝影，而前列腺癌可藉由血液檢驗（前列腺特異抗原檢驗）篩檢出來。目前，除了以手術切除腫瘤，還有其他選擇。腫瘤外科已形成一個新的領域，除了以適當的手術控制，還加上放射線治療與化學治療。腫瘤外科採團隊模式，由幾個專科共同協力為病人診治，多種癌症的控制和治療都能有令人滿意的結果。

我這一輩和我的老師辛苦學到的很多術式，後來變得毫無用武之地。例如曲張靜脈的剝除（即第一章中齊佛醫師為瑪麗施行的手術），以前是重要手術，但近年已傾向利用侵犯性較低的方式來治療。介入放射科醫師會把一條細長的導管，伸進腫大的靜脈之中，從導管頂端射出雷射或射頻脈衝，破壞靜脈內壁組織，使其封閉、結疤，然後血管會逐漸消失。為了美容，小號的靜脈可用注射硬化劑、加熱或雷射除去。這種可在門診進行的微創手術，已愈來愈受歡迎。

一代又一代的外科醫師花了很多時間和氣力，研習膽結石移除手術。正如前述，膽囊收縮，所貯存的膽汁就會從總膽管流入十二指腸，幫助脂肪消化。如果膽道系統中有結石阻礙膽汁排放，膽囊腫脹、發炎，病人腹部就會劇痛。如果膽結石在總膽管內形成，阻礙了肝臟分泌的膽汁正常流出，病人就會出現黃疸。以往，碰到膽結石的病人，外科醫師總是利用上腹部的切口，把膽囊摘除。接著，再探勘總膽管，取出裡面的結石。膽囊切除可說是一勞永逸的做法。沒有膽囊並不會影響正常的消化功能，也不影響健康，膽汁會直接由肝臟進入腸道進行消化作用，身體也能很快適應這項改變。膽囊切除術和闌尾切除術一樣，是外科新手最先學到的手術。

總膽管阻塞的手術難度比較大。主治醫師和資深住院醫院必須先切斷總膽管，讓它與肝門靜脈及肝動脈相連的部分分離，再切開總膽管，試著用生理食鹽水將結石沖掉，或者用匙狀器械或鑷子，把結石取出。後來出現膽管氣球取出術的做法，也就是用氣球導管置入膽管內，然後將結石取出。如果這些方法都失敗，或是結石嵌入總膽管一端的肌肉層內，則可使用探針擴大管徑，使結石排出。但外科醫師大抵只能靠觸覺來進行手術，因此有時會用染料注入膽管，再利用X光顯影來監視過程。如果阻塞依舊，還有一個方式就是從腸子進入，找到微小的膽管入口，將其張開，或許可以直接取出結石。

這幾種術式都很麻煩，往往要花好幾個小時。現在，外科醫師可藉由腹腔鏡手術切除膽囊，或從病人的嘴巴伸進可彎曲的內視鏡，進入病人的胃，然後到十二指腸，找到總膽管開口，並用細小的器械撐開，再用氣球將結石吸出。後一種方法完全用不著侵入式手術。現在的住院醫師幾乎看不到傳統的膽結石開腹手術，他們會認為那種做法已然過時。無疑，非侵入式做法對病人來說比較好，併發症極少，但偶爾還是有嚴重的併發症。

乳癌的治療是另一個手術不斷演進的例子。過去，女性如發現自己胸部出現腫塊，會去看外科。如果外科醫師懷疑是惡性腫瘤，下一步則是進行根治性的乳房全切除術——這是自十九世紀末，柏林的李斯特與美國的賀斯泰德流傳下來的做法。他們的門徒認為，乳癌終極療法就是基於嚴謹的解剖學原理，進行比較精細的切割。在我當住院醫師那個年代，我們開了不少乳房全切除術，對乳房的解剖學結構、手術技巧及組織的處理，也有深入的了解。然而，我們並未考慮到乳房全切除對病人造成的心理衝擊。乳房切除將使女性的身體外觀出現很大的改變，讓她們覺得自己的身體有重大缺陷。更別說萬一復發還得再接受更多的手術。

有位乳癌病人湯森太太就給我很深刻的印象。她最初接受乳房全切除術時，我就站在一旁協助主刀醫師。她在本院接受多年追蹤檢查，我也跟她熟了起來。

湯森太太住在波士頓市郊，和丈夫育有三子。四十二歲的她，長得秀麗，體能極佳。她向來以自己的容貌為傲，在社區很活躍，朋友也都喜歡她。她可說是個幸福、快樂的女人。一天早上，她在淋浴時，發現左邊乳房有硬塊，不禁恐慌起來。她的鄰居是位外科醫師，她打電話給他，這位醫師很快就幫她安排好看門診的時間。醫師為她仔細檢查，證實乳房深處有一個腫塊。另外還發現她腋下有個淋巴結硬硬的——這代表癌細胞可能已經轉移。

自此，湯森太太的人生從彩色變成黑白。她接受了許多檢驗，看轉移的情況如何。結果發現並沒有轉移。接下來就是手術。湯森太太接受麻醉，不知道醒來之後，乳房是否完整無缺或是已永久變樣。

過去幾十年來，外科醫師都是先透過乳房的一個小切口切除一部分腫塊，送到病理科進行冷凍切片，然後在顯微鏡底下觀察，做為診斷根據。如果腫塊是良性的，病人就可回到病房，等麻醉藥效消退。如果是惡性的，那就繼續進行乳房全切除術。很遺憾，切片結果證實湯森太太的乳房腫塊是惡性腫瘤。主刀醫師沿著腫塊邊緣的外圍切出一個大大的橢圓形，掀開薄薄的表皮，露出整個乳房組織。他先分離大動脈和腋下靜脈，避開重要神經，然後切下整個乳房，包括下面的肌肉、淋巴結和邊緣組織。接著，他把表皮縫好，以覆蓋顯露出來的肋骨。

在一九五〇和六〇年代進行的乳房切除術，往往做得相當徹底，有些外科醫師甚至會打開整個胸腔，切除裡面的淋巴結。術後，病人的胸部變得殘缺不全，只能穿高領的衣服。不只是胸壁組織變少，且因腋下淋巴切除，手臂和雙手也都會腫脹不堪。為了消腫，病人必須戴彈性襪材質的壓力手套，以增加組織壓力，減少淋巴液的產生，晚上也必須使用加壓循環器，把手臂伸入像長手套的加壓器中，再由肢體遠端向近端分段加壓，促進淋巴液回流。很多病人在術後都覺得自己身體形象有了缺陷，性欲減退，自我價值低。儘管湯森太太有先生和家人的全力支持，依然花了很長一段時間才調適過來，重拾快樂。

乳房全切除術雖已移除大範圍的組織，復發的例子依然很常見，也有病人多年後才復發。根據赫金斯（Charles Huggins）醫師在二十世紀中葉的荷爾蒙研究，由於乳癌與女性荷爾蒙息息相關，因此接下來的治療策略就是改變病人體內的荷爾蒙環境，減少雌激素產生，或阻止雌激素促進癌細胞的生長，進而控制癌症。為了減少女性荷爾蒙，最直接的做法就是切除卵巢。這意味年輕女性將提早停經。此外，為了切除卵巢，在沒有腹腔鏡的時代，病人勢必要接受開腹術。切除卵巢後，如果腫瘤沒有消退或腫瘤復發，減少女性荷爾蒙的最後手段就是切除腎臟上方的腎上腺，或是摘除腦部深處的腦下腺。這些手術難免都有併發症。湯森太太接受乳房全切除術四年後，肺臟出現陰影。那時，我已升上主治醫師，負責切除她的卵巢。雖然從術後照的胸部X光片看來，已有改善，她還是在五年後因腫瘤擴散死亡。像湯森太太這樣的例子，可說多不勝數。

在美國，根治性的乳房全切除術一直是乳癌病人的首選，但是第二次世界大戰之後，英國的標準做法變成腫瘤局部切除，加上放射線治療。雖然這兩種做法的結果差不多，然而美國外科醫師深信，病灶及其周圍組織徹底切除，才是最佳療方。一種常見疾病的處置會有這種地域之別，讓人不得不猜想，是否這是因為對他國研究資料存疑，或是受到不同文化及不同經濟思維的影響。

一九七〇年代，X光乳房攝影開始廣泛使用，對乳癌的治療策略有了大幅且較仁慈的改變。如果X光乳房攝影的片子上出現可疑的陰影，放射科醫師會在超音波引導之下，進行針刺切片。如果切片標本的確有癌細胞，外科醫師通常會為病人摘除乳房腫瘤，然後把病人轉到腫瘤科，接受化療或放射線治療（或兩者都做）。如果腫瘤很大，或許無法保留乳房，但可留下胸肌和大多數的淋巴結，切除範圍不像根除性乳房手術那麼大。在這種情況之下，病人仍可利用乳房周圍的肌肉、皮瓣和脂肪，進行乳房重建手術，或植入矽膠袋，重塑外觀和質地都令人滿意的新乳房。

對於多種癌症復發的病人（包括乳癌），外科醫師必須和其他專科醫師組成治療團隊，一起為共同的目標努力。治療方式則根據特定腫瘤對某些分子或荷爾蒙的反應，以及特定病人的基因組成，量身訂製。除了放射線與化療這兩種非手術性選擇外，其他還有雷射脈衝、局部冷凍、無線電波、放射性粒子植入等療法，都有不錯的療效。

醫學教育傳統架構受到重大衝擊

一九八〇及九〇年代醫療保險制度的變革，對醫院與醫師的做法帶來重大衝擊。在這種醫療環境之下，教學醫院為了生存，不得不收更多的病人，醫療照護變得複雜，醫院之間的競爭也變得激烈。第一章所述的病人瑪麗和約瑟夫，如果在這時候來到新建的布里根婦女醫院，將會認不得這是他們當初接受手術的地方。一幢幢現代感的龐大建築裡面是各個專科中心、門診、研究實驗室等，與原來小小的木造建築大不相同。醫院還在不停興建與規劃更多新大樓。布里根婦女醫院位在長木區，與美國很多大學附設醫院一樣，所在地已變成醫療城。像雪莉·賴文這樣來接受肥胖治療的病人川流不息。十年前的人還沒聽過腹腔鏡胃繞道手術，甚至無法想像。布里根醫院以前只有四個科——內科、外科、病理科和放射科，現在已擴展為十四科，每一科下面還有分科，都有數十位專科醫師。

外科仍是布里根婦女醫院最重要的部門。二〇〇六年，布里根外科的主治醫師已超過一百三十位，每年執行的手術超過二萬檯以上。受訓的住院醫師與實習醫師共有一百二十位。研究經費每年總計有一千九百萬美元，半數來自聯邦政府。收治的病人當中，患有多重疾病的老年人有日益增加的趨勢。雖然醫療潛在風險不小，在布里根婦女醫院實行的診斷評估、侵入性治療，以及團隊治療模式，大抵安全而有療效。儘管礙於醫療保險給付的規定和醫院行政管理考量，住院病人往往還沒完全恢復就得出院，大多數的病人還是對布里根婦女醫院的醫療照護品質，感到滿意。

一百多年來，布里根從一家小醫院演化成大型醫學中心，其他大學附設醫院也是，規模愈來愈大，服務愈來愈周全。病人的醫治照護也從相對的從容不迫，轉為處處講求績效。這是因為醫療體系與醫療保險機構的關係愈來愈密切，絕大多數的病人都必須透過醫療保險，才有能力就醫。而為了控制醫療費用支出，「管理式照護」開始流行。（譯注：這是一種以大型企業管理方式、以預先支付保費及論人計酬等方式運作的健康照護服務模式。）[10]此時，因醫療保險給付愈來愈少，各科主治醫師都必須努力增加門診或手術業績，因而指導醫學生和住院醫師的時間變少。在這個醫療環境之下，法規限制愈來愈多，文書工作量也日益龐大，醫療糾紛與訴訟層出不窮，而有志於基礎科學與應用研究的醫師，則愈來愈難申請到研究經費。這些轉變對傳統上擔負教學、病人照護與研究三重責任的教學醫院來說，形成嚴重威脅。醫院最大的考量不再是上述責任，而是能不能符合預算的目標與要求。醫學教育的結構因此受到重大衝擊。

住院醫師訓練制度與醫師超時工作的問題，終於因為一件醫療事故而成為社會焦點。一九八四年三月五日晚上十一點三十分，十八歲的麗比．席恩因發燒、寒顫、全身疼痛被送到紐約市立醫院急診室。[11]住院醫師為她檢查，然後打電話給將麗比轉診過來的家醫科醫師。兩人討論之後，決定收她住院，然後做進一步的檢驗。於是，住院醫師開立檢驗，也開了退燒藥和肌肉鬆弛劑給她服用。沒想到，麗比不但沒有好轉，甚至在八個小時後死亡。至今，她的死因依舊未明，之後證據顯示她曾服用高劑量的鎮定劑與毒品。

麗比的父親西尼・席恩是著名的律師，也是專欄作家，他宣稱「女兒是醫療疏失的犧牲品，要不是值班醫師過勞、負責督導的主治醫師沒負起責任，女兒也不會送命」，遂向醫院和醫師提出訴訟。

曼哈頓地方檢察官召集了大陪審團調查這個案件；雖然大陪審團的報告沒有起訴涉及此案的醫師，卻譴責了紐約（也等於是全美國）的住院醫生養成教育。由於工時過長致使病人安全受到威脅一事，遂在全美引發熱議。[12] 聲浪持續加溫，紐約州衛生部於是成立一個調查委員會，來研究住院醫師工時問題。調查結果與大陪審團的發現相符，於是決定立法限制住院醫師的每週工作時數。醫師過勞的問題就此不斷出現在媒體。

一九九九年一月，有個心臟科住院醫師下班後，自行開車前往醫師執照考試試場，因疲勞駕駛，車禍身亡。這個事件引爆了公眾怒火，當局則表示將嚴格執行住院醫師工時限制法案。美國外科醫師學會一位大老則持相反意見，聲明「在限制工時之下，住院醫師將無法面對外科的現實世界」。只是這樣的意見無法引發社會大眾的共鳴。[13]

不久，一些外科教育界的資深人士也在年會中發表類似看法。有個參加這場年會的住院醫師說道，這次大會的氣氛「如喪考妣」。[14] 一位外科醫師表示：「我們好像必須像警察一樣，把違規超時的住院醫師給趕出醫院。搞得醫師做每件事，都像在製造對立似的。」一位名教授則描述當時教學醫院的氛圍，說道：「每週工時限制對手術是一大妨害。病人的照護是連續的，不可能因為工時限制而中止。」⑮

雖然正在接受訓練的年輕醫師長久以來，都在疲累和壓力的情況下工作，他們的觀察、判斷和行事難免出錯，但因醫療系統層級分明、責任歸屬明確，出錯的機率其實很低。但像麗比．席恩這樣的案例仍避免不了。為了因應此等事件，政府成立的委員會及國會在二〇〇一年，明白規定住院醫師的每週工時與連續工作時數的上限。至少有一份調查報告指出，住院醫師如能得到更多的休息時間，比較不會出錯。⑯國會也下令教學醫院及醫學院重整醫學教育的架構。

德國住院醫師的工時縮減到每週四十八小時，而英國住院醫師每週待在醫院的工作時數甚至更少。在美國，目前的規定是每週工時不得超過八十小時，但不包含八小時的教育課程。一般而言，住院醫師每日正常工作時間不得超過十二小時，兩次工作時段中間至少要有十小時的休息時間。在每兩次、甚至三次的工作時段之內，他們負責照顧病人的數目約五十人，由於照護病人的工作無法連貫，而溝通非常重要，醫院到處都是電腦，住院醫師可利用電腦請閱病人資料、開立醫囑，並不斷利用電子郵件和簡訊互通消息。

就目前的外科教育來說，這些轉變無可避免會使人際之間的凝聚力降低。醫師與病人之間，面對面的接觸變少了。參與手術的住院醫師如碰到工時上限，就不得不中途離開，不再像以前一樣，一檯刀總是從頭跟到尾。他們只是外科團隊的一員，職責僅止於協助手術，也毋需負責照顧術後住進加護病房的病人。

有些住院醫師會為了完成手頭上的工作，而違反工時規定，如果被逮，就得去向主任說明。萬一事態嚴重，該科就會被釘上。為了彌補住院醫師休息的空檔人員不足的問題，科主任會招募醫師助理來分擔工作，以免病人的照護受到影響。同時，科裡的主治醫師只好更賣力工作，擔負起照顧病人、手術和急診的所有責任。

挑戰與困難從未間斷

死亡與併發症病例討論會也成為革新的犧牲品。過去，這種討論會是極其寶貴的學習經驗，科裡的主治醫師與住院醫師就手術發現與病理學，很熱絡的交換意見，提出具有建設性的批評。但在目前的制度之下，皆是由主治醫師自己挑選兩、三位病人，由參與手術的住院醫師做病例報告，並回答相關問題。接下來，住院醫師播放十分鐘左右的幻燈片，對此病例一般要點進行解說。可惜的是，這樣的報告只是照本宣科，只有提交報告者可以說話，缺乏唇舌交鋒、腦力激盪的興味，讓人覺得味如嚼蠟。

今天在教學醫院接受訓練的外科醫師，依然必須面對其他許多挑戰。第一章描述的病人瑪麗，照顧她的住院醫師傑克博森跟她很熟，該章所述的另一位病人約瑟夫，則是我當住院醫師時負責照顧的，在他住院期間我都一直相陪。如今對於像第一章描述的雪莉這種病人，負責為她做檢查、安排手術的是專科護理師和醫師助理，由於胃繞道手術是非緊急手術，主治醫師要到即將手術前才會看到病人。門診病人的診治通常都依照嚴格的規定，以減少醫護人員出錯的機率。但如此一來，年輕醫師將很少有機會評估病人的症狀與病徵，以判斷是否需要開刀，或該接受何種治療。

更大的問題是，門診手術增多，加上住院醫師待在醫院的時間變短，萬一病人術後情況有變化或出現併發症呢？另一方面，醫院管理人員則在內部通訊刊物欣喜的宣布：病人住院天數再度縮短，醫院可節省一些成本。我最近甚至看到這樣的消息：本院病人平均住院時間又縮減了三十分鐘！在這種趨勢之下，「客戶」的健康似乎不及「成本效益」來得重要。但就醫療而言，最重要的難道不是病人照護的品質？

過去醫療體系的住院醫師必須擔負照顧病人的責任，對比之下，現在的醫學生及一些正在受訓的住院醫師，似乎只認為外科是一種生涯選擇，就像從事金融投資業。也許前一代有如英雄人物般的外科醫師變得愈來愈少，而這一代的外科醫師比較像技術員。如今的外科醫師工時縮減，而且必須兼顧生活品質與家庭生活，若還要使病人得到最佳照護，似乎如魚與熊掌不可兼得。[17]不過，即使工時減少了，生活品質也變得比較好，還是有一些外科住院醫師決定放棄訓練，改走他行。目前在美國，從外科訓練計畫退出的住院醫師約占二至三成。或許這是外科醫師離職的尖峰。[18]

如美國外科醫學會一位大老所言，很多醫院外科主任擔心科裡的住院醫師經驗與知識不足，參與的臨床決策也很有限，新的輪班制度又會使病人照護有中斷之虞，出錯的機率反而變高。差點出錯、讓人捏一把冷汗的事例時有所聞。的確，麗比．席恩的死亡案例給醫界帶來沉重的教訓，自此醫療體系格外重視病人安全與住院醫師過勞的問題。但醫院在追求成本效益下，致力於縮短病人的住院天數，實施生產線般的治療方式，這樣的醫療環境豈不更教人恐懼？

在所有的爭議當中，比較常見的問題並非醫師看診態度草率、或能力不足，而是溝通不良、違反日常作業程序等。據統計，約有百分之三的病人在住院期間受到傷害，而這些受害病人中有百分之七死於病情惡化，百分之九因醫護人員的疏失而死亡。受到傷害的案例約有百分之四十發生於手術之後，其他則與藥物有關。[19]雖說病人年齡層逐漸提高，危險因子也比較多，但住院傷害的發生率並沒有隨之變高。

不過，這樣的問題仍受到很多人的關注，包括醫療體系內的人和政治人物。[20]因為就算醫師已接受良好扎實的訓練，定期參加繼續教育課程，還需參加換證考試，依然可能出錯。[21]在病人不切實際的期待和醫療疏失的陰影之下，不只傳統的病醫關係受到考驗，也使醫師感到心灰意冷。[22]有些問題的確很難避免，有些則是源於壓力與疲累。也有醫師因此染上酒癮或藥癮，而同事多半不忍揭發。與其他行業相比，醫師自殺率也不低。根據一項研究，美國每年約有四百位醫師自殺身亡。[23]

現今醫師與病人之間的互動也和過去不同。在從前醫療父權主義之下，像瑪麗或約瑟夫這樣的病人雖然必須簽署手術同意書，但他們完全不會質疑為他們開刀的齊佛醫師或華倫醫師。萬一他們提出疑問，醫師當下的反應恐怕是憤怒。在那個時代，病人完全接受醫師的意見與判斷，沒想到自己的權益，而且總是對醫師感激萬分。若是瑪麗或約瑟夫覺得手術結果不如他們預期，或是病情反而惡化，也無從求助或要求補償。如果他們來到今天這個世界，得知病人權利法案，了解自己有權利要求得到診斷、治療及預後的資訊，而且對於醫療服務有任何不滿可提出申訴，必然不可置信。目前病人自主權提高，可參與有關自己治療的決定，也能從網路或其他來源獲取許許多多、有時相互矛盾的醫藥知識，但他們又必須仰賴醫師的專業意見，而這往往是挫折和衝突的源頭。

選擇高風險專科的醫師和醫學院畢業生，已知目前的醫療環境和過去大不相同。目前各大醫院都致力於減少病人住院天數，以收治更多的病人。在保險制度之下，醫師與病人的關係已成為醫療供應者與客戶，日益疏離；加上醫療訴訟的威脅，迫使醫師不得不施行「防禦式醫療」，開立一大堆不一定需要的昂貴檢驗，以求自保。為了執業，或許每年還得花好幾萬美元投保醫療疏失保險。有些醫師乾脆停業或提早退休。

話說回來，儘管很多醫師覺得壓力重重，然而現今這個社會仍比四千年前好得多。根據巴黎羅浮宮收藏的漢謨拉比法典（法典全文是以楔形文字刻在黑色玄武岩石柱上），在近三百條的法條當中，也包括手術成敗的獎賞與懲處。例如：「如醫師以手術刀在病人身上劃下一道很大的切口，利用手術治好了病人，或是用手術刀切除長在病人眼球上的瘤，治好了病人的眼睛，將可獲得十謝克爾幣（巴比倫錢幣單位）的賞金。但若手術失敗，病人死亡或因此失明，醫師的雙手將被剁掉。」比起雙手被剁，還是上法院好些！

走筆至此，且讓我們再回味前面章節提到的外科先驅。早期開心手術很危險，病人為何同意接受手術？幾十年前，病人明知器官移植成功機率極低，為什麼還是決定一試？病人是因為被逼到沒辦法才會做出那樣的選擇，如第三章所述因膀胱結石痛得死去活來的屠夫穆林思。沒有那些明知不可而為之的病人及外科先驅，外科也就沒有今天的成就，也沒有那麼多人可受惠於手術。未來世世代代的病人與外科醫師都該感謝他們。

儘管外科挑戰與困難不斷，能以自己的知識、經驗和雙手拯救病人，仍是外科醫師最大的成就感，也為自己身在這一行感到榮幸。其實，能擔負完全的責任就是成就感的來源。正如莫爾所言：

> 醫療照護最基本的行為就是擔負責任。手術就是為了治好人體遭受的傷害、出現的傷口、感染、腫瘤（不管良性或惡性）以及器官的病變或異常。外科就是為了研究這些疾病和如何治療。要行醫就得對病人負起完全的責任，把焦點放在病人照護之上。[24]

儘管今天醫療環境混亂不安，莫爾所言仍是這一行的金科玉律。

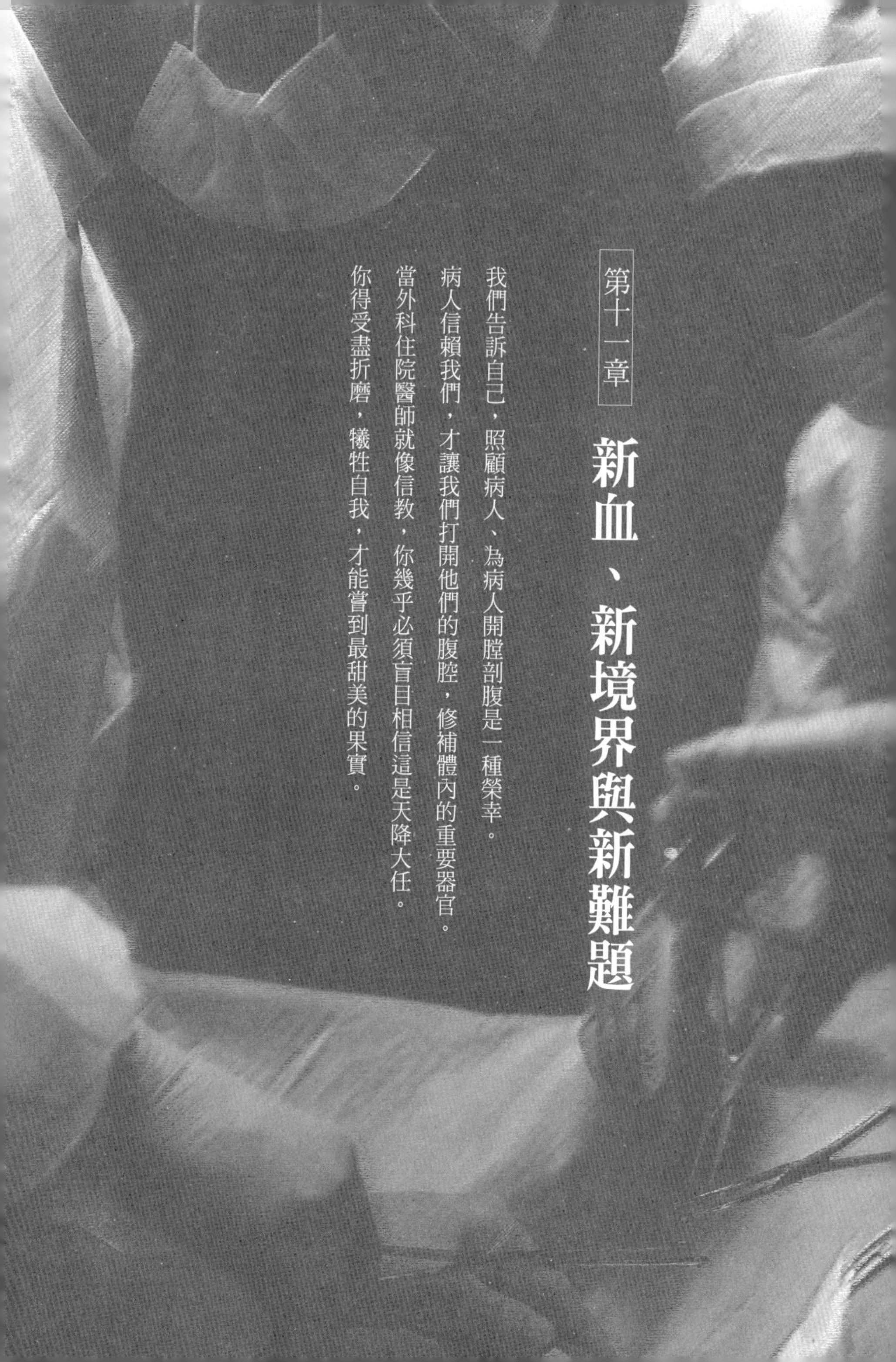

第十一章

新血、新境界與新難題

我們告訴自己，照顧病人、為病人開膛剖腹是一種榮幸。
病人信賴我們，才讓我們打開他們的腹腔，修補體內的重要器官。
當外科住院醫師就像信教，你幾乎必須盲目相信這是天降大任。
你得受盡折磨，犧牲自我，才能嘗到最甜美的果實。

最近我參加了我們外科資深住院醫師的歡送會。這是本科的年度盛會。歡送會在醫院的半圓形階梯講堂舉行，牆上掛著許許多多外科前輩的畫像——五十年前，我就是在這裡參加實習醫師考試的，後來還在此參加過無數次的學術研討會。本科主治醫師和正在受訓的實習醫師、住院醫師坐在前面幾排，配偶和親屬坐在他們後方，偶爾還可聽到嬰兒的哭聲。節目單上印著布里根醫院和哈佛醫學會的藍、紅盾徽，並列出本屆完成訓練的住院醫師名單，以及獲得教學優良獎的教授。講臺上有一張長桌，上面擺放裱框的證書和獎狀。參加者都很期待這次盛會，大家心情都很好。在正式開始之前，三三兩兩在各個角落低聲交談，恭賀那些即將學成的住院醫師。這一年的歡送會和歷年沒多大不同，只是完成訓練的人很少。他們都三十來歲，歷經多年的準備，終於可以展開人生新頁，擔負起終身的責任。

這一年完成訓練者共有七位，來自不同的種族、背景與文化，大多數都已婚，而且有小孩。令人吃驚的是，女性有三位之多；在我那個年代以及更早，住院醫師幾乎清一色是白人男性。這次的七位就像全美各地的住院醫師一樣，自醫學院畢業後，花了五年以上的時間在外科接受訓練。其中有四位做了很多實驗室研究，兩位已有博士學位，還有一位具有工程師資格。四位打算再接受次專科的訓練。多年來，他們一起照顧病人、歷經種種臨床與研究上的考驗，長時間一起在開刀房埋頭苦幹，彼此了解甚深。外科醫師的訓練與學習真是一條漫漫長路。

主任介紹每一位住院醫師，特別提到他們未來的計畫，也請他們上臺簡要報告自己這些年在外科的經驗和心得。每一位都準備充分，列舉他們在布里根及其附屬醫院開的手術類型和數目，並提出符合美國外科醫學會資格要求的相關資料。有幾位還穿插滑稽的照片和同事趣事，也不忘拿醫院開玩笑。有些人談到家人的犧牲以及這一路走來影響、支持他們的人，言語誠摯，令人動容。他們也強調對恩師的感激。住院醫師必須承受的責任與壓力很大、工作時間長，加上無盡的挑戰，要不是得到前輩的扶持與教導，這條路實在很難走下去。他們特別提到科裡教授專精的領域。這些教授看著他們逐步發展專業技術與經驗，不但要他們學習如何開刀，更要知道為什麼開、何時開以及什麼時候不可以開。最後則是表揚教學特優的教授，感謝他們付出的時間與心血。住院醫師在訓練生涯的各個時期，都可體會這些教授如何熱情指導他們。這真是豐收的一刻。

外科新血背景多元化

這些外科新血讓我感觸良多。每年秋天，全美國一百二十六家醫學院的註冊組都堆滿了入學申請書。一九九四年人數達到最高峰，申請者多達四萬七千人左右。❶然而接下來幾年就少了百分之二十五，因為有很多優秀的年輕人，特別是男性，選擇金融、科技等比較有「錢途」的職涯。到了二〇〇四年，申請人數約三萬八千人。自二〇〇八年金融海嘯來臨、經濟衰退之後，申請人數倒是又增多了。

每年，全美住院醫師訓練計畫招收的名額有二萬三千五百多個，自一九七〇年代以來，差不多都是如此，而申請者（即第四年醫學生）約有一萬五千五百人。❷剩下的八千個名額就由外國醫學院畢業生填滿。❸過去，來申請的外國醫師大都來自歐洲，現在則全球各地區醫學院的畢業生都有。合格的外科醫師訓練計畫總計有二百五十一個，其中一百二十個是大學附設教學醫院提供的，其他則來自非附屬於大學的醫院，總計招收一千零五十人。有志於外科者，差不多百分之九十都能錄取。有些申請者沒有適合的配對醫院，或是在受訓前放棄。有些名氣不夠的醫院可能招不滿學生，或是連條件不佳的申請者也收。❹

以布里根醫院外科為例，二〇一〇年有九百六十五人前來申請。其中只有一百二十人獲得面試的機會，最後只錄取八人。申請者中只有五百三十二人來自美國本地的醫學院，其他許多來自開發中國家，如烏克蘭、約旦、伊拉克、印度、蘇丹等。獲得面試機會的人有百分之九十都來自布里根列出的名校清單（共十九所）。有時，儘管申請人的畢業學校在此名單之外，但本人條件與表現極為優異，令人印象深刻，也會被錄取。

雖然有些醫學院和醫院沒有面試這一關，但還是有很多醫學院、醫院相信面試是一大關鍵。由於申請者很多成績都很優秀、國家考試拿到高分、推薦信也都說服力十足，因此要從中挑選出最好的外科人才，實在很難。很多考官會請最有潛力者來醫院看看。就我擔任多年考官的經驗來說，成績單是一回事，面試時的互動和印象往往又是另一回事。我在與每位申請者面試的那個小時中，討論的主題無奇不有，藉以評量申請者的動機、經驗、領導能力和興趣。有些年輕人申請信寫得不錯，見面時給我的印象甚至更深刻；有些人在申請信中描述自己對外科有多熱情，願意接受挑戰，但在面試時卻讓人覺得言過其實。下面就是一個非常典型的例子。我所描述的這個申請者非常優秀，他也很想進哈佛醫學院，但我最後還是把他刷掉了。

大衛・克羅斯來自紐澤西州的一個大城市。他父親是企業主管，母親是律師。大衛從小學業成績優異，高中時對科學特別感興趣，後來申請到一所大學名校，主修生物，副修化學。他幾乎每一門課都拿到A，在班上名列前茅。他得過多個獎項和獎學金。大學時期，有兩年的暑假，他曾在一間基礎科學實驗室工作，檢測與糖尿病有關的一個基因。他與其他研究人員在一場全國性的醫學會議發表了研究結果，研究報告也刊登在專業期刊上，大衛列名於作者群中。他還在一家地區醫院擔任志工，累積了一點臨床經驗，有時也會去養老院幫忙。此外，他還是校刊的攝影編輯，並積極參加教會活動。他的教授在推薦信中極力稱讚他，認為他必然是「申請者當中最優秀的」。其他推薦信則提到他「才智過人，動機很強」。他在班上一直是前五名。在面試時，他提到自己對未來生涯的渴望。雖然他在提到研究計畫時說得頭頭是道，但論及他接觸過的病人和其他經驗，語氣則十分淡漠。我試著引導他談其他主題，但他說得都很膚淺。我覺得這年輕人似乎是天之驕子，向來以人生勝利組自居，大學時期的活動和興趣都很死板。

我們看過很多像大衛這樣條件優異的申請者，每一個的成績都無可挑剔。大衛必然會被其他醫學院錄取，之後展開成功的外科生涯。但是，我希望在申請者身上看到更多特殊之處。我希望他能多花一些時間旅行、在另一種文化之下工作、學習新的語言、參加樂團或是為社區主辦一些活動。大衛說，他想當醫師是出自真正的熱情，早就立定志向。我感覺這只是他預備好的答案，一點都沒有說服力。另一個考官也有同感。招生委員會討論到最後，仍覺得他不是合適的人選，因此沒錄取他。

面試其實是很主觀的，因為實在很難設計出更加周密的面試方法。因此，儘管我們在面試時殫精竭慮，有時還是不免看走眼。有些很有潛力的醫學生進入哈佛，表現不如預期，最後還是決定轉換跑道。我們也發現，科裡錄取的一些「明日之星」住院醫師，其實拙於應付日復一日照顧病人的工作。或許這是篩選制度的問題。這個制度過於注重成績和表現，忽視了那些能獨立思考、特立獨行、具有創新精神的人，可是他們日後卻有可能成為仁心仁術的好醫師，或成熟的臨床醫學研究者。所幸有些條件並不突出、我們在一開始並不看好的申請者，因為個人特質給了我們深刻的印象，決定錄取，最後果真出類拔萃。如果這樣的人沒被錄取，境遇會如何呢？這是個有趣的問題。

我想到兩個人：一個是成功完成全世界第一例腎臟移植的休姆（見第306頁）。一九五〇年代，休姆申請哈佛醫學院，因學業成績中等而遭拒，上了另一家醫學院。畢業後申請進入布里根醫院外科訓練計畫。考官評曰：「他講話像連珠砲，但講得很有道理。」儘管他不是特別優秀的人選，還是錄取了。休姆後來進行內分泌系統對創傷反應的臨床研究，而且成了移植手術的先驅。他心直口快、很有創造力、勇於創新，是美國外科史上的巨人。另一個是全世界完成先天性心臟病手術的第一人葛羅斯。他雖然上了哈佛醫學院，但在申請到波士頓兒童醫院受訓時，過程相當不順利。教授的推薦信輕描淡寫：「葛羅斯比一般同學來得好學、積極，個性不錯、外表好看，應該可以勝任住院醫師的職務。」❺然而，正如第七章所述，葛羅斯日後成為對小兒外科貢獻最大的人。

也許近年來最大的變化就是：醫學院和外科訓練計畫申請者背景的多元化。雖然申請者還是以白人居多，不過父母來自開發中國家的第二代移民愈來愈多。他們的父母很多來自亞洲，在自己的國家就是專業人士，移民到美國之後不得不成為勞動階級，但希望下一代能有翻身機會。有些父母因為希望孩子在美國接受高等教育而取得綠卡。這些移民第二代為了報答父母的一番苦心，總是發憤用功，不但大學成績優異，也積極參加社區活動，學習領導。我們有時可以看出，這些學生背負著來自家庭的龐大壓力。

有些優秀的申請者則是靠自己的力量成功的，沒有父母、同儕或社區的支援。父母並不期待他們念醫學院，有些申請人甚至不知道自己的父母在哪裡。對來自都會區的非裔或西裔美國學生來說，教育機會遠遠不如住在郊區的人，由於環境困苦，他們的表現更令人印象深刻。阿隆索．何利斯就是一例。他在洛杉磯東區長大，兒時父親已不見蹤影，母親當女僕含辛茹苦的扶養他和他姊姊。他就讀的高中就像很多市區公立學校，校方並不注重學業成績，學生很多都吸毒，暴力事件頻傳。很多女生懷孕、輟學，男生則有一大票加入幫派。阿隆索畢業那年，畢業生共有二百人，只有六人上大學。儘管同儕壓力很大，阿隆索還是努力向上，上了一家社區大學，並展現了科學研究的天賦。一年後，一位熱心的老師協助他轉學，到加州最好的大學就讀。阿隆索學業成績出色，也利用課餘時間打工，以分擔母親和姊姊的負擔。他在社區主持學童課後輔導計畫，以免孩子受到幫派影響。阿隆索就讀大學的一位教授對他的潛力讚不絕口，並鼓勵他申請醫學院。哈佛醫學院錄取了他。他特出的才華、工作倫理和堅韌的性格，在在都贏得師長的賞識。完成住院醫師訓練後，他希望回到洛杉磯貧窮社區的醫院服務。認同他這份志趣的老師都為他敞開大門，讓他獲益良多。

模擬手術與真實手術都在不斷演進

現在進醫學院的人與過去的年代大不相同，現在的學生要學的東西也和過去迥異。過去三十年來醫療技術突飛猛進，醫學生和住院醫師的學習課程當然隨之改變。例如新的造影設備可使體腔原形畢露，顯現異常之處，進而改變了長久以來的診斷方式，在疾病發展的早期即可發現，並給予病人合宜的治療。以傳統的外科探查術而言，醫師只憑著初步診斷的印象，就施行手術，打開病人腹腔，看看問題到底在哪裡。這種手術早已是明日黃花。影像掃描不但可顯現身體的構造，甚至如功能性磁振造影（ｆＭＲＩ）還能偵測腦部各區的功能。造影技術顯現的影像不僅像教科書一樣仔細、清楚，而且常是彩色的。放射科技術人員還可把藥物注射到身體深處，用氣球擴張窄縮的心臟血管，並置入圓筒狀的網膜，使血管暢通無阻；或是讓腦部深處出血的部位止血。

同時，手術技術的教學也有了很大的轉變。儘管新一代的醫師不像老前輩什麼疾病都見識過，但社會大眾生病時，總是希望為自己治療的醫師經驗十足，期待完美的手術結果。年輕醫師經驗有限，一個原因是工作時間縮減了，另一個原因則是實際參與手術的時間不夠長；此外，他們多半專精於現在流行的微創手術，如腹腔鏡手術。

從另一方面來看，年輕醫師的技術愈來愈倚重模擬手術。愈來愈多科主任已採用高度擬真（當然所費不貲）的人體模型，內有仿真的組織和器官，讓外科新手熟練各項器械的操作，包括使用縫合釘、縫線、打結等基本技巧。就像航空公司用模擬機訓練飛行員一樣，年輕醫師在模擬手術室（和真的完全一樣）練習因應各種狀況。負責訓練的技師會在隔壁房間透過窗口觀看學員練習的情況，同時也可利用電腦來控制手術的每一個層面，例如：讓病人失血、血壓降低，看學員如何因應；使病人停止呼吸，學員必須立刻為病人插管；讓病人出現心律不整的情況；甚至讓塑膠皮膚流出紅色染料，模擬出血。學員使用的所有手術器械都是真的。他們利用模擬病人的塑膠組織進行練習，如接腸子；有時則利用動物器官來練習。實習醫師會在一對一的指導之下，學習用線及縫合釘來修補組織。

住院醫師也練習用動物器官精進腹腔鏡手術技能。即使是資深的創傷科醫師也得上課，以學習新的技術。目前全世界約有三十個醫學中心，讓資深創傷科醫師利用麻醉豬隻，在視覺輔助系統之下練習修補傷口。雖然沒有任何模型練習可取代真正的情況，但新手還是可以學到很多東西。因此，實習醫師在參與第一檯手術之前，已能掌握許多基本技巧。

真實的外科手術也在不斷演進。正如第一章描述的接受腹腔鏡胃繞道手術的雪莉，微創手術切割精準，術後疼痛減少，比較不會發炎，住院期間縮短，而且復原得更快。其實，腹腔鏡手術還在持續改良，有些醫師從病人肚臍插入特殊器械，不但可利用這個洞口觀看腹腔內部，還可同時進行手術。

手術機器人的問世，則是外科演化的另一個例子。這種創新技術漸漸受到歡迎。早在一九八〇年代，軍事策略家即建議外科醫師利用手術機器人進行遠距手術，以即時救治受到嚴重創傷的士兵。[6]於是專家設計了可由電腦控制、附有感應器的機械手臂，以執行各種精密手術。十年後，太空總署提議把手術機器人送上太空，萬一太空人在外太空執勤時得了急性闌尾炎，地球上的醫師就可利用遠距遙控的方式，為太空人進行手術。手術機器人與3D醫學影像技術也進入各個專科領域，以深入腦部或體內深處進行手術——這是傳統外科手術做不到的。

目前，泌尿外科醫師進行前列腺手術，能做得比以前更精確，對組織造成的傷害也比較小。自二〇〇〇年至二〇〇七年，泌尿外科醫師已利用機械手臂，進行了六萬二千例的前列腺切除術，之後更是有增無減。[7]有朝一日，設備先進的醫學中心將可利用手術機器人，為偏鄉地區的居民進行手術。[8]

至於一些比較複雜的中樞神經系統手術，開刀房中的整個神經外科團隊，包括醫師、助手、護理師和麻醉醫師，加上躺在手術檯上的病人，都被巨大的造影儀器包圍。手術團隊利用這些有如科幻電影道具的造影儀器，掃視病人腦部的各個部位，並以精準的技術把肉眼不可見的腫瘤一一切除。心臟外科醫師則不但能從血管插入導管，以代用品更換受損的瓣膜，同時也開始嘗試完全不用人工瓣膜——心臟外科醫師一面看著電視螢幕，一面使用微器械將閉鎖不全的瓣膜邊緣給夾住。如果進行中的臨床試驗能證實這種微創手術的優點，未來許多病人將可避免接受正式的開心手術。

結合外科手術與放射線技術，也是愈來愈常見的創新做法，如利用血管腔內治療的方式來處理主動脈瘤。病人只要局部或半身麻醉，醫師即可從鼠蹊部的小切口，藉由X光透視，將主動脈瘤內套膜支架植入。[9]這種套膜支架的內層是管狀聚酯纖維，外層包覆金屬圓筒支架，支架一端連著極細的導管，導管連同套膜支架一起植入主動脈瘤生成的部位。就定位後，套膜支架的金屬框架會展開，像彈簧一樣牢牢撐住主動脈管壁，之後血流會流進套膜人工血管，不會進入動脈瘤管腔，由於動脈瘤血流被阻斷，就會漸漸萎縮、消失。顯影技術的發達使醫師能確切掌握血管瘤的大小、形狀及範圍。接受血管腔內動脈瘤治療的病人，術後不用待在加護病房，鼠蹊部的小切口很快就可復原，術後兩天就能出院。不像傳統動脈瘤手術通常需住院十天，傷口既大又疼痛不堪。由於治療效果令人滿意，這種創新技術必然不久後就會取代傳統的主動脈瘤修補術。

動脈瘤的無侵犯性治療，已指日可待。動脈瘤是正常動脈結構劣化造成的，因此變厚、失去彈性、而且脆弱。動脈瘤的潛因就是動脈粥狀硬化。這原本是一種發炎反應，身體因應傷害的正常保護機制。動脈粥狀硬化形成過程複雜，其中包括白血球釋放有害的化學物質，致使主動脈壁變得脆弱。現在科學家正在研究如何用藥物抑制這種發炎因子，以免動脈血管遭到嚴重、致命的破壞。理論上來說，藥物治療有成功的機會，使動脈瘤修補手術走入歷史。

至於結合傳統開刀房與心導管室的混合體手術室（又名整合型手術室），則是心臟醫學最近的一大創新。這種手術室就是為了照顧患有嚴重動脈粥狀硬化症的高危險病人，他們雖然能熬過手術，然而併發症比較多。現在有幾個心血管治療中心已設立混合體手術室，裡面配備了心臟或血管異常修補與檢查的所有設備和器械。醫師可在先進造影技術的導引下，將支架置入冠狀動脈，也可植入主動脈瘤內套膜支架，以治療主動脈瘤。手術室內就有人工心肺機，冠狀動脈重建手術也可與頸部或腿部的動脈血管手術同時進行。這樣的構想似乎不可思議，但確已落實，而且救了不少病人性命。

目前外科醫師正在設計新的術式，通過人體自然的孔洞來解決內部器官的問題。因為器械通過腸道和其他臟器、甚至進行切割時，不會引起劇烈疼痛，因此只需要給予病人輕微的鎮靜即可。例如醫師可從病人的嘴巴插入小小的內視鏡，通到胃部，再從胃壁切開一個小洞，如此一來就可看清鄰近的器官與組織，接著再利用器械切除膽囊或脾臟。手術完成後，醫師只要從胃裡面將孔洞釘合好即可。醫師也可把切下來的闌尾或一部分直腸從肛門拖出來，或從陰道接觸卵巢等骨盆腔內的器官。法國外科醫師還曾從陰道把切下來的膽囊移出體外。在美國，也有醫師利用這種術式將腎臟從捐贈者的體內切下、取出以供移植；或是將這種術式應用在胃繞道手術上。

與傳統手術相比，這樣的手術侵犯性低，病人只有輕微不適，皮膚沒有切口，復原得也比較快。如此一來，也比較不會威脅到體內平衡，啟動身體的防禦機制。同時，感染的機率降低，也比較不會有呼吸窘迫的情況。但這樣的手術在成為常規之前，還需經過多次試驗。此外，病人日後若因其他疾病就醫，由於腹部沒有疤痕，醫師在確認病史時，有可能不夠完整，造成困擾。

神奇的胚胎手術

或許新技術最教人驚豔的就是胚胎異常矯正術。及時手術治療也許可讓胚胎順利成長、出生，等到長大一點，再來以手術徹底解決問題。婦產科醫師可在精確的造影技術輔助之下，在母親子宮肌肉壁切一個小切口，利用內視鏡看清異常部位，修補之後，再將子宮壁縫合好。如果產前檢查已發現胎兒有先天性呼吸道阻塞的問題，就可在胎兒自行呼吸之前矯正好（亦即胎兒仍從母體胎盤獲得氧氣之時）。又如胎兒出現脊柱裂，有完全或部分神經管閉合不全問題，神經外科醫師可用皮膚覆蓋在脊柱閉合不全之處，以利癒合，並減少日後失能的可能性。為了避免胚胎手術引發早產，醫師必須從子宮壁插入迷你腹腔鏡或導管進行手術。如果在產前檢查已發現胚胎長了腫瘤，也可在超音波導引下，將發射無線電頻波的探針伸到腫瘤附近，阻斷腫瘤的血液來源，阻止腫瘤生長，出生後再施行徹底的腫瘤切除術。

以手術矯正五個月大胎兒的嚴重先天性心臟缺陷，可說是胚胎手術最經典的例子。這樣的手術先前也只有少數醫師嘗試過。下面就是一位小兒科住院醫師述說的真實故事。[10]

二〇〇三年秋天，洛杉磯有個懷孕五個月（第一胎）的年輕孕婦，在住家附近的醫院接受產檢。為她進行超音波檢查的產科醫師，本來跟孕婦及她先生有說有笑，突然發現胎兒那小小的心臟有異常，臉色立刻轉為凝重。產科醫師與小兒科醫師不斷的看片子、討論之後，才告訴準父母，這個未出世的孩子得了「左心發育不全症候群」，存活機會渺茫。雖然參與討論的醫師大都認為診斷無誤，建議中止妊娠，但有一位醫師還是告訴這對夫婦說，波士頓兒童醫院有個團隊專精胚胎手術。這對夫婦很快就了解了自己寶寶的狀況：主要缺陷是主動脈瓣膜先天性窄縮與閉合不全，於是左心室無法正常發育、輸出正常的動脈血量，右心室就得從開放性動脈導管輸出更多的血液，才能維持胎兒的血液循環。在美國，每年有一千個新生兒有此缺陷，剛出生時似乎正常，然而一旦動脈導管閉合，很快就會死亡。一九八〇年代，有幾位外科醫師試著用三階段的手術來矯正此異常。有幾個寶寶在接受心臟移植之後存活了下來，但日後併發症出現頻繁，通常還很嚴重。

波士頓兒童醫院的醫師建議：先用一顆很小的氣球撐開窄縮的主動脈瓣。一九九〇年代已有幾個外科團隊嘗試過這種做法，但只有兩個寶寶存活。兒童醫院團隊曾經為發育早期的胎兒撐開主動脈瓣，先爭取一些時間，讓發育不全的心室有機會成長。就目前這個才五個月大的胎兒而言，他們認為是有機會的。父母、醫師、院方倫理委員會都同意之後，手術團隊即著手準備。這次的手術就像葛羅斯當年為藍嬰關閉動脈導管一樣，外科得以被推升到新的境界。不過也像外科史上的種種創新，風險很高，效益卻無法證明。事實上，成功的機率可說並不高。

孕婦躺在手術檯上。她已接受麻醉，各個專科醫師圍繞著她。放射科醫師在超音波監視之下，從她的腹壁插入一根細細的長針，直達肚皮下方的胎兒。為了避免胎兒移動，麻醉科醫師也暫時讓胎兒麻醉。接著，產科醫師小心翼翼的把針頭刺入胎兒的肋骨之間，進入左心室。胎兒的心臟只有一顆葡萄大小。小兒心臟科醫師再從針孔推進髮絲一樣細的金屬線，使之穿過狹窄的瓣膜。然後，他順著金屬線置入前端有氣球的細導管，就定位之後，再使氣球膨脹到一顆豆子大小，以撐開瓣膜。三個月後，一個健康的寶寶誕生了。他名叫威廉。

儘管這樣的進展令人驚奇，依然帶來許多有關邏輯、倫理、費用與社會方面的爭議。醫療技術不斷創新與改良，不只讓奇蹟變成日常，也會成為醫師和醫院的行銷工具。病人總是想要最先進的檢驗、手術和藥物，認為這就是最好的醫療。傳統診斷疾病的方式無不是透過詳細的病史紀錄與身體檢查，有時為了確診，只好利用開腹式探查術，但這些漸漸被X光檢查、先進的造影技術和微創手術取代。當然，如此診斷會更精確，住院期間縮短，病人吃的苦頭也比較少，但這些檢查和手術不但費時而且極其昂貴，結果也不一定總是更好。

機器人手術就是個例子。手術機器人造價在一百萬美元到二百五十萬美元之間，每年保養、維修及輔助設備還要花上幾千美元。⓫

雖然很多外科醫師認為他們開刀的效率不會輸給機器人，用的時間也比較少，但是為了迎合消費者的需求，予人尖端醫療的印象，還是會以手術機器人做為號召。在某些情況之下，以機器人手術來取代傳統外科手術或免開刀的治療方式，的確會使醫療費用升高。經驗也是一大問題，因為學習曲線很長。一般認為，一位外科醫師必須執行一百五十檯到二百五十檯手術，才能很熟練的操作機器人或機械手臂，然而目前大多數的外科醫師只上過短期的學習課程，一年操作機器人的次數也只有幾次。

雖然使用機器人動手術降低了術後即時出現的併發症，也縮短了住院期間，但根據最近的資料分析，長期併發症似乎有增多的趨勢。⓬不過，機器人手術就像其他微創手術，隨著整體療效的改進，可利用的範圍變大，以及方法學的建立，未來仍大有可為。如果術後花費減少，或許可以彌補機器人手術的昂貴費用。病人復原得比較快，也能提早回到工作崗位。然而，要判斷機器人手術的終極效益是否能蓋過成本支出，機器人手術能否廣泛運用，對醫療保健提供者（醫院、醫療保險業者）來說，仍是一個無法解答的問題。

外科面臨的種種困境

美國外科訓練扎實，培養了不少人才，加上外科技術的進步，讓人不禁對醫學的未來寄予厚望。只是外科這一行的根基已受到諸多威脅。我們活在一個醫療先進的時代，過去醫師束手無策的疾病，現在都有解決辦法。但在目前這個強調技術與藥到病除的年代，臨床醫療的人道關懷與個人照護，似乎得不到重視。我們坐在沙發上看電視，一天到晚接受藥品廣告的轟炸：「關於這種藥品處方，請向您的醫師洽詢。」此外，醫療保險業者總是想盡辦法縮減醫療費用的給付，致使病醫關係受到考驗。醫師與病人成為「醫療服務供應者」與「客戶」，醫療漸漸向商業行為靠攏。在這種環境下，醫師難免「在商言商」。

擁有遠見與想像力的人強調，電腦資訊發達帶來的好處，加上無遠弗屆的快速溝通和其他創新，將會對醫療帶來前所未有的契機。還有一些人則抱著懷疑，指出貧富之間的鴻溝、教育程度與技術的差別，富人、受高等教育者及專業人士，因此得以享有先進醫療照護，至於窮人、教育程度低者和勞動階級，則得不到妥善醫療。昂貴的醫療技術則是一大主因。

要讓人人享受高品質的醫療並不容易。以醫療的總預算而言，少數複雜病症花費甚巨，一般大眾的醫療需求可能遭到排擠，因此形成倫理的難題。一方面，買得起高額醫療保險的富人，希望在一流醫學中心獲得最先進的治療；另一方面，窮人也有基本的醫療照護需求，需要產前檢查、兒童健康維護、癌症篩檢、高血壓及心臟疾病的預防、衛教和公衛措施等。

富人與窮人一樣有需求，真正的醫療保險改革要靠利他主義、財源、政治力量與外交手腕，多管齊下。這樣的改革必須彌補貧富之間的差異，使醫界博愛濟世之心超越市場力，讓醫師重新贏得大眾的敬重。然而醫師、醫院、政治人物和大眾目前仍莫衷一是，醫師也只好在各角力對象之間求取平衡。住院醫師被夾在中間，完成訓練計畫後即將踏入詭譎的醫療生態，不免覺得惶恐。

我最近與我們科裡兩位住院醫師討論這些問題。他們的意見很有代表性，可看出這一代年輕醫師的看法。貝迪是第三年住院醫師。他是個虔誠的錫克教徒，已在研究方面累積不少經驗，有志於學術研究。他父親來自印度，在美國取得生化學位，目前是一所州立大學的教授。他母親也有自己的事業。貝迪有此家庭背景，可謂天之驕子，他自己也很勤奮努力。我們討論到外科住院醫師工時限制的法規。他說：「我和其他住院醫師一樣，很了解外科訓練起了很大的變化。我們擔心目前的訓練是否夠充實，能不能讓我們培養出足夠的技能，好讓我們得以像前一代的外科醫師那樣，承擔起重責大任。在我們訓練的過程中，科裡的主治醫師都繃緊神經，希望我們能成為有自信和能力、成熟的外科醫師。」

我們也談到目前大家對生活品質的重視，以前每一代的年輕醫師在受訓之時，無不被繁忙的工作壓得喘不過氣來。下面是貝迪的說法：

現在的外科住院醫師認為醫院內、外的生活應該可以平衡。以前的住院醫師很辛苦，現在也不輕鬆。我常常想，我們是否能在每週八十小時的工時之內，完成以前醫師一百二十小時所做的事。儘管醫師助理能幫上一些忙，但是實習醫師和住院醫師必須負擔的工作還是增加了：病人情況棘手、手術量大、所有的會診紀錄都必須打字並以電子郵件傳送、還得整理電腦跑出來的藥單，以及完成出院病歷摘要、住院紀錄、病人生命徵象系列紀錄等。

我們討論到醫療科技的進步，使以往費時的診斷檢查變得比較簡單、也更精確，尤其是造影技術。接著貝迪提到士氣問題和期望：

住院醫師士氣很低，尤其是資淺者。我們在開刀房看到麻醉科的人，每兩小時就有人來接班，讓他們去吃點東西、休息一下、喝杯咖啡，而且下午四點就可離開醫院，讓人好生羨慕。還有一些科的住院醫師只不過值四、五個晚上的大夜班，每次十小時就叫苦連天，我們則要值六個晚上的大夜班，每次長達十三個小時。我們一再告訴自己，沒關係。為什麼？因為我們是外科醫師，注定要過這種生活。我們告訴自己，當外科醫師照顧病人、為病人開膛剖腹是一種榮幸。病人信賴我們，才讓我們打開他們的腹腔，修補體內的重要器官。這樣的事，實在很了不起，但我們也得犧牲很多，才做得到。當外科住院醫師就像信教，你幾乎必須盲目相信這是天降大任。你得受盡折磨，犧牲自我，才能嘗到最甜美的果實。

我也和我們科裡的新任主治醫師葛琳柏，談到目前的變化，以了解更多角度的看法。葛琳柏在二〇〇一年限制工時的法案實施之前，已經完成住院醫師訓練。她在一般外科待了六年，之後當了一年專科研修醫師，再花兩年的時間取得公衛碩士，研究乳癌不同治療方案的統計結果。她最近來到布里根擔任乳房外科醫師，也進行臨床研究。她已發表了多篇研究報告，並任教於哈佛醫學院。我問她對目前外科教育的設計，有何看法。

> 今天的住院醫師正處於醫療的轉型期。遺憾的是，他們的訓練並不夠。我預測，未來一般外科的訓練時間將縮減為三到四年，提早進入次專科。在工時限制加上外科知識驟增的時代，要精通所有領域實在很難。如果能更早進入次專科的階段，將可使這批外科生力軍學到一些實用的東西。例如，以乳房外科而言，我覺得在我研修那一年每天學到的東西最多，而我在當住院醫師那個階段學的，現在已派不上用場。

我提到一般外科現在危機重重，醫師變得愈來愈少，讓人焦慮。而外科醫師面對的威脅，也使他們不再十八般武藝樣樣精通，而變成技術員。她的看法如下：

> 我認為，目前最大的隱憂還是外科專科化的程度愈來愈高。幾乎每一個人在完成住院醫師訓練之後，下一步就是當研修醫師，進入次專科的領域。愈來愈少人覺得光靠一般外科的

訓練就夠了。很多人不選擇一般外科，另一個原因就是無法掌握病人。大腸直腸病變的、乳房腫瘤或是要開腹腔鏡的，這些病人馬上被研修醫師搶走了，一般外科還剩下什麼？此外，當了研修醫師之後，誰會想值一般外科的班？再說，他們也未必有這樣的能耐。因此，目前急診人力支援仍有很多問題。

葛琳柏描述的是現況，但是以前一般外科住院醫師在完成訓練之後，大都很有信心，覺得自己可以獨當一面，並解決大多數的問題。

凡是想走醫學這一行，特別是有志於外科者，學貸問題也一直是他們心上的一塊大石。最近我與一所著名醫學院外科主任交談，發現這也是外科訓練的一大隱憂。那位主任來本院幾天擔任客座教授。他對醫學教育非常熱心，也是傑出的研究人員，臨床經驗更是豐富。此外，他也是一本重要外科期刊的編輯委員，可說是外科醫學會大老級人物。多年前，他就是在布里根接受訓練，因此我與他是舊識。他在本院客座期間，和住院醫師一起巡房，也和他們一起進行手術。在院內辦了幾場演講，見過我們科裡很多教授。

某天，他花了幾個小時，帶領十來個在外科做輪替訓練的三年級醫學生；之後，我與他見了面。他說，所有的學生看起來對外科都很有興趣，對病人感到好奇，很佩服住院醫師，也對於到開刀房見習一事感到興奮。他們為無奇不有的疾病入迷，也崇拜外科醫師開刀救治病人的能力。他們期待看到手術檯上的病人、見識新技術和加護病房的設備。以往，他們的生理學和病理學知識都來自書本，現在終於有實際的學習經驗。然而，這位客座教授問這群醫學生，將來是否考慮走外科，每一個人都低頭不語。他接著問道，大家為何如此沉默。有幾個人提到，他們擔心外科訓練期間太長、沒有生活品質，而且似乎女生不適合。大多數的人都談到學貸問題。

很多醫學生和年輕住院醫師都覺得學費負擔很重，因此在選擇執業科別的時候，不得不把這個因素納入考量。美國早期的外科醫師如齊佛等都來自名門世家，用不著為錢傷腦筋，但現在的住院醫師大都不是來自富裕家庭。即使是富家子弟，由於長達八年的高等教育費用愈來愈昂貴，也覺得吃不消。我在就讀哈佛大學部時，校方把學費從每年七百五十美元調升到一千美元，我父親看到這個數字不由得張口結舌。一九九八年，我家么女註冊時，學費已漲到四萬美元。到了二〇一〇年，很多大學都宣布，每年學費將調升到五萬美元以上。如果讀醫學院，除了學費，還有許多額外收費。因此，很多學生升上住院醫師時，光是學貸就已超過二十萬美元。如果他們和醫學院班上同學結婚，兩人的財務赤字加起來差不多要五十萬美元了，而在未來十年的訓練期間，所得又少得可憐。再加上有些科別的收入並不豐厚，這些住院醫師不知何年何月才有辦法付清學貸。很多資賦優異、努力積極的學生，一想到沉重的財務負擔，只得放棄感興趣但訓練期間長的科別。

葛琳柏也提到這點：

一般而言，住院醫師大都背負很大一筆學貸。如果沒有學貸，那就是由父母代為支付學費。一想到學貸的償還遙遙無期，而且我在訓練時期還得養家，不由得就惶恐起來。幸好，我向國家衛生研究院申請到學貸償還專案，負擔才變輕。要是沒有這個專案，我和我先生恐怕很難付房貸和兒童保險等，畢竟我先生還是住院醫師。沒想到自醫學院畢業至今，過了九年，我們還身陷於財務泥淖。儘管如此，我想很多立志走外科的人，不會因為學貸而打退堂鼓，像我就是。

她說的最後一點不一定正確。畢竟，現在年輕人還是愈來愈注重生活品質和酬勞。我問她關於踏上醫學之路的感想，以及未來對財務方面有何希望。她說：「住院醫師似乎不是很在意收入低的問題，只是看著選擇其他職業的同學日進斗金，有時還是會有點不是滋味。我大學同學如果去商學院或法學院深造，開始工作的薪水就和我們完成住院醫師訓練時差不多。畢業十年以來，今天他們賺的至少是我現在薪水的兩倍。」

然而，我和她都同意，很多企業主管和律師儘管收入豐厚，但很容易出現職業倦怠。最後，我以她的薪資與工作量，和幾十年前我們走研究路線的醫師相較。雖然我們一開始都比不上從商或當律師的同學，但是升上主治醫師之後，臨床工作的待遇其實還算不錯，而且我們還有時間教學、主持研究計畫等。

一般外科醫師缺額嚴重

醫療人力短缺的問題，則是完成訓練的住院醫師必須面對的挑戰。二十五年前，負責評鑑住院醫師訓練計畫的非營利組織——美國醫學教育評鑑委員會，曾預言：到了二〇〇〇年，醫師人力將過剩，超出需求的百分之十五至百分之三十。才過了四年，另一項研究則大翻案，下結論道，到了二〇二〇或二〇二五年，醫師人力將短缺二十萬名，不足額達百分之二十。[13]雖然受過特別訓練的醫師助理、有博士學位的專科護理師和來自外國的醫學院畢業生，已分擔了美國本土醫師的一些工作，醫師人力不足的隱憂還是早已存在。全美一百二十六家醫學院，有些已在美國醫學會的建議下，增加百分之三十的錄取名額。儘管未來有幾個州總計將增設二十五家新的醫學院，然而是否有足夠的師資還是個問題。當然，醫師人力的增加需要時間，也有可能矯枉過正，變成人力過剩。[14]

醫事人員的減少，將會使一些社會問題變得更加棘手。到二〇五〇年，美國總人口將增加百分之二十七，而目前的人口總數已達三億七百萬人。[15]人口也有逐漸老化的趨勢。根據美國人口統計局的預測，在未來二十五年內，六十五歲以上的人口比例將從目前的百分之十三變為百分之二十，而八十五歲以上的年齡層增長最快。此外，最近通過的健保法案將使原本沒有保險的三千萬人，以及數百萬以上保險不足者，都得以納保。在醫療資源貧乏的地區，罹患病態肥胖、高血壓和糖尿病的居民愈來愈多。儘管遠距醫療可行，加護病房人力則十分短缺。X光片的解讀外包也變得愈來愈普遍。有些一般科醫師則推出「尊榮醫療」的服務，希望吸引財力雄厚的病人。病人直接付給醫師一筆固定費用（如年費或會費），以獲得醫療服務。這也是值得注意的發展趨勢。未來需要開刀的病人可能愈來愈多，包括心臟修補、關節置換、腫瘤切除等，此外，動脈粥狀硬化和糖尿病病人也日益增多。同時，醫師執業的生態也不斷在改變。很多醫師開始注重生活品質，於是選擇了工作量和壓力比較沒那麼大、或是不必親自照顧病人的科別。

外科人力受到的影響最大。（目前美國外科醫學會的會員總人數為六萬三千人，每十位一般外科醫師必須服務十萬人。）在第二次世界大戰落幕後的幾十年間，每一屆醫學院畢業班總有四分之一的人會選擇外科，到了一九八〇年代末則已剩百分之十，至二〇〇一年更只剩百分之六。[16]目前一般外科醫師的平均年齡已超過五十歲。預估其中有百分之十至百分之十五將提早退休，原因包括工作量已到不堪負荷的地步、醫療保險的限制令人心灰意冷、繁瑣的行政或文書業務，以及醫療糾紛。在醫療保險制度的箝制之下，不少經驗豐富、正值技術巔峰的外科醫師，興起不如歸去之感，對人力造成很大的衝擊。[17]

多年來，外科新血皆足以彌補前一輩退休留下來的空缺。正如前述，美國每年培養出來的一般外科醫師約有一千名，但其中有七成將會繼續鑽研次專科。這樣的趨勢造成一般外科人力不足，特別是在偏遠地區或都市地區的小醫院——大約有五千四百萬人都仰賴這些醫療院所的緊急救護。偏遠地區的醫院和都市小醫院，每年皆需要三、四百位完成訓練的住院醫師來填補人力的空缺。[18]就目前的情況而言，在緊急醫療救護系統的醫院，如有一位一般外科醫師退休，需要等十四到十六個月，才能找到接替的人。最近資料顯示，到二〇一〇年，一般外科醫師缺額已達一萬三千名。[19]

有些以前炙手可熱的外科次專科，一樣已面臨人才短缺之苦。心臟外科就是個例子。過去，想當心臟外科醫師，得有擠破頭的心理準備，錄取率只有十分之一。住院醫師完成五至六年的一般外科訓練，取得一般外科專科醫師資格，接下來再花兩年的時間在心臟外科研修，通常還要再花一些時間進行研究。心臟外科醫師向來被視為精英中的精英，這個領域有極高的挑戰性，讓人很有成就感，而且收入豐厚。

然而，近年來由於待遇不如以往，加上醫療訴訟的威脅，年輕外科醫師因此不再熱中於心臟外科。二〇〇七年，全美共有一百三十個心臟外科的訓練名額，總計只有九十七個住院醫師去申請，其中二十九人是來自其他國家。[20]現在，許多輕度至中度的心臟病病人，皆由介入性放射治療得到良好的成效，需要動開心手術的，病情往往非常複雜、棘手。儘管過去心臟外科醫師的收入令人豔羨，然而自一九九〇年代開始，他們的收入已減少百分之三十。另一方面，美國有幾個州的心臟外科醫師，每年為了醫療過失保險所繳交的保費，都超過十萬美元。

儘管人口老化嚴重，心臟外科醫師很缺人，許多仍在執業的心臟外科醫師（在美國擁有心臟外科專科證書者，約有二千人左右），卻不鼓勵現在的醫學生考慮走這一行。到了二〇二五年，心臟、胸腔外科醫師的需求，預計將增加百分之四十六，目前仍在執業者屆時將因退休等因素，減少百分之二十一。[21]至於目前現有的心臟或胸腔治療中心，日後是否整合或與其他專科更密切合作，尚待觀察。

此外，想走外科的人數銳減，將會使急診室與創傷中心的人力直接遭受衝擊。幾十年以來，沒有醫療保險的貧民只能前往市立醫院或教學醫院求助，由住院醫師來處理這些需要緊急救助的病人。貧苦的民眾總是病情嚴重才會上門，不會濫用醫療資源。由於他們付不出醫療費用，所需費用得仰賴市政府、州政府或聯邦計畫的補助。至於有保險的民眾，如需要急診，通常會去私立醫院，由急診值班護理師評估病情，然後連絡值班的主治醫師或是請值班住院醫師來診治。因此，新科主治醫師通常從照顧急診病人開始，累積自己的病人群。

然而從一九八〇年代開始，由於醫院因商業競爭，想要拉攏更多病人，於是以專科醫師親自診治做為號召，並說服病人接受昂貴的檢查。有些病人因為沒有私人醫師或是排不進合適的門診時間，於是把急診當成門診，不管白天或深夜，只要有一點不舒服就去急診看病。如此一來，不但醫療費用提高，在急診室等候診療的時間也拖得很長。光是在二〇一〇年，急診病人就達一億一千六百九十萬人次。其中將近四千萬人次和創傷有關，有些可能需要動手術。[22]街頭械鬥、車禍、人口老化、貧窮等社會問題層出不窮，緊急醫療的負擔因此變得沉重。現在，急診室幾乎人滿為患，住院一床難求，很多病人甚至必須躺在急診室旁的走道等床位。即使說是急診，很多病人往往必須苦等好幾個小時，才能見到醫師。在美國，由聯邦或私人醫療保險給付醫師的診療費用愈來愈少，急診醫師也不例外。雪上加霜的是，醫療過失保險費等執業必須支出，將增加百分之二十。預計在未來八年中，急診醫師將減少百分之四十。[23]因此，有些醫院開始限制急診和住院人數。自一九九三年到二〇〇三年，已有四百二十五個急診部門關閉，然而急診總人次卻增加了百分之二十六。現在，我們常常可以看到救護車載著沒有保險的病人，從地區醫院轉往已過度擁擠的市立醫院或大學醫院。[24]光是在二〇〇三年，救護車轉院的次數就高達五十萬一千次。[25]轉院當然會使病人的風險增加。有的病人因為沒能及時得到救治而喪命。專家已經對這種全國性的醫療危機提出警告。

正如我的同事葛琳柏所言，很多一般外科醫師已不值班急診。其實，願意值班的專科醫師少之又少，有些醫院不得不提高薪水，甚至必須拜託仲介公司去「獵人頭」。有些剛完成訓練的外科醫師認為，值急診的班已超乎他們的工作範圍。很多醫師指出，由於醫療給付太低，勢必對急診產生衝擊。根據最近一項研究，闌尾炎的穿孔率與病人醫療保險的等級息息相關。[26]

此外，急診經常籠罩在醫療訴訟的陰影之下。為病人診治的第一個急診醫師，被告的機率愈來愈高。原因可能出在病人久候多時的不滿，加上醫師的處置往往非常匆忙，沒有足夠的時間與病人溝通。急診醫師醫療責任險的保費自一九七五年以來每年約調漲百分之十二，比其他高危險的科別還要高出很多。[27]如果外科醫師聲明他們不必值急診班，有些保險公司甚至願意提供保費折扣。

臨床、教學、研究難以兼顧

自從一九八〇年代至今，醫療照護體系已出現一連串的轉變，致使醫學教育家和大學附設醫院院長，無法像過去一樣重視學術研究。所謂應用實驗研究——也就是醫學院教授除了臨床與教學之外承擔的第三種角色，已漸漸消失。此外，研究經費已慢慢轉移到一些新的研究領域，如次細胞生物學、分子生物學、基因療法、蛋白質體學等。新一代科學家很多是博士後研究員，他們全心全力投入研究，並努力爭取研究經費，已逐漸取代原本對實驗研究有興趣的臨床醫師。㉘

研究經費的申請，對每一個人來說都不容易，特別是國會每年撥下來的科學研究經費金額不定，也會因執政黨不同而有變化。如住院醫師有志於學術研究，但在研究方面還籍籍無名，申請研究經費難免常常碰壁，落得心灰意冷。㉙的確，有不少經驗豐富的前輩已經警告我們，醫師科學家在美國已是「瀕臨滅絕」的族類，愈來愈多研究結果是來自國外的實驗室。㉚

大學附設醫院的外科醫師尤其艱苦。要一步步往上爬，除了要交出研究成果，還要兼顧臨床業務與教學。如把重心擺在病人身上，就會擔心自己的競爭力會不如常跑實驗室的同事。實驗研究總是需要時間與反思，然而醫師臨床負擔愈來愈沉重，壓力也愈來愈大，哪來時間思索研究？㉛其實，現在有很多大學附設醫院的外科已在討論，是不是該廢除應用手術研究，讓醫師做好照顧病人的工作。但目前意見分歧，有人認為在生物學發展到這麼複雜的年代，醫師所做的研究已沒有什麼助益。醫院管理者因著眼於成本和利潤，也擔心醫師的研究計畫只會增加醫院的財務負擔。這種心態將會直接衝擊到有志於學術研究的醫師。

為了回應這些壓力，一些有先見之明的外科主任已為科裡的住院醫師，設想新的研究領域，如所謂的臨床實效研究（outcomes research），即針對某一病症及治療，進行資料蒐集與統計分析。有關某種治療或處置的效益、風險和影響，如果有更多客觀的研究結果，臨床醫師將可做出更好的判斷，進而嘉惠病人。例如，研究人員可針對老年肺炎病人的治療結果進行評估，擬出一套指導方針，讓臨床醫師參考，以判斷哪些病人可以居家治療，哪些則必須住院。這類研究不但受到醫師與病人的讚賞，聯邦醫療支出也可節省不少。

全世界每年施行的手術多達二億三千四百萬例，很多常見的併發症其實是可以避免的。為了增進手術的安全性並減少錯誤，外科研究人員已仿效航空公司機長和副機長在起飛前的準備工作，也就是使用檢查表。整個手術團隊在進行大手術之前，都得依據這張檢查表，查核上面列出的十九個項目，以免出現任何疏失或遺漏某個步驟。目前全世界已有許多國家都參照世界衛生組織提供的手術安全檢查表，在開刀房中實行。不管在貧窮國家或是國民所得高的國家，實行安全檢查表之後，手術致死率和併發症都至少減少了三分之一。[32]

儘管這些新做法頗有成效，醫療疏失仍無法杜絕。骨科和神經外科特別容易出現開錯刀的問題（開錯邊、開錯部位、術式錯誤或開錯病人等）。儘管在所有醫療疏失當中，開錯刀的案例只占百分之五點六，但其中百分之六十八都是骨外科醫師。[33]萬一發生開錯刀的不幸，醫師該怎麼做？首先，不可隱瞞，必須盡快告知病人及其家屬，也得讓同事、院方和醫學會等知曉。此外，開刀房人員都必須接受教育，小心這類問題。重新贏得病人的信賴，協助醫師和病人雙方解決問題，減免醫療費用，減少訴訟的威脅等，都是亡羊補牢之計。

我們可從外科主任一職看出社會變遷。以前的外科主任很多都是傳奇人物。他們有完全的自主權，很少受到體制的箝制，可以鼓勵科裡的醫師進行臨床研究，即使既有知識粗淺、支持數據不多，都沒關係。正如我們在前面章節看到的，有些研究計畫只是白費功夫，然而也有些成果斐然。早期器官移植、心臟手術等創新做法雖然屢屢失敗，但由於研究人員堅持到底，最後還是開花結果。反之，現在的外科主任則必須面對一連串未知的挑戰。正如一位外科主任所述：[34]

醫療保險業者給臨床醫師的給付七折八扣，醫學中心的醫學教育經費遭到削減，加上至少有十幾個州出現醫療過失保險費用升高到危機程度的問題，以及全國性的護理人力短缺，這些都只是其中幾陣剛吹起的風波，最終的效應將會如何？事實擺在眼前：醫療將不再是醫療，而是被市場力操縱的生意，競爭只會愈演愈烈。這些轉變將使體制愈來愈官僚化，而且日趨複雜，並使人深陷於焦慮與壓力之中。醫師終將看清醫學的現實面。

上述轉變將無可避免影響到外科醫師的教育與訓練。

遺憾的是，在這種生態下成長的年輕外科醫師，即使有志於研究，終將因為科學素養不足，淪為一心為了牟利的醫匠，把精力用在藥廠贊助的臨床試驗上，對商業管理的興趣大於臨床醫學、教學和研究。這些趨勢自然對醫學生會產生影響，想要走外科的人因而愈來愈少。很多外科主任和教學醫院的外科教授，著眼於持續不斷的進步，已經知道他們必須好好栽培、保護自己的住院醫師，必須鼓勵這些年輕人運用科學知識來解決臨床上的種種問題。看到有些才智過人的年輕住院醫師孜孜不倦的進行研究，還是教人感動。的確，我總在醫學研討會上，看到很多熱忱的研究人員報告他們的研究結果。現在正是科學及其臨床應用最輝煌燦爛之時。

外科醫師受到的種種挑戰，已連帶影響到他們為病人施行手術。他們遭遇的困難，包括限制過多、經濟負擔，以及必須為執業付出很大的代價（例如習醫成本及醫療責任險的高額保費）。其實，其他養成時間長的專業人士，如航空公司機師、學校教師、大學教授、藝術家和科學家等，也都面臨類似的困境。這可能源自所有這些行業都為全國性的悲觀意識高漲所苦，認為我們無法合理解決這個複雜世界的問題。

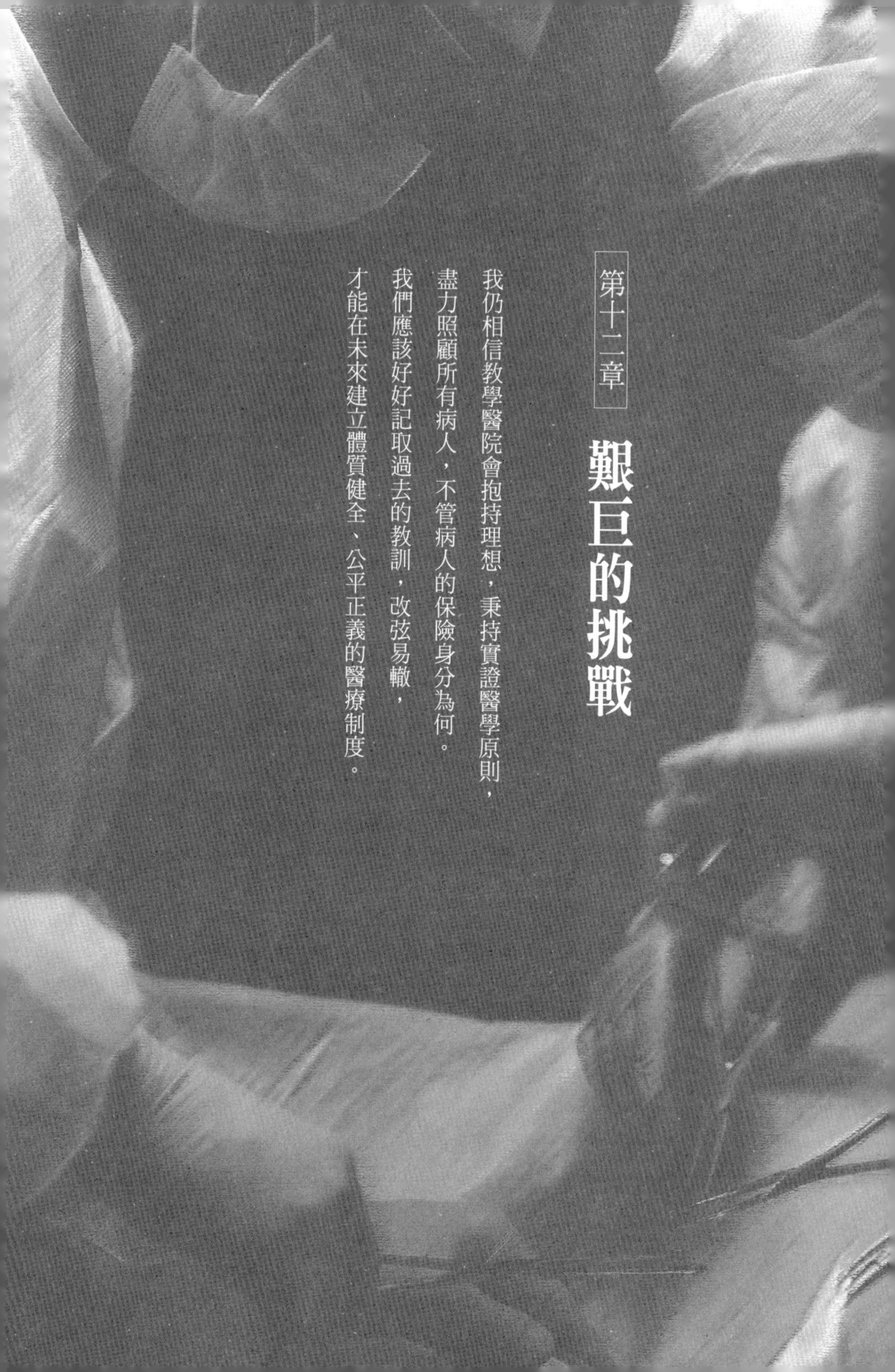

第十二章

艱巨的挑戰

我仍相信教學醫院會抱持理想，秉持實證醫學原則，
盡力照顧所有病人，不管病人的保險身分為何。
我們應該好好記取過去的教訓，改弦易轍，
才能在未來建立體質健全、公平正義的醫療制度。

一九一三年，布里根醫院開幕之時，外科醫師開的刀寥寥無幾。在那個年代，開刀總是免不了感染的威脅。診斷工具也只有血球計數、以及胸部和腹部X光幾種。除了乙醚，沒有其他麻醉藥劑可用，能開的藥也只有幾種而已。那時，也不知道給病人打點滴補充水分和電解質，各種生命徵象的監測和加護照顧也還未問世，大多數的癌症都無法治癒，有些常見手術依據的生理原理是錯的。沒有任何一個外科醫師想去動心臟，第一章所述瑪麗的靜脈曲張手術已經很了不起。然而，住院醫師的教育與醫師的研究，倒是進展得不錯。

我已在前面章節討論過現代外科的發展、範圍與成就。在這許許多多的進步當中，造影技術的精確，是外科醫師得以不斷締造手術佳績的重要因素。微創手術更是病人的福音，不但手術切口小，而且病人得以神速恢復。過去幾十年，兒童癌症的致死率極高，現在由於手術合併放射線治療和化學治療，很多癌童都得以存活。這樣的合併療法也可控制很多成人惡性腫瘤的生長，使之變成慢性病。過去患有心絞痛的人只能病懨懨的躺在床上，現在則可藉由開心手術或氣球擴張療法來矯正。由於髖關節、膝蓋或肩膀風濕而不良於行者，可利用關節置換術而恢復行動能力。器官衰竭的病人則能利用器官移植重獲新生。病態肥胖者也能利用手術回復正常生活。

新知識的不斷發現，讓未來的醫療更令人期待。例如讓病人傷口快速復原，自古以來一直是外科醫師的夢想。為了覆蓋遭受燒燙傷的皮膚、在實驗室培養出來的人工皮膚，已推廣至修補戰爭造成的組織損傷，以及幫助愈來愈多的糖尿病人足部潰瘍的治療。目前科學家已經知道：如何從病人身上切下一小塊正常皮膚，採集細胞，在無菌的環境之下，利用生長因子培養出人工皮膚，再移植到病人身上。由於這是自體移植，因此沒有排斥問題。人工皮膚也可加上能在體內分解的基質，以重建較深的皮膚損傷。有些外科研究人員正在利用皮膚邊緣和皮瓣的局部溫度或張力的改變，使傷口快速復原。

基於很多傷兵的需要，外科團隊、電腦專家和生醫工程師目前已開始利用植入性的顯微裝置，使受損的身體部位得以恢復功能。例如，在初步研究中，研究人員將微小的傳導器植入人體，以活化聽覺神經，讓失聰者可聽見聲音。或者，在失明者眼睛後方植入電極，視訊則來自微型攝影機，以構成「人造視網膜」，讓失明者的大腦能感知一些光影。科學家也在研究將神經輔具植入四肢癱瘓病人的脊神經，以刺激其手及手臂肌肉。此外，將電腦晶片植入脊髓或靠近截肢部位的神經，可接收來自大腦的指令，控制精密的仿生肢。第一代由電子神經訊號控制的仿生手臂，已可移動自如，而仿生手則可拿起玻璃杯或拿筆寫字，仿生腳的膝蓋可以彎曲，腳踝也可使身體向前，使人走路姿態和正常人一樣。

幹細胞的移植則可修補受損組織，甚至可能發展成完整的新器官，此發展趨勢使研究人員和臨床醫師大為振奮。取自早期胚胎的幹細胞，具有發展出體內所有組織或器官的能力。然而，不管是從流產的胚胎、或人工受精發展而成的冷凍胚胎取得幹細胞，已對社會倫理造成巨大衝擊，成為媒體與政治人物激辯的議題。由於胚胎細胞的使用有許多爭議，成體幹細胞的可能應用，於是漸漸成為研究焦點。一般來說，成體幹細胞的分化能力遠遜於胚胎幹細胞，在實驗應用上並不令人滿意。但近來日本與美國的實驗室，已成功將核質植入成人皮膚細胞之內，以產生有功能、可分化的幹細胞。這種把來自體內不同組織的成熟細胞重新程式化的做法，可將其轉變回非分化前的狀態，或是分化過程的中間形式。

這類研究的實質進展，科學家已能將病人身體內的某種細胞，轉變成完全不同的另一種細胞。因為細胞組織源於同一個人，進行這種細胞療法就不必使用免疫抑制劑。如果這類實驗持續傳來成功的佳音，很多因胚胎幹細胞引發的問題與爭議就可消弭。雖然我們已知道幹細胞如何從未分化的細胞變成高度分化的組織或器官，或許還沒完全了解幹細胞的潛能。例如很多中風、癱瘓或其他中樞神經受損的病人，可能利用幹細胞修補腦部或脊髓受損部位。正如前述，外科醫師或能利用實驗室培養出來的幹細胞，來治療或取代肝臟或心臟肌肉。

最後，有關人類基因組與癌症基因組的研究，過去十年來已累積不少知識，未來科學家將可把這方面的知識運用在治療上，以得到最大的效益，並把毒性降到最低。科學家已在研究把新的基因放到病人的細胞中，藉此替換缺失或功能異常的基因。由於有些細菌和病毒變株對於抗微生物劑已產生抗藥性，生物學家正努力利用基因技術來突破這樣的困境。

醫療保險制度帶來巨大衝擊

雖然疾病的控制與治療不斷推陳出新，讓人對未來充滿希望，然而醫療保險制度問題叢生，教人無法樂觀以待。遭受醫療保險制度衝擊的不只是醫師，每一個人都受到影響。這個議題已引發很多辯論。儘管醫學與科學研究已有很大進展，但由於既有醫療保險制度的不足與不公平，我們能得到的福祉將變得很有限。目前醫療照護資源的分配，已成各方角力的籌碼，有人主張讓全民享有醫療保險，有人則極力反對；私人機構希望提高獲利率，但公家單位則希望在不增加支出的條件之下，讓人民得到最好的服務。至於醫學院及其附設醫院、醫學教育、研究及病人照護的成效，有人憂心忡忡，有人焦慮不安，然而也有一些短視近利的人認為現況還不錯。在這最後一章，我著眼於病人照護品質，從長期在教學醫院服務的立場討論一個關係到每一個人的重要議題，也就是醫療保險制度的問題。

有兩位研究人員曾在《新英格蘭醫學期刊》撰文道：「目前美國醫療保險制度是由各種保險拼湊而成，如員工保險、聯邦保險、私人保險、特殊醫療補助方案等，這樣的制度不只機能不良，簡直可謂千瘡百孔。」❶所有的醫師，不管正在接受訓練、私人開業、加入健康維護組織（HMO，即由數百個大小不一的私人保險公司和醫療組織合作的體系，承攬美國民眾的醫療照護需求）或是在教學醫院任職的醫師，都不免捲入這場制度改革風暴之中。每一個人加入的醫療給付計畫都不相同，有的給付範圍無所不包，有些人即使有工作，但保險給付範圍少得可憐，有人則沒有任何保險。有人可能因失業等無可預期的變故而失去保險資格，或者因服務的公司突然改變保險條件而受到影響。也有醫療保險公司因破產而無法給保戶任何給付。雖然醫師和醫院還是會盡力照顧每一位上門求助的病人，但是醫療保險制度的基石不斷變動，卻也一直在考驗各方的應變智慧。

早在一九六〇年代，我開始照顧腎衰竭的病人之時，已發現醫療保險有很多問題。這種危機發展至今，已波及每一個人，當然國家政策也受到影響。半個世紀前，很多腎衰竭病人都很年輕，還有稚齡子女，卻因為罹患這種最終將會致命的病症而陷入困境。這些病人只有三種選擇：一是接受昂貴且效果有限的洗腎治療，通常是採隨用隨付的買賣制；第二種則是接受腎臟移植——風險很高，成功機率低；第三種就是完全不做任何治療，等待死神召喚。

可想而知，病人的財務負擔極重，既有的醫療保險方案很少能夠給付，雖然國家衛生研究院和幾個州提供緊急醫療救濟金給窮人，然而數目極少，只有少數的富人付得起醫療費用。為了救助可憐的腎友，有些病人團體於是積極募款，以提供他們藥物、房租、衣物或食物。蛋糕義賣、拍賣和教會活動等，都是他們募款的方式。

自一九六〇年代開始，由醫師、牧師、商界人士與其他社會人士，組成了一個「死亡委員會」，以決定某個腎衰竭病人是否可接受腎臟透析治療——亦即這個委員會掌握了病人的生死。死亡委員會面對許多無解的難題，例如：洗腎機或腎臟該給最嚴重的病人，或是給最有希望康復的人？是否應該按照先來後到的順序？是不是該讓重要人物（如最有錢、教育程度最高、或是社會地位最高的人）先得？給撫養最多眷口的人先治療？婦女和小孩優先？先給付得起醫療費用的人？或者該用抽籤等最公平的方式？❷ 以對社會的重要性來說，是否銀行總裁要比家庭主婦來得重要？修理汽車的技工又比學生來得重要？死亡委員會的成員該如何決定？

二〇一〇年，全美國為了健保改革案鬧得沸沸揚揚，沒想到再度有人提出「死亡委員會」的做法，讓民眾驚愕萬分。

在一九六〇、七〇年代，美國每年皆有數千名腎衰竭病人因得不到治療而性命垂危，國會因而在一九七三年針對這個問題進行辯論（翌年，死亡人數則高達二萬四千人）。病人和醫護人員於是在國會遊說，希望能有所轉變。結果，眾議院通過了一項慢性腎臟疾病的治療法案，讓具有聯邦醫療保險身分的末期腎臟病人，得以利用聯邦經費的補助接受治療。聯邦醫療保險創立於一九六五年，服務對象只限六十五歲以上、並享有社會保險福利者，因為上述治療法案的實施，凡是患有末期腎疾，不限年齡都可得到醫療救助。腎臟疾病的醫療費用支出因而大增，目前在美國每年共有三十五萬五千名病人接受洗腎治療；接受腎臟移植者約一萬人。

至今，末期腎臟疾病耗費的醫療費用依然不斷增加。光是在二〇〇七年，聯邦醫療保險已為洗腎支付八十六億美元，每一名病人每年平均需要四萬三千美元。❸整個社會唯獨末期腎臟疾病的病人有此待遇，勢必排擠到其他疾病的治療費用。這似乎很清楚了：某一種醫療問題，就算變成國家政策，依然難解。

美國醫療保險問題多

醫療支出與保險給付的問題，是經過一段漫長時間才浮上檯面的。大多數的醫師本來覺得事不關己，直到一九八〇年代，才發現問題明顯變得嚴重。在二十世紀前幾十年，醫師大抵自行開業，治療自費病人。醫院則來者不拒。正如前述，富有的病人願意多付一點錢，外科醫師的收入還算豐厚，因此可免費為窮人開刀。之後，醫療領域漸漸擴大，一九三〇年代左右開始出現藍十字保險等預付型醫療保險計畫，三十年後聯邦醫療保險與給低收入戶的聯邦醫療補助（Medicaid）開辦。醫師由於門診收入增加，醫療這一行欣欣向榮，不管私人或公立醫院淨利都提升了，病人也受惠於醫療品質的改善。教學醫院因負擔住院醫師教育與研究也得到額外的補助。

然而隨著醫療需求的增加，這樣的好景終究難以為繼。在醫療成為大生意之後，醫療保險公司的地位也日益顯著。由於醫療費用高漲，保險公司不得不用各種手段，限制醫師所能提供的服務，減少醫師的自主權。所謂「管理式照護」大行其道，尤其是一九八〇年代興起的HMO。被保險人及家屬只能在與HMO簽約合作的醫療院所就醫。不管是私立醫院或大學附設醫院都必須加入HMO，才有源源不斷的病人和收入。

儘管有很多人對醫療保險的給付相當滿意，現行制度仍有許多問題尚待釐清。很多議員和大眾都大聲疾呼，要求政府減稅，另一方面又希望增加社會福利。現代醫療照護技術先進，病人期待完美的醫療結果，無可避免必須付出昂貴的代價。要設計出一個人人付得起、可全面納保、就醫機會公平的醫療保險制度，談何容易。這個問題一直讓政策制定者、政治人物和醫師團體傷透腦筋。醫療院所要滿足無保險者或保險不足者的基本醫療需求，還要兼顧第一線醫療和急診業務，這沉重的負擔已快壓垮醫界，首當其衝的產科醫師和一般外科醫師，執業人數銳減。

另一方面，民眾因醫療保險費用昂貴，心生不滿。他們發現，很多保費其實是進了醫療保險公司和醫院主管及股東的口袋，致使給付和服務範圍縮水。民眾一面抨擊醫療保險的改革常遭受政治力的阻撓，一面又可能反對單一保險人制度（或稱單一給付制，也就是由政府提供醫療服務所需的所有經費）。儘管許多人覺得美國的醫療照護品質優良，然而每一個人能得到的醫療服務仍因個人經濟、雇主、社會地位或居住地區等因素，而有很大差異。

儘管醫療系統號稱管理有效率，但在市場導向的設計下，醫療系統已成為龐大的官僚機構。在美國，醫療管理支出已逾醫療費用總預算的百分之二十七，相形之下，加拿大只有百分之三，法國、英國等實施全民健保的國家則不到百分之十。其實，根據二〇〇三年發表的一項研究，美國醫療保險系統的「中間人」約有一百萬人，如果改採單一保險人制度，去除中間人的花費，將可省下三千七百五十億美元。[4]曾經改換過醫療保險計畫的人，面對各種計畫五花八門的規則、限制、給付政策和範圍，莫不看得頭暈腦脹。醫藥保險公司給付條件的不斷修改，讓大多數的被保險人都有無所適從之感。被保險人一旦生病就醫，不久信箱將塞滿了帳單、聲明書和說明書，為了申請給付，還得和這些表格與文件奮戰。所有醫療院所的醫師、社工、醫院財務部人員、藥劑師、醫療費用報帳員，也都必須面對沒完沒了的申報文書，才能拿到應得的費用。比如有八百張病床的杜克大學醫學中心，就聘用了一千三百位帳務人員。❺各個醫療保險計畫的處理人員總數，亦相當可觀。難怪美國每年支出的醫療費用，有將近三成並非用在病人身上。❻

我曾經與在布里根醫院住院服務處任職多年的一位主管、和她帶領的一群社工人員討論過。來醫院辦理住院、準備接受手術的病人最先接觸的人就是這位主管。如果住院手續碰到任何困難，例如出現和醫療保險有關的問題，她的部門就會幫病人處理。下面是她的觀察：

我在住院服務處擔任多年主管，親眼目睹醫療保險產業的變化。儘管有許多需要開刀的病人文件、證件等資料都準備得相當齊全，還是可能慘遭保險公司的拒絕。過去很容易通過的案件，現在都需要醫師同僚審查。如果是費用較少的門診手術，保險公司就願意放行；至於需要住院的手術，由於花費較多，他們常百般刁難。在目前這種經濟環境之下，不少病人因為失業而失去保險，我們只好協助他們申請加入本州或外州的保險計畫。有些病人或許可以申請到聯邦醫療補助，但通常得等上一段時間。許多病人不得不變賣家產來付帳單，或讓自己有資格接受聯邦補助，實在悲慘。

最近我們就得幫忙處理一個鄰州社區醫院緊急轉來的棘手案例。一開始保險公司拒絕給付，直到轉診醫師、布里根的醫師，和該保險公司發言人通過多次電話之後，保險公司終於同意給付。由於病人病情嚴重，而且又拖了一段時間，住院期間所花的費用很快就超過保險公司的給付上限。我們試著為她申請聯邦醫療補助，費盡千辛萬苦才過關。但在她的聯邦醫療補助生效之前，她還是得自行負擔保險公司不付的住院費用。病人家屬最後不得已，決定賣房子。

第二個例子是病人的保險計畫不讓病人在本院接受治療，要他去指定醫院。病人決定留在本院治療，於是我必須先幫病人估算這筆自費的醫療費用，好讓家屬去籌錢。

本院社工也提到幾個類似的例子，一樣教人不勝唏噓。他們發現很多民間醫療保險計畫的做法令人費解，甚至沒有一套標準，令人氣結。給付條件變因很多，包括年齡、居住地區、婚姻狀態、帶病狀況、收入、雇主負擔、是否被裁員、轉行或是否已有殘疾等。不只是病人，我們醫院的帳戶管理員和社工都得不斷與保險業者溝通，結果多半於事無補，病人只好自掏腰包，甚至舉債。

聯邦醫療保險和聯邦醫療補助的申請過程，有時雖然一樣複雜，然而常常只要幫病人打一通電話，就可解決問題。多重保險身分則會帶來更多難題。如果一位年老的病人享有聯邦醫療補助，又加保了私人醫療保險，可能因為給付申請書填寫得不夠周全而出問題。也有人因為重回工作崗位，收入增加，而失去聯邦醫療補助資格。得了殘疾的年輕人可能因為收入超過某一個上限，而無法加入聯邦醫療保險，但又付不起私人醫療保險的保費。如果生病，又沒錢付醫藥費，可能要等上兩年，才能享有聯邦醫療補助。在這兩年的空窗期就無法接受治療。藥物的給付一樣很複雜，原廠藥、學名藥、自付額、減免額，條件各有不同。有些老年人因為藥價昂貴，落得沒有錢買生活必需品。醫療體系本已不堪負荷，加上這些亂象和行政管理上的支出，實已岌岌可危。

如果病人沒有保險，或是碰到保險不給付，醫藥費該怎麼辦？一般而言，醫院願意給病人折扣，但打完折後，病人仍必須在三十天內支付數萬到數十萬美元的費用。萬一付不出來，房子可能會被法拍，以清償債務。有人則會利用信用卡轉為卡債，償還年限可長達四十年，但必須支付的利息年利率高達百分之十七。為了避免因為生病而破產，像我在數十年前照顧的腎衰竭病人，我百分之百相信每一個人都需要醫療保險。令人遺憾的是，包括維吉尼亞在內的幾個州的法官，並不同意醫療保險應為憲法保障的人權。這樣的判決不只對人民的健康與福祉沒有幫助，似乎更凸顯美國醫療生態的殘酷。

行醫救人，卻受制於保險業者

儘管醫療保險體系力求標準化，還是有很多不一致的地方。病人所屬的社群、居住地區和選擇醫院的不同，都可能造成治療模式與費用的差異。不管屬於何種保險計畫，某些地區保險費用的支出就是比其他地區要來得高，醫療品質或病人就醫滿意度卻沒有更好。例如，因糖尿病或周邊血管疾病而動的截肢手術，非裔美國人接受的比例要比白人高出四倍，或許血管重建過於漫長而昂貴，截肢比較省錢，因此非裔病人較常作此選擇。[7]

根據一項調查研究，佛蒙特一個城鎮十六歲以下的兒童和青少年接受扁桃腺切除術的比例，高達百分之六十三，但在一百一十二公里外的另一個城鎮，這個比例只有百分之十六。在內布拉斯加州享有聯邦醫療保險、接受膝關節置換術者，兩倍於住在羅德島的病人。[8]在南達科塔州加入聯邦醫療保險的女性乳癌病人，接受乳房切除術者，則比佛蒙特州的乳癌女性多出七倍。愛達荷州一個城市的居民每年因背痛而接受手術治療者，則是全國平均值的五倍；與緬因州一個人口總數相當的城市相比，甚至有二十倍之多。[9]

這類的分析與研究顯示，醫療保險的支出型態將會影響門診、住院和檢驗的人數。正如布里根醫院一位行政主管所言：「如果醫療保險制度以量計酬，做多少事就可拿多少錢，站在院方的立場，將會使醫師看診或手術人次衝到最高，不會讓加護病房有空床，每一部磁振造影儀器也會不停的運作。畢竟，醫師已經聘用、設備也都買了，必須讓人力、物力發揮到極致，才能早日回本。」[10]也許在未來，臨床實效研究能減少上述歧異，讓治療與費用有統一的標準可以依循。

HMO已與聯邦醫療保險合作，以降低醫療費用。他們聘用基層醫師，增加他們的每日門診量，請他們當「守門員」，發現病人真的病情複雜、有需要給專科醫師治療，再轉診；同時限制實驗室檢驗、藥品處方和住院。醫療保險公司也曾施行「論人計酬制」，即以論人頭的方式事先給付醫師，醫師必須運用既有的給付來給病人治療，不得超出，否則就會受到懲罰。在這種方案之下，醫師和院方只好盡量縮短病人住院天數，注重較省成本的門診手術，並限制某些治療。⓫遇到病情危急時，醫師或院方行政人員仍然常需和保險公司溝通，討論預期住院天數和使用的藥品，說服他們同意給付，才正式收治病人。夜間或週末要聯絡到HMO人員特別困難。在等待連絡期間，病人又可能變得更嚴重。

以前行醫沒這麼複雜，醫師診斷之後，隨即進行必要的治療，或是會診其他專科醫師，然後照顧病人，等病人恢復。現在，幾乎醫療的每一個步驟都會牽涉到醫療保險，行醫這條路因此變得綁手綁腳、困難重重。

我還記得我曾為了一位病人，親自和醫療保險公司交手。這位病人名叫瑪莉·柏羅斯，四十二歲，因無法控制的泌尿道感染演變成腎衰竭。幾天前，我為瑪莉進行腎臟移植，腎臟來自遺體捐贈者。術後，移植腎臟即開始發揮功能，我和瑪莉都喜出望外。不料，一個星期後她開始發燒，而且咳得厲害。從胸部X光片看來，她的兩側肺部都出現瀰漫性肺炎。細菌培養的結果則是沒有細菌。由於無法確診，我們無計可施，只得幫她做肺部組織切片。用顯微鏡檢查後，發現是嚴重的病毒感染。

幸好抗病毒藥劑不久前問世。瑪莉投保的醫療保險屬於一個大型的HMO，我打電話過去，請求他們允許瑪莉使用新的抗病毒藥劑。我說，病人因為接受腎臟移植，正在使用強效的免疫抑制劑，目前肺部感染嚴重，我們已確認是病毒作祟。我解釋說，萬一病人無法接受抗病毒藥劑治療，性命堪慮。沒想到接電話的那個護理師既不熟悉器官移植，也不知道免疫抑制劑的副作用，更對新問世的抗病毒藥劑一無所知——只知道這種藥很貴，而且不在該保險計畫的藥品給付範圍之內。她拒絕了我的請求。我費盡唇舌，不斷強調感染的嚴重程度，如能接受抗病毒藥劑的治療，病人必然可以存活下來，還有好幾十年的人生在等著她。然而對方不為所動。我還是不肯罷休，要求跟該公司的資深醫師討論，但結果還是一樣。最後我只好求助於本院主管。主管同意院方吸收這筆為數不小的藥劑費用。

瑪莉接受治療後，病情大有改善，不久就出院了。十年後我見過她一面，她看起來健康良好，過得挺不錯的。然而，這次以及接下來數次與醫療保險公司打交道的經驗，讓我很苦惱。明明資源就在眼前，如果能及時運用在病人身上，就能救人一命，保險公司卻因為死板的規定，寧可見死不救。

醫療給付的縮減，也是無可避免的結果。民營保險業者和聯邦醫療計畫都不斷刪減醫療費用支出。聯邦醫療保險甚至打算至二〇一〇年中，將應付給醫師的診療費用刪減百分之二十二，幸好這種做法不久前廢除了。負責聯邦醫療保險給付的部門最近則宣布，如因為治療不足或醫療疏失，致使病人出現「可避免的併發症」，將不給付應給醫院的醫療費用。⓬但併發症總是來得突然，無法預測，如何避免？不管外科醫師再如何小心，總是有少數病人會出現併發症。這種做法對大學附屬醫院特別不利，因為許多來此就診的病人不是沒有保險，就是保險給付不足，並且屬於患有多重疾病的高危險群，需要特殊的照護。

HMO及其所屬醫療院所實行的一些節約方案，則比較合理。例如他們會和藥廠聯合議價，以取得優惠的藥品價格。有些診所或小醫院則將檢驗外包給商業實驗室，以節省人事成本。此外，同一保險計畫所有被保險人的就醫資料電腦化，也有幫助。雖然各個醫療院所使用的軟體不盡相容，而且必須維護個人資料安全，電腦化還是有助於資料的快速流通。偏遠地區的醫師和病人，也可利用教學醫院專科醫師提供的遠距醫療或會診服務。專科醫師並可在線上查看病歷資料，給予診斷與治療意見。如此一來，偏鄉地區就不必聘用全職的專科醫師，特別是在夜間及週末的值班。

同樣的，現在已有愈來愈多的醫院，將X光片、X光乳房攝影等醫學影像的解讀外包。目前，印度的「遠距放射科醫師」就很受美國醫療保險市場的歡迎。他們解讀的結果正確度很高，而且回覆速度快。這樣的功夫已使美國本土的放射科醫師備受壓力。有人就說：「如果請一位印度放射科醫師一年只要二萬五千美元，誰願意用三十五萬美元的年薪雇用我？」[13]其實，不光是醫學影像解讀，美國還有很多行業也正面臨國外外包廠商的威脅。

「醫療觀光」盛行

醫療觀光也是教人意想不到的一個現象。由於美國本土醫療過於昂貴，每年去海外接受手術的病人愈來愈多。二〇〇七年有七十五萬美國人在海外就醫或整型，到了二〇一〇年，更多達一百六十萬人。[14]

由於海外醫療價格低廉，第三方支付者或雇主願意給付保險，甚至代為安排。有些還提供了觀光服務，以增加誘因。美國國際醫療機構認證聯合委員會已允許海外許多醫院，為美國病人提供醫療服務。這些醫院幾乎遍布世界各大洲，設備先進，外科醫師經驗豐富。例如想要拉皮的人，可飛到以整型外科聞名的阿根廷，醫療費用不到美國的一半。[15]去墨西哥、哥斯大黎加或南非整型或植牙的人也很多。泰國的強項則是髖關節置換術、血管手術和變性手術。例如曼谷附近就有一家外觀宏偉、裝潢考究的醫院，至今已服務了一百萬名以上來自一百九十個國家的人，光是美國來的就多達六萬四千人次。也有些美國人會到印度、新加坡或馬來西亞接受冠狀動脈繞道手術，費用約一萬一千到一萬九千美元；同樣的手術，美國則要十三萬美元。

雖然在醫療觀光盛行的國家中，外科醫師技術高超，但護理照護和輔助服務品質並未達西方標準。此外，病人可能在回國之後，才發現後續照護是一大問題。由於他們飛到地球的另一邊接受手術，萬一出現併發症，美國醫師通常不願意接手。到國外接受器官移植，也得面臨很大的考驗。

我認識的一位病人就到中國換腎。他名叫強納森．馬爾斯頓，四十三歲，是個成功的股票經紀人，在紐約過著富裕的生活，不料得了腎衰竭，必須洗腎。沒有任何親友可捐腎給他。雖然他已被列入等候移植的名單中，然病況愈來愈差，不知何年何月才能輪到。後來，他從網路上看到印度一家醫院的廣告，很有吸引力：「如果您急需器官移植，我們可為您安排到醫院手術，並提供所需器官。」[16]中國一家醫院也在網路上強力推銷器官移植方案，器官、手術（不包括旅費）總計只要五萬五千美元。[17]強納森心動不已，儘管他的醫師極力勸阻，他還是準備前往中國換腎。費用談好後，手續簡便，不久強納森就選定手術日期、時間。那家位於中國的醫院很新，設備也很完善，強納森的手術進行順利，醫師也給了他免疫抑制劑。不到十天，他已準備搭機回國。

回家之後，他原本覺得沒什麼問題，因此沒跟原來的醫師連絡。後來因為狀況有異，才去醫院診治。醫院的器官移植小組為他檢查之後，大驚失色。強納森傷口癒合不好，移植的腎臟腫脹。中國醫師給他的藥都吃完了，而該醫院沒給他任何病歷資料或報告。儘管美國醫院的醫師盡力救治，依然無法挽回那顆新換的腎臟。由於這是在中國手術產生的併發症，美國聯邦醫療保險及他的私人醫療保險都不給付這次住院的醫療費用。他不但必須繼續洗腎，也失去了在美國接受器官移植的資格。此外，他後來得知，中國醫院給他的那顆腎臟，來自手術當日被處以死刑的囚犯。

醫療觀光並不限於已開發國家的病人到經濟較落後的地區接受手術。目前，美國很多大型教學醫院和私人醫院為了擴展財源，也收治來自其他國家的有錢病人，把他們和家屬或陪同者當成貴賓，給予最好的醫療照護。我知道有一家很有名的醫院，就收了很多來自中東的貴客。這樣的醫院就和航空公司、飯店和度假中心一樣，打造出五星級的醫療環境，不但提供美食，還有阿拉伯語的電視頻道讓他們消磨時間。

美國醫療體系市場導向，亂象叢生

醫界與政府的政策專家預測，正在興起的管理式醫療計畫及醫療保險提供者，將可有效控制支出，並提供全面的醫療服務。然而，私人醫療保險總是希望追求最大的利益，對於醫療給付，其思維脫不了一般的商業模式：競爭、外包，還不時設立嚴峻限制。儘管醫療保險公司不時在報紙上登全版廣告，或是在收音機或電視節目發布好消息，這些策略其實無法減少醫療支出，反而造成無保險階層人數增多，更別提增進醫療品質。社會大眾對醫療保險愈來愈沒有信心，對減縮的治療和病醫關係也日益不滿。基層醫師也有很多怨言，認為醫療保險體制不但讓他們綁手綁腳，而且減少了他們可以照顧病人的時間。

專科醫師同樣對目前醫療的匆促與管制過多，感到喪氣，由於診治時間匆忙，原本可以及時診治的病人，出現不必要的併發症，甚至差點喪命。在追求利益的醫療生態之下，原本有理想的醫師也不得不著眼於獲利。所有的醫療行為都被切割成片段，並貼上標價。醫院管理人員無時無刻不在計算：每一個醫師能為醫院帶來多少業績與產值。

《新英格蘭醫學期刊》刊登的一篇報告論道：「醫療行為的商業化，讓很多執業醫師憤怒，使得他們沒有意願做得比最低要求更多。」[18]令人無奈的是，醫師的診療費一再遭到減縮，政府或民間醫療保險公司計算醫療照護的給付之時，似乎並沒考慮醫師的付出與所得，使得醫師的這種心態持續成為問題。

我們從念醫學院開始，到完成住院醫師訓練的期間，老師不斷對我們耳提面命：身體檢查的任何疏漏都可能造成重大醫療疏失。例如直腸檢查和糞便潛血的篩檢與判讀，都是身體檢查萬萬不可輕忽的。幾年前，我就親眼看到一個血淋淋的例子。我在經過醫學院大樓時，有時會和門口一位保全人員聊個幾句。一天，那位保全先生跟我說，他的大便有血，需要檢查一下。後來他告訴我，負責篩檢的護理師說應該是痔瘡出血，局部治療就可以了。幾個月後，我再碰到他的時候，他說他血便愈來愈嚴重，又去診所看了幾次。每一次專科護理師和醫師都說是痔瘡的問題。雖然我建議他去做詳細的身體檢查，但他沒去。我有一段時間沒看到他，後來在醫學院大樓旁碰到他的時候，發現他消瘦不少，探問之下才知他得了直腸癌，癌細胞已轉移到肝臟。一年後，他就死了。我覺得很遺憾。直腸癌如檢查仔細，很容易找出早期病灶，不至於那麼快喪命。

最近的研究資料證實我的印象無誤：很多保費低的保險計畫提供的健康檢查，往往很草率或簡略，不少被保險人罹患癌症總是要到後期才診斷出來，只是為時已晚。[19]研究人員還分析道，在美國每年因為沒有醫療保險、得不到救治而死亡的人數多達四萬五千，死亡率要比有醫療保險者高出百分之四十。[20]另外，根據美國國家科學院醫學研究所的調查報告，在美國每年因為無醫療保險而死亡者約有二萬人。[21]不管哪一個數目才是正確的，因為沒有醫療保險、不能接受醫治而亡故，和車禍、創傷或暴力行為造成的死亡，一樣教人無法接受。

市場導向的醫療照顧體系已顯露嚴重弊病。根據二〇〇〇年世界衛生組織發布的調查結果，儘管美國每人醫療費用支出高出其他已開發國家甚多，美國醫療體系在全世界的排名卻是第三十七名。[22]也許這是醫療資源的不平等造成的。在美國，族裔和經濟背景不同，得到的醫療照護也有異。此外，美國人民預期壽命也比不上很多國家。以二〇〇六年的調查而論，男性死亡率排行為第四十二名，女性為四十三名，嬰幼兒則為三十六名。[23]儘管這種國際評比結果並不一定有用，因為各國狀況不同，然而已引起國會議員的注意。讓人覺得憂心的是，目前這一代的年輕人也許因為肥胖和糖尿病等病症的盛行，壽命將會比他們的父母來得短。

醫療保險業者為了持續獲利，向民眾收取了高額保費，提供的醫療服務卻差強人意，民眾難免要對就醫方便性不佳和給付範圍縮水覺得不滿。原來就有病的人要到新的公司投保，或加買醫療保險，往往也有問題。HMO主管薪水豐厚（甚至連非營利醫療保險組織也是如此）、醫療保險業者的反托拉斯法豁免保護、保險公司股東的獲利，這些都使付出高額保費的民眾和醫界無法心平氣和。[24]

加州最大的保險組織安盛藍十字保險公司（Anthem Blue Cross）宣稱，由於許多健康的被保險人在經濟不景氣時退保，病重的保戶變多，造成公司必須支出的醫療費用升高，因此在兩年內加入的被保險人，保險費率將調漲百分之三十九。同時，藍十字的母公司偉彭醫療保險公司（WellPoint）則在二〇〇九年第四季宣布，該公司年度收益將達二十七億美元，主管薪水總計可調高一千三百萬美元，調升幅度達百分之五十一。不過，這薪水與某些藥廠主管相較，仍相形見絀。[25]

醫療保險公司的給付往往不一致，藉以從中獲利。[26]如HMO當中最大的美國醫院集團（HCA）旗下約有兩百家醫院。儘管是同一種手術，醫療保險公司付給醫院的金額，卻因病人加入的保險計畫不同而有差異。例如一位病人隸屬HCA、在奧克拉荷馬州的一家醫院接受腦部手術，若投保單位是藍十字醫療保險公司，保險支付的金額是一萬四千六百美元；若病人擁有聯邦醫療保險，則支付金額為一萬三千九百美元。但是病人如果沒有醫療保險，必須完全自費，則需支付八萬五千四百美元。又如擁有聯邦醫療保險的病人去佛羅里達一家醫院開闌尾炎，保險將支付六千二百美元，其他民營醫療保險公司支付七千美元，但沒有醫療保險者則必須付三萬五千二百美元。

儘管HCA在二〇〇三年的營收將近二百二十億美元，二〇〇二年對無保險者超收的醫療費用高達二十億美元，竟還從聯邦政府那裡詐取了六千三百萬美元。至於罰金則為十七億美元。同時，HMO的第二大醫院連鎖集團塔聶保健公司（Tenet）則因超額領取聯邦醫療費用，以及給醫師回扣等不法情事，被罰了將近三億八千萬美元。這種事例可謂接連不斷。美國醫療體系在自由市場的主導下，衍生出這麼多亂象，已到了令人瞠目結舌的地步。

救人濟世的醫院變成營利第一

美國近二十五年來的社會變化，使教學醫院的傳統角色受到重大衝擊。這些教學醫院往往座落在比較大的城市，必須在預算緊縮之下承擔都市窮人的社會問題，苦無政治影響力，同時還要面對大眾的冷漠及既得利益者的阻礙。低收入戶住宅、性教育、槍支管制、酒精與藥物的使用等都是問題。外科醫師常常發現，他們的病人多為貧窮、街頭暴力、家暴的受害者，及毒品或酒精的成癮者。同時，由於醫療也有商業競爭的壓力，不管是私人醫院、診所或教學醫院的外科醫師都受到影響。每年在美國進行的非緊急手術已多達二千萬檯，與一個世紀前相較，簡直是天壤之別。[27] 這樣的演進使外科醫師的性格、目標和生涯皆與以前不同。外科手術的做法、種類、輔助技術、治療的病症等，也出現了許多前所未有的變化。

為了回應這些變化，大學附設教學醫院許多科別的規模變大了，業務也大增，在商業壓力之下，工作目標也從傳統的救人濟世變成營利。教學醫院也愈來愈向營利型醫院看齊，以看診人次和手術檯數，來衡量每一位醫師或每一科的生產力。正如美國醫學院學會一位委員所言：「現在規則已經不一樣了。即使你在教學醫院服務，院方還是會明白告訴你，你必須為醫院帶來利潤。」[28] 醫療的商業化、以營利為目的、成本控制等，讓醫學院教授感到莫大的挫折和壓力。他們的病人變多，看診時間變少，必須照顧更多重病的病人，還得密切指導、監督手下的住院醫師。然而，時間是現實的，他們只得把業務擺第一，其他如教育、指導和研究只好放在一邊。目前，從醫學院院長到課程設計委員會、各科主任、住院醫師乃至醫學生，每一個人都知道臨床業務才是最重要的，教學則屬次要。

一向是教學醫院支柱的義務臨床指導，已受到醫療市場和醫院行政的干預。很多科的主任與醫院主管開口閉口都是營運業績。[29]病人住院天數被縮短，要衝高門診量，還得多開一些刀，主治醫師莫不感到心力交瘁，遑論指導住院醫師、成為他們學習的模範角色。有些有良知的主治醫師因此憂心忡忡，感覺醫療保險的控制已影響到年輕醫師專業的養成，造成價值觀的偏差。有位醫師針對醫學教育的病態提出批評：「如果醫學生在學習環境中，聽到的都是現金流有多麼重要，將來會變成什麼樣的醫師？醫師的基本職責難道不是滿足病人的需求，為他們解除病痛？」[30]不論醫學教育再如何強調倫理與病人照護，如果醫療生態不變，問題終究還是無法解決。

在這種生態之下，學術研究難免會慘遭犧牲。在沉重的學貸壓力之下，加上低薪和研究經費申請困難，有志於研究的醫學生與住院醫師漸漸流失。在一九六〇年代，向國家衛生研究院提出研究計畫的人，有一半都能過關，但自一九九〇年代中期之後，成功申請到經費的人只有百分之十二。國家衛生研究院的研究預算愈來愈少，至二〇〇七年已經連降五年。[31]在管理式照護盛行的地區，非由聯邦政府資助、完全仰賴臨床收入支持的研究計畫也愈來愈少，甚至已經斷炊。[32]很多研究老手都很了解這樣的趨勢。第一次提交研究計畫的新手，也已經知道申請到經費的機會非常渺茫。醫學研究學術社群已發出警告，新一代的醫學研究人才已青黃不接，基礎科學研究人員和臨床研究員愈來愈少。

我們目前已看得到研究經費短缺帶來的後果。儘管幾十年來，生物學、臨床醫學和藥物發展都有長足進步，然而我們在醫學生和住院醫師的面試過程中，發現現在的年輕人很多打算在企業管理、公共衛生和健保政策等領域，發展醫學之外的第二專長，很少人想涉足應用研究。少數對基礎科學感興趣的人，在完成住院醫師訓練之後，則決定轉換跑道，到生物科技公司任職。二〇〇九年，歐巴馬政府端出「復甦與再投資法案」，國家衛生研究院因而獲得二億美元的經費挹注，以刺激科學與醫療研究。這筆經費預計可在兩年內支撐重要生物醫學和行為研究計畫的進行。二〇一〇年，政府又提出新的刺激方案，為科學研究提供經費。然而，由於政府預算不斷遭到政治力的杯葛，學術研究社群要把研究經費恢復、甚至穩定在目前的水平，恐怕還需要一段時間。

我並不是指既有的醫療照護體系沒有成效，或是學術研究機構任務失敗。整體來說，醫學進步的成績是有目共睹的，大多數民眾都能接受最好的診斷與治療。醫療保險政策也有好的一面。例如麻州就強制所有的居民納保，不加保任何醫療保險者將受到懲罰。雖然這種做法仍有爭議，但除了少數例外，居民皆已納保（譯注：這是全國性歐巴馬健保實施前的情況）。聯邦政府也努力施行全國性的公衛措拖，例如禁菸（雖然菸草公司持續狡辯）、高血壓控制、糖尿病的篩檢和治療，以及肥胖防治等。病歷的電腦化也有助於診斷和治療，並改善複雜病例的交流。病人使用藥品的電腦紀錄也可增加用藥效能，減少重複開藥。

美國勢必得推動全民健保制度

話說回來，醫療資源的不平等仍是一大挑戰。買得起豪華型醫療保險者，就能享受一流的醫療照護；而只能買陽春型保險的民眾，就得忍受許多就醫的不便。對許多人來說，現實生活就是定量配給；掌權者不願意承認這點，誰若說出來只會遭人厭。[33]醫療保險業者不但限制住院天數和門診次數，還常巧立名目多收錢，給付時又百般刁難。[34]就連醫師和醫療院所也叫苦連天。政府想用自由市場的力量來調節藥價，然而又禁止同一種藥品以低廉的價格進入美國市場。很多病人（尤其是老年人）收入有限，實在難以負擔昂貴的藥品。

在這樣的市場，醫師實在難以實行救人濟世的理想。以營利為目的之專科醫院或診所愈來愈多，醫療保險業者無不把獲利當成首要目標，致使醫師為了生存不得不加入逐利的行列，把心力放在最有賺頭、又容易申請保險支付的治療上。最近有篇研究分析營利型與非營利型的醫院，發現有四分之三的非營利型醫院治療成效優於營利型醫院，收取的醫療費用也比營利型醫院少。[35]還有一位作者在書中指出，營利型醫院的病人死亡率要比非營利型醫院高出百分之六，治療費用則多出百分之三到百分之十三。[36]

有些醫界團體則自己想出縮減費用的方式。例如，在二〇〇七年，科羅拉多州大章克申市居民享有聯邦醫療保險者，每人平均醫療費用比全國平均值低百分之二十四，甚至比費用高的地區少了百分之六十。[37]以這個成功案例而言，家庭醫師就是最重要的關鍵。其他因素包括給付劃一（不管病人投保哪一種保險計畫）。當地每位醫師都把控制醫療費用及透明化當一回事，成為當地醫療文化的一部分。再來，醫療主管機構每年都會檢討每位醫師的診治與收費狀況，如果有專科醫師進行了不必要的手術或檢查，將不予給付，同時醫師還要接受遵守同業規範的教育。再者，醫師與老年病人的溝通與互動多，使得臨終醫療照顧品質佳、花費低。我們不解的是，為何美國其他地區不跟進？

醫師的首要責任就是救治病人，不管病人有沒有錢。但由於醫療資源分配不均，醫師莫不因為夾在醫療保險業者和病人之間而為難。美國現行的醫療保險制度，一方面有私人醫療保險體系，對許多投保人而言，運作得還不錯；另一方面則是一些社會安全網（諸如聯邦醫療保險計畫、聯邦醫療保險補助等），這對於龐大的保險不足人口而言，明顯具有吸引力。因此許多人擔心，美國若是實施全民健康保險制度，可能反而會降低大家所期待的醫療照護水準，他們害怕一般民眾對於醫師與療法的抉擇，都會受到限制。許多醫療機構對於要改變現有系統，也有反感。

但可以預期的：隨著全民健保的推展，效益的增加與費用的降低，當會消弭反感。全民健保也將會驅動整個醫療體系，從「醫生只能為病人做些什麼」朝向「醫生能多給病人做些什麼」的方向邁進。而且，若能把公衛的重點從「治療」轉到「預防」上，加強健康生活型態的宣導和公共衛生措施的實行，以阻止慢性病的盛行，終將使全民健保的成本更為下降。

其他已開發工業國家和很多開發中國家，都在研擬實施全民健保。儘管以目前美國私人與公家混合型保險而言，政府補貼了一半的費用，但美國醫療保險業還是和市場密不可分。目前聯邦醫療保險計畫、聯邦醫療保險補助與兒童健康保險計畫的被保險人，合計共有一億人。[38]美國年度醫療支出已達二兆二千億，占國民生產毛額的百分之十六，預計在未來的七年還會再增加百分之二十。這個金額之龐大，差不多是其他國家醫療預算的兩倍。[39]儘管如此，美國病人等候看一般門診的就醫時間，比起法國、加拿大、荷蘭等實施單一保險人制度的國家，還是要來得長。至於等候至專科門診治療的時間，其他國家人民或許就比較長；有些在美國很普遍的治療或技術，其他國家也不一定有。例如，有些加拿大人為了避免延誤病情，會來到美國自費就診。英國則除了公家保險，人民也可自由購買私人醫療保險。

全民健保也有其限制，包括醫療設備可能比較老舊、昂貴的儀器還未能普遍使用；不過，何妨看看這種保險方式的好處。英國的例子尤其值得一探。在英國的公醫制下，任何人如果生病或意外受傷都可得到醫治，不必擔心為了治病傾家蕩產，或是失業而失去醫療保險。英國醫師沒有學貸負擔，受訓完畢在基層醫療服務，收入和專科醫師不相上下。一般科醫師總是依照標準程序來為病人治療，比較沒有醫療訴訟的威脅，也不會要病人接受不必要或過於昂貴的檢驗。工作酬勞依門診量和醫療照護品質而定。由於所有病人的病歷紀錄已電腦化，英國國民保健署可判斷醫師是否依照既定的規範執業，並利用同儕審查制度討論問題。每一個國民都可自行選擇基層醫師，如病情需要，基層醫師會再轉診給專科醫師。儘管在經濟緊縮之下，醫療服務很難追求完美，但像英國這樣實施公醫制的國家醫療成效良好，可達到節約目的，而且廣受民眾歡迎。這種做法值得美國借鏡。

然而美國人常對政府抱持不信任的態度，討厭政府干預，不見得願意實施政府主導的公醫制。很多醫師和精研醫療政策的人，縱使在情感上認同英國式全民健保，但是認為在美國要具體實施，恐怕極其困難。我個人的想法則是，我們已別無選擇。

我對健保的改革芻議

儘管全民健保已是美國舉國上下熱議的話題，醫藥產業的利益團體和說客仍不斷在暗中使力、杯葛，以免失去自己的地盤。關於目前的醫療制度，我長久以來擔心的問題也慢慢顯現。我想以一個醫界老兵的立場，提出一些可行的建議。

首先，健保改革如果循序漸進，會比較容易讓人接受。例如像麻州那樣的全面納保計畫不必急著一下子全面實施，比如目前聯邦醫療保險的加保條件是必須年滿六十五歲，可先改為年滿五十五歲者就得以加入，五年後再讓年滿四十五歲的民眾加入，以此類推。尚未加保者則仍利用已購買的醫療保險計畫。

其次，必須解決基層醫師人力嚴重短缺的問題。已完成訓練的醫師如願意投入基層醫療，政府可設法解決其學貸負擔。也可仿效英國的做法，使基層醫師的收入與專科醫師不相上下。此外，可培訓專科護理師和醫師助理，使他們協助更多醫療業務，減輕醫師的負荷。

如此一來，基層醫療才能吸引更多年輕醫師投入。[40]

很多年輕醫師背負的學貸不只需要很長的時間才能清償，也會影響到他們執業科別的選擇。政府可用公費補助願意到原住民部落、偏鄉或都市貧民區等地服務的醫師，以解決那些地區醫療人力不足的問題。目前，偏鄉和都會貧民區約有九千六百萬人是疾病的高風險群，而醫療資源非常短缺。政府也可招攬已完成訓練的住院醫師，成為政府編制內的醫師，免除其學貸，並在服務期間給予合理薪資，以支援人力不足的科別，減少該科的醫師流失率。也有人提議給有志於研究的醫師，學貸利息減免，畢竟學術研究的「錢途」有限。

此外，侵權法改革勢在必行。這樣的改革將有助於減少不必要的訴訟和傷害。畢竟，侵權法帶來的濫訴將間接使醫療費用升高，民眾就醫也會受到影響。根據國會預算局的統計，與醫療責任有關的侵權法改革，可為聯邦政府未來十年的支出，省下五百四十億美元。[41] 對醫師而言，如果能擺脫醫療訴訟的威脅，就用不著因為防禦式醫療開立許多不必要的檢驗，也能減少醫療開支。也許政府該召集專家設立全國性的醫療糾紛仲裁制度，以減少濫訴，讓真正有意義的案件進入法律程序。此外，如果敗訴者必須承擔所有的裁判費和律師費，也許可減少好訟之風。

如果政府可考慮對私人保險業者和藥廠的收益比率設立上限，多出來的部分就可回流到需要幫助的病人身上。藥價的合理限制，也可讓成效良好的學名藥受到市場歡迎。醫療保險公司與藥廠高級主管巨額薪酬如能管制，也是社會大眾之福。

醫療保險退稅補貼也是個好辦法，不管是私人醫療保險計畫，或是像聯邦醫療保險那樣的公家保險計畫，應該都能獲得退稅優惠。所有重大疾病症都可取得類似聯邦醫療保險的給付，是可以辦到的；其餘一般病痛的保險，則可繼續由現有的私人或雇主負責。

由於有些治療非常昂貴，大多數病人無法負擔，政府或民間醫療保險業者可以調高豪華型保單的保費或保費費率。這樣的策略或許還另有好處，就是免得沒完沒了的辯論富人是否該減稅。

外科醫師給無保險者的義務服務，也有不少成功的案例。例如在洛杉磯，願意服務的醫師每一個月花幾個小時為病人免費開刀，在十五年期間內，已醫治了六千五百名需要非緊急手術的病人。[42]手術結果良好，併發症極少，醫師也會持續追蹤檢查。參與義務服務計畫的不只是醫師，還包括醫院行政人員、護理師、律師和一般民眾。這種民間自發的社區愛心服務，將可減輕州政府和聯邦政府的負擔。

紙本病歷、檢驗報告等與病人有關的資料，如能全面電子化，將可提高基層醫師與專科醫師的溝通效率，增進病人安全，也改善醫療服務品質，減少重複檢查或用藥。

正如前述，我和很多人都深信，醫療照護應該是基本人權。美國立基於清教倫理，強調勤奮努力就能獲得成功，認為貧困必然是好吃懶做的結果。[43]然而，美國社會正面臨巨大的轉變，諸如人口結構的改變、中產階級的式微、貧富差距日大、生產力下降、失業率節節高升。大多數的人都同意，每一個美國人都需要投保車險和房屋險，醫療保險不也一樣重要？

政府干預並非萬靈丹，然而美國醫療體系千瘡百孔，政府要不出手挽救，只能任其崩壞。現今的醫學進步是過去一百年來累積的成果，然而還是有一些人無法負擔醫療費用。

不管如何，本書的主題是外科醫學。我在這個領域已闖蕩了數十年，見識到外科醫學的豐富和許多無私的醫護人員互動，看到許多研究得以應用在臨床醫療，也從指導年輕人體會到教學相長之樂。雖然這個領域充滿了各種雜音，辯論不斷，甚至夾雜政治口水，堅守外科崗位的醫師以及即將踏入外科的新血，總給我許多啟發。我仍相信教學醫院會抱持理想，秉持實證醫學原則，盡力照顧所有病人，不管病人的保險身分為何。我們應該好好記取過去的教訓，改弦易轍，才能在未來建立體質健全、公平正義的醫療制度。

誌謝

本書能完成要感謝很多人的相助。一直以來，多位恩師都是對我最重要的人。打從多年前，他們的智慧與鼓勵就對我產生潛移默化的作用。他們給我的教誨漸漸從我潛意識浮出，化為文字。我也感謝每一個為外科生涯犧牲奉獻的醫師。我要謝謝審閱本書初稿、給我實際意見的同事與朋友——特別是布魯克斯（David Brooks）、克雷格（Bridget Craig）、葛雷（Robert Gray）、歐康納（Nicholas O’Connor）、謝爾斯（Robert Sells）與史奈德（Howard Snyder）。感謝他們給我這麼多寶貴的建議與批評。本書插圖部分，幸賴貝特（Brian Bator）的熱心協力。有關醫學教育與訓練，在我們外科剛完成訓練的葛林柏格（Caprice Greenberg）與貝迪（Damanpreet Bedi）也誠懇的提供他們的經驗之談。布里根婦女醫院行政部門的羅依思（Christine Royse）與社工費爾克洛斯（Paul Faircloth）花了不少時間，為我描述他們為病人爭取醫療給付的經過。

我要特別感謝布里根婦女醫院外科主任辛納（Michael Zinner）。他慷慨的提供一間辦公室讓我專心寫作，並給我許多協助。在這社會、經濟、醫療、教育各方面都動盪不安的時代，他帶領外科部門克服了許多挑戰。

感謝我的出版經紀人卡特勒（Donald Cutler），經驗豐富的他，在文稿的組織與修飾方面提出許多高見，有的甚至有畫龍點睛之妙。要不是他不斷耐心驅策，本書恐怕難以完成。哈佛大學出版社的編輯費雪（Michael Fisher）與布里克（Kate Brick）也是本書得以面世的大功臣。在此感謝他們為這本書的付出。

謝謝我的四個女兒——蕾貝卡、露易絲、維多莉亞、法蘭西絲。在她們的成長過程中，我這個身為外科醫師的父親，不能像其他父親那樣常常陪伴在旁，然而她們都表現優異，並對社會有貢獻。

最後，我要感謝我太太瑪麗，數十年來她總是靜靜的支持我、協助我。我虧欠她太多了，實在難以言表。

參考資料

前言　五波醫學革命

❶ H. C. Polk, Jr., Quality, safety, and transparency, *Annals of Surgery* 242 (2005): 293.

第一章　三個手術場景

❶ J. Ochsner, The surgical knife, *Bulletin of the American College of Surgeons* 84 (1999): 27.

❷ Sir H. Dale, *The Harveian Oration on "Some Epochs in Medical Research"* (London, H.K. Lewis, 1935), 9.

❸ H. Dodd and F. B. Cockett, *The Pathology and Surgery of the Veins of the Lower Limbs* (Edinburgh: E. and S. Livingston, 1956), 3.

❹ J. Homans, Operative treatment of varicose veins and ulcers, based on a classification of these lesions, *Surgery, Gynecology and Obstetrics* 22 (1916): 143.

❺ D. McCord, *The Fabrick of Man: Fifty Years of the Peter Bent Brigham* (Portland, Maine: Anthoensen Press, 1963), 18.

❻ C. B. Ernst, Current concepts: Abdominal aortic aneurysm, *New England Journal of Medicine* 328 (1993): 1167.

❼ N. L. Tilney, G. L. Bailey, and A. P. Morgan, Sequential system failure after rupture of abdominal aortic aneurysms: An unsolved problem in post-operative care, *Annals of Surgery* 178 (1973): 117.

❽ K. M. Flegal, M. D. Carroll, C. L. Ogden, and C. L. Johnson, Prevalence and trends in obesity among US adults 1999–2000, *Journal of the American Medical Association* 288 (2002): 1723.

❾ J. Stevens, J. J. Cai, E. R. Pamuk, D. F. Williamson, M. J. Thum, and J. L. Wood, The effect of age in the association between body-mass index and mortality, *New England Journal of Medicine* 388 (1998): 1.

❿ J. C. Hall, J. McK. Watts, P. E. O'Brien, et al., Gastric surgery for morbid obesity: The Adelaide Study, *Annals of Surgery* 211 (1990): 419.

⓫ C. Rosenthal, Europeans find extra options for staying slim, *New York Times*, Jan. 3, 2006, D7.

⓬ J. McGuire, C. Wright, and J. N. Leverment, Surgical staplers: A review, *Journal of the Royal College of Surgeons of Edinburgh* 42 (1997): 1.

⓭ N. T. Soper, M. L. Brunt, and K. Kerbl, Laparoscopic general surgery, *New England Journal of Medicine* 330 (1994): 409.

第二章　教學醫院

❶ C. W. Walter, Finding a better way, *Journal of the American Medical Association* 263 (1990): 1676.

❷ F. D. Moore, The Brigham in Emile Holman's day, *American Journal of Surgery* 80 (1955): 1094.

❸ E. H. Thomson, *Harvey Cushing: Surgeon, Author, Artist* (New York: Neale Watson Academic Publications, 1981), 74.

❹ H. K. Beecher and M. B. Altschule, *Medicine at Harvard: The First 300 Years* (Hanover, N.H.: University Press of New England, 1977), 487.

❺ F. C. Shattuck, The dramatic story of the new Harvard Medical School, *Boston Medical and Surgical Journal* 193 (1920): 1059.

❻ K. M. Ludmerer, *Learning to Heal: The Development of American Medical Education* (New York: Basic Books, 1985), 48.

❼ N. N. Nercessian, Built to last, *Harvard Medical Alumni Bulletin* (Winter 2002): 47.

❽ W. I. T. Brigham, *The History of the Brigham Family: A Record of Several Thousand Descendants of Thomas Brigham the Emigrant* (New York: Grafton Press, 1907), 128.

❾ Beecher and Altschule, *Medicine at Harvard,* 320.

❿ K. M. Ludmerer, *Time to Heal: American Medical Education from the Turn of the Century to the Era of Managed Care* (Oxford: Oxford University Press, 1999), 18.

⓫ Beecher and Altschule, *Medicine at Harvard,* 168.

⓬ L. F. Schnore and P. R. Knights, Residence and social structure: Boston in the antebellum period, in *Nineteenth Century Cities: Essays in the New Urban History,* ed. S. Thernstrom and R. Sennett (New Haven: Yale University Press, 1969), 249.

⓭ M. J. Vogel, *The Invention of the Modern Hospital: Boston 1870–1930* (Chicago: University of Chicago Press, 1980), 15.

⓮ 出處同前，p.12.

⓯ G. Williams, *The Age of Agony* (London: Constable, 1975), 89.

⓰ C. Woodham-Smith, *Florence Nightingale* (London: Constable, 1950), 157.

⓱ R. Jones, Thomas Wakley, plagiarism, libel and the founding of the *Lancet, Journal of the Royal Society of Medicine* 102 (2009): 404.

⓲ The pecuniary condition of the medical profession in the United States, *Boston Medical and Surgical Journal* 4 (1831): 9.

⓳ M. Kaufman, *American Medical Education: The Formative Years, 1765–1910* (Westport, Conn.: Greenwood Press, 1976), 155.

⓴ H. W. Felter, *History of the Eclectic Medical Institute* (Cincinnati: Published for the Alumni Association, 1902), 39.

㉑ P. Starr, *The Social Transformation of American Medicine* (New York: Basic Books, 1982), 93.

㉒ A. Flexner, *Medical Education in the United States and Canada: A Report to the Carnegie Foundation for the Advancement of Teaching* (New York: Carnegie Foundation for Higher Education, 1910).

㉓ R. Shryock, *American Medical Research, Past and Present* (New York: Commonwealth Fund, 1947), 49.

㉔ O. W. Holmes, Currents and counter-currents in medical science, in O. W. Holmes, *Medical Essays 1842–1882* (Boston: Houghton-Mifflin, 1883), 203.

第三章　一種專業的演化

❶ G. Corner and W. Goodwin, Benjamin Franklin's bladder stone, *Journal of the History of Medicine and Allied Sciences* 8 (1953): 359.

❷ Sir J. Bell, *Principles of Surgery* (London: Longman, Hurst, Rhes, Orme, 1808), 417.

❸ R. Holmes, *The Age of Wonder: How the Romantic Generation Discovered the Beauty and Terror of Science* (New York: Pantheon Books, 2008), 306.

❹ D'A. Power, Robert Liston (1794–1847), *Dictionary of National Biography,* 1909, 11:1236.

❺ J. Duncan, Modern operating theaters, *British Medical Journal* 2 (1898): 299.

❻ E. J. Browne, *Charles Darwin: A Biography, vol. 1: Voyaging* (New York: Alfred A. Knopf, 1995), 62.

❼ C. Bell, On lithotomy, *Lancet* 12 (1827): 773.

❽ E. Riches, The history of lithotomy and lithotrity, *Annals of the Royal College of Surgeons of England* 43 (1968): 185.

❾ W. Moore, *The Knife Man* (New York: Broadway Books, 2005), 221.

❿ Court of King's Bench, Cooper v. Whatley, *Lancet* 1 (1828): 353.

⓫ H. Ellis, *A History of Surgery* (London: Greenwich Medical Media, 2001), 25.

⓬ R. French, The anatomical tradition, in *Companion Encyclopedia of the History of Medicine,* ed. W. Bynum and R. Porter (London: Routledge, 1993), 81.

⓭ W. Osler, *Principles and Practice of Medicine* (New York: Appleton, 1912), 492.

⓮ E. Masson, *Elève des Sangues* (1854), cited in *The Rise of Surgery: From Empiric Craft to Scientific Discipline*, ed. O. H. Wangensteen and S. D. Wangensteen (Minneapolis: University of Minnesota Press, 1978), 250.

⓯ Ellis, *A History of Surgery*, 50.

⓰ F. H. Garrison, *An Introduction to the History of Medicine* (Philadelphia: W. B. Saunders, 1963), 220.

⓱ A. F. Guttmacher, Bootlegging bodies: A history of bodysnatching, *Bulletin of the Society of Medical History of Chicago* 4 (1935): 352.

⓲ J. H. Warner and J. M. Edmonson, *Dissection: Photographs of a Rite of Passage in American Medicine: 1880–1930* (New York: Blast Books, 2009), 17.

⓳ J. Walsh, *History of Medicine in New York: Three Centuries of Medical Progress* (New York: National Americana Society, 1919), 2:382.

⓴ Graveyard ghouls arrested with a cargo of corpses, *Philadelphia Press*, Dec. 5, 1882.

㉑ L. F. Edwards, The famous Harrison case and its repercussions, *Bulletin of the History of Medicine* 31 (1957): 162.

㉒ H. K. Beecher and M. B. Altschule, *Medicine at Harvard: The First 300 Years* (Hanover, N.H.: University Press of New England, 1977), 38.

㉓ B. W. Brown, Successful issue following the administration of 7 pounds of metallic mercury, *Association Medical Journal (London)* 1 (1853): 12.

㉔ G. M. Beard and A. D. Rockwell, *A Practical Treatise on the Medical and Surgical Uses of Electricity* (New York, 1878), 579.

㉕ F. Treves, Intestinal obstruction, its varieties, with their pathology, diagnosis and treatment, *The Jacksonian Prize Essay of the Royal College of Surgeons of England* (London, 1884), 476.

㉖ Ellis, *A History of Surgery*, 67.

㉗ O. H. Wangensteen and S. D. Wangensteen, *The Rise of Surgery: From Empiric Craft to Scientific Discipline* (Minneapolis: University of Minnesota Press, 1978), 227.

㉘ 出處同前，p.238.

㉙ J. Marion Sims, *The Story of My Life* (rpt.; New York: Da Capo Press, 1968), 116.

㉚ J. A. Shepherd, *Spencer Wells* (Edinburgh: E. and S. Livingstone, 1965), 97.

㉛ Fanny Burney, A mastectomy, Sept. 30, 1811, in *The Journals and Letters of Fanny Burney* (Madame d'Arblay), ed. J. Hemlow (Oxford: Oxford University Press, 1975), 6:596–616, cited in Holmes, *Age of Wonder,* 306.

㉜ L. D. Vandam, Anesthesia, in R. Warren, *Surgery* (Philadelphia: W. B. Saunders, 1963), 277.

㉝ Ellis, *A History of Surgery,* 89.

㉞ 出處同前，p.93.

㉟ F. D. Moore, Surgery, in *Advances in American Medicine: Essays at the Bicentennial,* ed. J. Z. Bowers and E. F. Purcell (New York: Josiah Macy, Jr., Foundation, 1976), 627.

㊱ S. D. Gross, A century of American surgery, in *A Century of American Medicine 1776–1876,* ed. E. H. Clark (rpt.; Brinklow, Md.: Old Hickory Bookshop, 1962).

㊲ R. J. Dubos, *Louis Pasteur, Free Lance of Science* (Boston: Little, Brown, 1950) 300.

㊳ T. D. Brock, *Robert Koch: A Life in Medicine and Bacteriology* (Washington, D.C.: ASM Press, 1999), 289.

第四章　進兩步，退一步

❶ E. C. Cutler, Harvey (Williams) Cushing, *Science* 90 (1939): 465.

❷ S. J. Crowe, *Halsted of Johns Hopkins: The Man and His Men* (Springfield, Ill.: Charles C. Thomas, 1957), 66.

❸ H. K. Beecher and M. B. Autschule, *Medicine at Harvard: The First 300 Years* (Hanover, N.H.: University Press of New England), 413.

❹ H. Clapesattle, *The Doctors Mayo* (Minneapolis: University of Minnesota Press, 1941), 448.

❺ 出處同前，p.407.

❻ Sir Frederick Treves, *Plarr's Lives of Fellows of the Royal Society of England* (London: Royal College of Surgeons, 1930), 2:434.

❼ F. Treves, The Cavendish Lecture on some phases of inflammation of the appendix, *British Medical Journal* 1 (1902): 1589.

❽ F. D. Moore, Surgery, in *Advances in American Medicine: Essays at the Bicentennial,* ed. J. Z. Bowers and E. F. Purcell (New York: Josiah Macy, Jr., Foundation, 1976), 645.

❾ *Vital Statistics of the United States for 1935, 1950, 1972, 1973* (Washington, D.C.: U.S. Government Printing Office, 1975).

❿ Moore, Surgery, 639.

⓫ W. B. Cannon, The movements of the intestines studied by means of the Roentgen rays, *American Journal of Physiology* 6 (1902): 251.

⓬ Crowe, *Halsted of Johns Hopkins,* 21.

⓭ 出處同前，p.27.

⓮ W. A. Dale, The beginnings of vascular surgery, *Surgery* 76 (1974): 849.

⓯ G. Majno, *The Healing Hand: Man and Wound in the Ancient World* (Cambridge, Mass.: Harvard University Press, 1975), 403.

⓰ O. H. Wangensteen, J. Smith, and S. D. Wangensteen, Some highlights on the history of amputation reflecting lessons in wound healing, *Bulletin of the History of Medicine* 41 (1967): 97.

⓱ R. M. Goldwyn, Bovie: The man and the machine, *Annals of Plastic Surgery* 2 (1979): 135.

⓲ H. Cushing and W. T. Bovie, Electro-surgery as an aid to the removal of intracranial tumors, *Surgery, Gynecology and Obstetrics* 47 (1928):

751.

⑲ R. Stevens, *American Medicine and the Public Interest* (New Haven: Yale University Press, 1971), 244.

⑳ E. C. Cutler and R. Zollinger, *Atlas of Surgical Operations* (New York: MacMillan, 1939).

㉑ J. S. Edkins, The chemical mechanism of gastric secretion, *Journal of Physiology* 34 (1906): 135.

㉒ W. Beaumont, *Experiments and Observations on the Gastric Juice and the Physiology of Digestion* (Plattsburgh: F. P. Allen, 1833).

㉓ F. D. Moore, The gastrointestinal tract and the acute abdomen, in R. Warren, *Surgery* (Philadelphia: W. B. Saunders, 1963), 764.

㉔ F. D. Moore, The effect of definitive surgery on duodenal ulcer disease: A comparative study of surgical and non-surgical management in 997 cases, *Annals of Surgery* 132 (1950): 654.

㉕ A. Ochsner, P. R. Zehnder, and S. W. Trammell, The surgical treatment of peptic ulcer: A critical analysis of results from subtotal gastrectomy and from vagotomy plus partial gastrectomy, *Surgery* 67 (1970): 1017.

㉖ L. R. Dragstedt and F. M. Owens, Supra-diaphragmatic section of the vagus nerves in treatment of duodenal ulcer, *Proceedings of the Society for Experimental Biology and Medicine* 53 (1943): 152.

㉗ M. J. Blaser and J. C. Atherton, *Helicobacter pylori* persistence: Biology and disease, *Journal of Clinical Investigation* 113 (2004): 321.

㉘ R. P. H. Logan and M. M. Walker, ABC of the upper gastrointestinal tract: Epidemiology and diagnosis of *Helicobacter pylori* infection, *British Medical Journal* 323 (2001): 920.

第五章　戰爭與和平

❶ F. D. Moore, Surgery, in *Advances in American Medicine: Essays at the Bicentennial*, ed. J. Z. Bowers and E. F. Purcell (New York: Josiah Macy, Jr., Foundation, 1976), 662.

❷ O. H. Wangensteen, S. D. Wangensteen, and C. Klinger, Wound management of Ambroïse Paré and Dominique Larrey: Great French military surgeons of the sixteenth and nineteenth centuries, *Bulletin of the History of Medicine* 46 (1972): 218.

❸ F. Nightingale, *Notes on Nursing for the Labouring Classes* (London: Harrison, 1861), 29.

❹ G. H. B. Macleod, *Notes on the Surgery of the War in the Crimea* (Philadelphia: J. B. Lippincott, 1862), 328.

❺ L. Strachey, Florence Nightingale, in *Eminent Victorians* (Harmondsworth: Penguin Books, 1971), 121.

❻ J. S. Billings, Medical reminiscences of the Civil War, *Transactions and Studies of the College of Physicians of Philadelphia* 27 (1905): 115.

❼ G. A. Otis and D. L. Huntington, *Medical and Surgical History of the War of the Rebellion, 1861–1865* (Washington, D.C.: United States War Department Surgeon General's Office, 1870), pt. 3, vol. 2, 877.

❽ N. M. Rich and D. G. Burris, "Modern" military surgery: 19th century compared with 20th century, *Journal of the American College of Surgeons* 200 (2005): 321.

❾ D. R. Welling, D. G. Burris, and N. M. Rich, Delayed recognition —Larrey and Les Invalides, *Journal of the American College of Surgeons* 202 (2006): 373.

❿ H. B. Shumaker, Jr., Arterial aneurysms and arteriovenous fistulas: Sympathectomy as an adjunct measure in operative treatment, in *Vascular Surgery in World War II*, ed. D. C. Elkin and M. E. DeBakey (Washington, D.C.: Office of the Surgeon General, 1955), 318.

⓫ G. Majno, *The Healing Hand: Man and Wound in the Ancient World* (Cambridge, Mass.: Harvard University Press, 1975), 292.

⓬ J. P. Bennett, Aspects of the history of plastic surgery since the 16th century, *Journal of the Royal Society of Medicine* 76 (1983): 152.

⓭ H. D. Gillies, *Plastic Surgery of the Face* (London: Henry Frowde, 1920).

⓮ A. C. Valdrier and A. Lawson Whale, Report on oral and plastic surgery and on prosthesis appliances, *British Journal of Surgery* 5 (1918):

151.

⓯ J. M. Dubernard, B. Lengelé, E. Morelon, et al., Outcome 18 months after the first human partial face transplantation, *New England Journal of Medicine* 357 (2007): 2451.

⓰ O. Cope, Management of the Cocoanut Grove burns at the Massachusetts General Hospital, *Annals of Surgery* 117 (1943): 801.

⓱ G. W. Gay, Burns and scalds, *Boston Medical and Surgical Journal* 93 (1865): 349.

⓲ C. A. Moyer, H. W. Margraf, and W. W. Monafo, Jr., Burn shock and extravascular sodium deficiency: Treatment with Ringer's solution with lactate, *Archives of Surgery* 90 (1965): 799.

⓳ F. D. Moore, Metabolism in trauma: The meaning of definitive surgery—the wound, the endocrine glands and metabolism, *The Harvey Lectures, 1956–1957* (New York: Academic Press, 1958), 74.

⓴ F. D. Moore, *A Miracle and a Privilege: Recounting a Half Century of Surgical Advance* (Washington, D.C.: Joseph Henry Press, 1995), 110.

㉑ P. C. Oré, *Transfusion du Sang* (Paris: Ballière, 1886).

㉒ R. Lower, "Tractatus de corde," cited in A. R. Hall, Medicine and the Royal Society, in *Medicine in Seventeenth Century England*, ed. A. G. Debus (Berkeley: University of California Press, 1974), 439.

㉓ S. Pepys, *Diary and Correspondence of Samuel Pepys, Esq., FRS.*, Nov. 18, 1666 (London: Bickers and Son, 1877), 4:161.

㉔ J. J. Abel, L. C. Rowntree, and B. B. Turner, On the removal of diffusible substances from the circulating blood by means of dialysis, *Transactions of the Association of American Physicians* 28 (1913): 51.

㉕ J. R. Brooks, Carl W. Walter, MD: Surgeon, inventor, and industrialist, *American Journal of Surgery* 148 (1984): 555.

㉖ I. S. Ravdin and J. E. Rhoads, Certain problems illustrating the importance of knowledge of biochemistry by the surgeon, *Surgical Clinics of*

North America 15 (1935): 85.

㉗ S. J. Dudrick, D. W. Wilmore, H. M. Vars, and J. E. Rhoads, Long-term parenteral nutrition with growth development and positive nitrogen, *Surgery* 64 (1968): 134.

㉘ R. U. Light, The contributions of Harvey Cushing to the techniques of neurosurgery, *Surgical Neurology* 55 (1991): 69.

㉙ T. I. Williams, *Howard Florey: Penicillin and After* (Oxford: Oxford University Press, 1984), 57.

㉚ G. Macfarlane, *Alexander Fleming: The Man and the Myth* (Cambridge, Mass.: Harvard University Press, 1984), 98.

㉛ L. Colebrook and Gerhard Domagk, *Biographical Memoires of Fellows of the Royal Society*, vol. 10 (1964).

㉜ A. Schatz, E. Bugie, and S. A. Waksman, Streptomycin, a substance exhibiting antibiotic activity against gram positive and gram negative bacteria, *Proceedings of the Society for Experimental Biology and Medicine* 55 (1944): 66.

第六章　外科研究的應許

❶ J. C. Thompson, Gifts from surgical research. Contributions to patients and surgeons, *Journal of the American College of Surgeons* 190 (2000): 509.

❷ F. D. Moore, The university and American surgery, *Surgery* 44 (1958): 1.

❸ J. A. Buckwalter, C. Saltzman, and T. Brown, The impact of osteoarthritis: Implications for research, *Clinical Orthopaedics and Related Research* 427 suppl. (2004): S6.

❹ J. Antoniou, P. A. Martinean, K. B. Fillon, et al., In-hospital cost of total hip arthroplasty, *Journal of Bone and Joint Surgery* 86 (2004): 2435.

❺ J. Charnley, Anchorage of the femoral head prosthesis to the shaft of the femur, *Journal of Bone and Joint Surgery* 42 (1960): B28.

❻ K. O'Shea, E. Bale, and P. Murray, Cost analysis of primary total hip replacement, *Irish Medical Journal* 95 (2002): 177.

❼ F. H. Garrison, *An Introduction to the History of Medicine* (Philadelphia: W. B. Saunders, 1963), 347.

❽ R. D. French, *Anti-Vivisection and Medical Science in Victorian Society* (Princeton: Princeton University Press, 1975).

❾ C. Darwin, letter to E. Ray Lankester, cited in E. J. Browne, *Charles Darwin,* vol. 2: *The Power of Place* (New York: Alfred A. Knopf, 2002), 421.

❿ S. Benison, A. C. Barger, and E. L. Wolfe, *Walter B. Cannon: The Life and Times of a Young Scientist* (Cambridge, Mass.: Harvard University Press, 1987), 172.

⓫ 出處同前，p.281.

⓬ L. H. Weed, Studies on cerebro-spinal fluid: The theories of drainage of cerebro-spinal fluid with an analysis of the methods of investigation, *Journal of Medical Research* 31 (1914): 21.

⓭ W. Osler, On sporadic cretinism in America, *American Journal of the Medical Sciences* 106 (1893): 5.

⓮ W. Osler, Sporadic cretinism in America, *American Journal of the Medical Sciences* 114 (1897): 337.

⓯ M. Bliss, *The Discovery of Insulin* (Chicago: University of Chicago Press, 1982), 20.

⓰ E. L. Opie, *Disease of the Pancreas* (Philadelphia: J. B. Lippincott, 1903).

⓱ S. Wild, G. Roglic, A. Greer, R. Sicree, and H. King, Global prevalence of diabetes: Estimates for 2000 and projection for 2030, *Dial Care* 27 (2004): 1047.

⓲ Current data available at http://www.cdc.gov/features/diabetesfactsheet/.

⓳ F. M. Allen and J. W. Sherrill, Clinical observations on treatment and progress in diabetes, *Journal of Metabolic Research* 2 (1922): 377.

⓴ F. M. Allen, E. Stillman, and R. Fitz, *Total Dietary Regulation in the Treatment of Diabetes* (New York: Rockefeller Institute for Medical

Research, 1919), 184.

㉑ I. Murray, Paulesco and the isolation of insulin, *Journal of the History of Medicine and Allied Sciences* 26 (1971): 150.

㉒ M. Bliss, *Banting, A Biography* (Toronto: McClelland and Stewart, 1984).

㉓ J. Cheymol, Il y a cinquante ans Banting et Best "découvraient l'insuline," *Histoire des Sciences Médicales* 6 (1972): 133.

㉔ Bliss, *The Discovery of Insulin*, 112.

㉕ F. G. Banting, C. H. Best, J. B. Collip, W. R. Campbell, and A. A. Fletcher, Pancreatic extracts in the treatment of diabetes mellitus: Preliminary report, *Canadian Medical Association Journal* 2 (1922): 141.

㉖ F. G. Banting, C. H. Best, J. B. Collip, W. R. Campbell, A. A. Fletcher, J. J. R. MacLeod, and E. C. Noble, The effect produced on diabetes by extracts of pancreas, *Transactions of the Association of American Physicians* 37 (1922): 1.

㉗ Bliss, *The Discovery of Insulin*, 243.

㉘ 出處同前，p.211.

㉙ J. Hunter, Lectures on the principles of surgery (1786),in *The Works of John Hunter*, ed. James F. Palmer (London, Longman, Rees, Orme, Brown, Green, and Longman, 1837), 1:436.

㉚ J. W. White, The result of double castration in hypertrophy of the prostate, *Annals of Surgery* 22 (1895): 2.

㉛ P. Starr, *The Social Transformation of American Medicine* (New York: Basic Books, 1982), 343.

第七章　心臟手術

❶ G. Majno, *The Healing Hand: Man and Wound in the Ancient World* (Cambridge, Mass.: Harvard University Press, 1975), 401.

❷ R. Warren, The heart, in R. Warren, *Surgery* (Philadelphia: W. B. Saunders, 1963), 650.

❸ B. Cabrol, *Alphabeton Anatomikon* (Lyon: Pierre and Jacques Chouet, 1624), 99.

❹ E. J. Trelawney, "Percy Bysshe Shelley (1792–1822)," in J. Sutherland, *The Oxford Book of Literary Anecdotes* (Oxford: Oxford University Press, 1975), 192.

❺ T. Billroth, Krankheiten der Brust, in *Handbuch der Allgemeinin und Speziellen Chirurgie*, ed. M. Pitha and T. Billroth (Stuttgart: F. Ennke, 1882), 3:163.

❻ S. Paget, *Surgery of the Chest* (1896), cited in H. B. Shumacker, Jr., *The Evolution of Cardiac Surgery* (Bloomington: Indiana University Press, 1992), 3.

❼ Baron D. J. Larrey, *Clinique Chirurgicale, Exercée Particulièrment dans le Camps et les Hôpitaux Militaires depuis 1792 jusqu'en 1829* (Paris: Gabon, 1829), 2:284.

❽ Shumacker, Jr., *The Evolution of Cardiac Surgery,* 8.

❾ W. G. MacPherson, A. A. Bowlby, C. Wallace, and C. English, *History of the Great War—Medical Services Surgery of the War* (London: H. M. Stationary Office, 1922), 1:11–12.

❿ D. E. Harken, Foreign bodies in and in relation to the thoracic blood vessels and heart, *Surgery, Gynecology and Obstetrics* 83 (1946): 117.

⓫ Cited in G. W. Miller, *King of Hearts: The True Story of the Maverick Who Pioneered Open Heart Surgery* (New York: Random House, 2000), 4.

⓬ W. S. Edwards and P. D. Edwards, *Alexis Carrel: Visionary Surgeon* (Springfield, Ill.: Charles C. Thomas, 1974), 8.

⓭ R. E. Gross and J. P. Hubbard, Surgical ligation of a patent ductus arteriosus: Report of first successful case, *Journal of the American Medical Association* 112 (1939): 729.

⓮ R. H. Bartlett, Surgery, science, and respiratory failure, *Journal of Pediatric Surgery* 12 (1997): 401.

⑮ Cited in W. H. Hendren, Robert E. Gross, 1905–1988 *Transactions of the American Surgical Association* 107 (1989): 327.

⑯ R. E. Gross, Complete surgical division of the patent ductus arteriosis: A report of 14 successful cases, *Surgery, Gynecology and Obstetrics* 78 (1944): 36.

⑰ R. E. Gross, Surgical correction for coarctation of the aorta, *Surgery* 18 (1945): 673.

⑱ C. Crafoord and G. Nylin, Congenital coarctation of the aorta and its surgical treatment, *Journal of Thoracic Surgery* 14 (1945): 347.

⑲ E. C. Pierce, R. E. Gross, A. H. Bill, Jr., and K. Merrill, Jr., Tissue culture evaluation of the viability of blood vessels stored by refrigeration, *Annals of Surgery* 129 (1949): 333.

⑳ R. E. Gross and C. A. Hufnagel, Coarctation of the aorta: Experimental studies regarding its surgical correction, *New England Journal of Medicine* 233 (1945): 287.

㉑ A. Blalock and E. A. Park, Surgical treatment of experimental coarctation (atresia) of aorta, *Annals of Surgery* 119 (1944): 445.

㉒ V. T. Thomas, *Pioneering Research in Surgical Shock and Cardiovascular Surgery: Vivien Thomas and His Work with Alfred Blalock* (Philadelphia: University of Pennsylvania Press, 1985), 58.

㉓ W. S. Stoney, Bill Longmire and the blue baby operation, *Journal of the American College of Surgeons* 198 (2004): 653.

㉔ A. Blalock and H. Taussig, Surgical treatment of malformations of the heart in which there is pulmonary stenosis or pulmonary atresia, *Journal of the American Medical Association* 128 (1945): 189.

㉕ T. Tuffier, La chirurgie du coeur, Cinquième Congres de la Societé Internationale de Chirurgie, Paris, July 19–23, 1920 (Brussels: L. Mayer, 1921), 5.

㉖ O. Becker, Uber die sichtbaewn Erscheinungen der Blutbewegen in der Netzhant, *Archives of Ophthalmology* 18 (1872): 206.

㉗ H. Cushing and J. R. B. Branch, Experimental and clinical notes on chronic valvular lesions in the dog and their possible relation to a future surgery of the cardiac valves, *Journal of Medical Research* 17 (1908): 471.

28 L. Brunton, Preliminary notes on the possibility of treating mitral stenosis by surgical method, *Lancet* 1 (1902): 352.

29 Letter from H. Souttar to D. E. Harken, cited in Shumacker, *The Evolution of Cardiac Surgery*, 40.

30 C. S. Beck and E. C. Cutler, A cardiovalvulotome, *Journal of Experimental Medicine* 40 (1924): 375.

31 E. C. Cutler, S. A. Levine, and C. S. Beck, The surgical treatment of mitral stenosis, *Archives of Surgery* 9 (1924): 689.

32 T. Treasure and A. Hollman, The surgery of mitral stenosis 1898–1948: Why it took 50 years to establish mitral valvuloplasty, *Annals of the Royal College of Surgeons of England* 77 (1995): 145.

33 J. J. Collins, Dwight Harken: The legacy of mitral valvuloplasty, *Journal of Cardiac Surgery* 9 (1994): 210.

34 D. E. Harken, L. B. Ellis, P. F. Ware, and L. R. Norman, The surgical treatment of mitral stenosis. I. Valvuloplasties, *New England Journal of Medicine* 239 (1948): 801.

35 L. B. Ellis and D. E. Harken, The clinical results of the first five hundred patients with mitral stenosis undergoing mitral valvuloplasty, *Circulation* 11 (1955): 4.

36 L. B. Ellis and D. E. Harken, Closed valvuloplasty for mitral stenosis: A twelve-year follow up on 1571 patients, *New England Journal of Medicine* 270 (1964): 643.

第八章　人工心臟

1 F. Trendelenburg, Zur Operation der Embolie der Lungenarterien, *Zentralblatt für Chirurgie* 35 (1908): 92.

2 E. C. Cutler, Pulmonary embolectomy, *New England Journal of Medicine* 209 (1933): 1265.

3 A. Ochsner, cited in R. W. Steenburg, R. Warren, R. E. Wilson, and L. E. Rudolf, A new look at pulmonary embolectomy, *Surgery, Gynecology*

and Obstetrics 107 (1958): 214.

4 C. J. J. LeGallois, *Expériences sur le principe de la vie, notamment sur celui des mouvemens du coeur, et sur le siège de ce principe* (Paris: D'Hautel, 1812).

5 C. E. Brown-Sequard, Récherches expérimentales sur les propriétés physiologiques et les usages du sang rouge et du sang noir et leurs principaux élements gazeux, l'oxygène, et acide carbonique, *Journal de le Physiologie de l'Homme et des Animaux* 1 (1858): 95.

6 T. G. Brodie, The perfusion of surviving organs, *Journal of Physiology* 29 (1903): 266.

7 J. MacLean, The discovery of heparin, *Circulation* 19 (1959): 75.

8 C. A. Lindbergh, An apparatus for the culture of whole organs, *Journal of Experimental Medicine* 62 (1935): 409.

9 J. H. Gibbon, Jr., Development of the artificial heart and lung extracorporeal blood circuit, *Journal of the American Medical Association* 206 (1968): 1983.

10 J. H. Gibbon, Jr., The development of the heart-lung apparatus, *Review of Surgery* 27 (1970): 231.

11 F. D. Moore, *A Miracle and a Privilege: Recounting a Half Century of Surgical Advance* (Washington, D.C.: J. Henry Press), 224.

12 J. H. Gibbon, Jr., Application of a mechanical heart and lung apparatus to cardiac surgery, *Minnesota Medicine* 37 (1954): 171.

13 W. G. Bigelow, W. K. Lindsay, R. C. Harrison, R. A. Gordon, and W. F. Greenwood, Oxygen transport and utilization in dogs at low body temperatures, *American Journal of Physiology* 160 (1950): 125.

14 C. A. Hufnagel, Permanent intubation of the thoracic aorta, *Archives of Surgery* 54 (1947): 382.

15 C. A. Hufnagel, The use of rigid and flexible plastic prosthesis for arterial replacement, *Surgery* 37 (1955): 165.

16 C. A. Hufnagel, P. D. Vilkgas, and H. Nahas, Experience with new types of aortic valvular prosthesis, *Annals of Surgery* 147 (1958): 636.

17 A. Starr and M. L. Edwards, Total mitral replacement: Clinical experience with a ball valve prosthesis, *Annals of Surgery* 154 (1961): 726.

18. W. B. Fye, The delayed diagnosis of myocardial infarction: It took half a century, *Circulation* 72 (1980): 262.

19. World Health Organization, World Health Report 2004: *Changing History* (Geneva: World Health Organization, 2004), 120.

20. H. B. Shumacker, Jr., *The Evolution of Cardiac Surgery* (Bloomington: Indiana University Press, 1992), 231.

21. W. B. Cannon, Studies of the circulation of activity in endocrine glands. V. The isolated heart as an indicator of adrenal secretion induced by pain, asphyxia, and excitement, *American Journal of Physiology* 50 (1919): 399.

22. E. C. Cutler, Summary of experiences up-to-date in the surgical treatment of angina pectoris, *American Journal of the Medical Sciences* 173 (1927): 613.

23. C. S. Beck, The development of a new blood supply to the heart by operation, *Annals of Surgery* 102 (1935): 801.

24. A. M. Vineberg, Development of an anastomosis between the coronary vessels and a transplanted internal mammary artery, *Canadian Medical Association Journal* 45 (1941): 295.

25. A. Carrell, Aorto-coronary bypass: Address to the American Surgical Association, 1910, cited in Shumacker, *The Evolution of Cardiac Surgery,* 139.

26. R. G. Favaloro, Saphenous vein autograft replacement of severe segmental artery occlusion, *Annals of Thoracic Surgery* 5 (1968): 334.

27. R. C. Fox and J. P. Swazey, *The Courage to Fail* (Chicago: University of Chicago Press, 1974), 151.

28. H. H. Dale and E. A. Schuster, A double perfusion pump, *Journal of Physiology* 64 (1928): 356.

29. A. Carrel and C. A. Lindbergh, Culture of whole organs, *Science* 31 (1935): 621.

30. D. Liotta and D. A. Cooley, First implantation of cardiac prosthesis for staged total replacement of the heart, *Transactions of the American Society for Artificial Internal Organs* 15 (1969): 252.

31. M. E. DeBakey, C. W. Hall, et al., Orthotopic cardiac prosthesis: Preliminary experiments in animals with biventricular artificial hearts,

Cardiovascular Research Center Bulletin 71 (1969): 127.

32 D. A. Cooley, D. Liotta, et al., Orthotopic cardiac prosthesis for two-staged cardiac replacement, *American Journal of Cardiology* 24 (1969): 723.

33 R. Bellah, Civil religion in America, in R. Bellah, *Beyond Belief: Essays in Religion in a Post-traditional World* (New York: Harper and Row, 1970), 168.

34 R. C. Fox and J. P. Swazey, *Spare Parts: Organ Replacement in American Society* (Oxford: Oxford University Press, 1982), 95.

35 J. Kolff, Artificial heart substitution: The total or auxiliary artificial heart, *Transplantation Proceedings* 16 (1984): 898.

36 W. C. DeVries, J. L. Anderson, L. D. Joyce, et al., Clinical use of the total artificial heart, *New England Journal of Medicine* 310 (1984): 273.

37 W. C. DeVries, The permanent artificial heart in four case reports, *Journal of the American Medical Association* 259 (1988): 849.

38 W. S. Pierce, Permanent heart substitutes: Better solutions lie ahead, *Journal of the American Medical Association* 259 (1988): 891.

39 F. D. Moore, *Transplant: The Give and Take of Tissue Transplantation* (New York: Simon and Schuster, 1972), 275.

40 L. W. Miller, F. G. Pagini, S. D. Russell, et al., for the Heartmate II Clinical Investigators, *New England Journal of Medicine* 357 (2007): 885.

41 J. G. Copeland, R. G. Smith, F. A. Arabia, et al. Cardiac replacement with a total artificial heart as a bridge to transplantation, *New England Journal of Medicine* 351 (2004): 859.

第九章　器官移植

1 J. E. Murray, ed., Human kidney transplant conference, *Transplant* 2 (1964): 147.

❷ R. Küss and P. Bourget, *An Illustrated History of Organ Transplantation* (Rueil-Malmaison, France: Laboratoires Sandoz, 1992), 8–23.

❸ J. Dewhurst, Cosmas and Damian, patron saints of doctors, *Lancet* 2 (1988): 1479.

❹ R. M. Goldwyn, Historical introduction, in G. Baronio, *Degli Innesti Animali* [*On the Grafting of Animals*] (1804; Boston: Boston Medical Library, 1975), 17.

❺ Cited in D. Hamilton, *The Monkey Gland Affair* (London: Chatto and Windus, 1986), 12.

❻ F. Lydston, Sex gland implantation: Additional cases and conclusions to date, *Journal of the American Medical Association* 66 (1916): 1540.

❼ Cited in Hamilton, *The Monkey Gland Affair,* 28.

❽ C. Moore, Physiologic effects of non-living testis grafts, *Journal of the American Medical Association* 94 (1930): 1912.

❾ P. B. Medawar, The behavior and fate of skin autografts and skin homografts in rabbits, *Journal of Anatomy* 78 (1944): 176.

❿ F. D. Moore, *Give and Take: The Development of Tissue Transplantation* (Philadelphia: W. B. Saunders, 1964), 14.

⓫ R. H. Lawler, J. W. West, P. H. McNulty, E. J. Clancey, and R. P. Murphy, Homotransplantation of the kidney in the human, *Journal of the American Medical Association* 144 (1950): 844.

⓬ C. Dubost, N. Oeconomos, J. Vaysse, et al., Note préliminaire sur l'étude des functions rénales greffes chez l'homme, *Bulletin et Mémoires de la Societe des Medicines et Hôpitalieres de Paris* 67 (1951): 105.

⓭ D. M. Hume, J. P. Merrill, et al., Experiences with renal transplantation in the human: Report of nine cases, *Journal of Clinical Investigation* 34 (1955): 327.

⓮ J. E. Murray, Reflections on the first successful kidney transplant, *World Journal of Surgery* 6 (1982): 372.

⓯ J. E. Murray, J. P. Merrill, G. J. Dammin, et al., Study on transplant immunity after total body irradiation: Clinical and experimental investigations, *Surgery* 48 (1960): 272.

⑯ J. Hamburger, J. Vaysse, J. Crosnier, et al., Transplantation d'un rein entre non-monozygotes après irradiation du recouver, *Presse Médicale* 67 (1959): 1771.

⑰ R. Schwartz and W. Dameshek, Drug induced immunological tolerance, *Nature* 183 (1959): 1682.

⑱ J. E. Murray, A. G. R. Sheil, R. Moseley, et al., Analysis of mechanisms of immunosuppressive drugs in renal homotransplantations, *Annals of Surgery* 160 (1964): 449.

⑲ J. E. Murray, Remembrances of the early days of renal transplantation, *Transplantation Proceedings* 13 (1981): 9.

⑳ J. E. Murray, J. P. Merrill, J. H. Harrison, R. E. Wilson, and G. J. Dammin, Prolonged survival of human-kidney homografts by immunosuppressive drug therapy, *New England Journal of Medicine* 268 (1963): 1315.

㉑ T. E. Starzl, T. L. Marchioro, and W. R. Waddell, The reversal of rejection in human renal homografts with subsequent development of "homograft tolerance," *Surgery, Gynecology and Obstetrics* 117 (1963): 385.

㉒ C. N. Barnard, Human heart transplantation: An evaluation of the first two operations performed at the Groote Schuur Hospital, Cape Town, *American Journal of Cardiology* 22 (1968): 811.

㉓ P. Mollaret and M. Goulon, Le coma dépassé et necroses nerveuses controles massives, *Revue Neurologique* 101 (1959): 116.

㉔ A definition of irreversible coma, Report of the Ad Hoc Committee of the Harvard Medical School to Examine the Definition of Brain Death, *Journal of the American Medical Association* 205 (1968): 337.

㉕ The thirteenth report of the human renal transplant registry, prepared by the Advisory Committee to the Renal Transplant Registry, *Transplantation Proceedings* 9 (1977): 9

㉖ I. Penn, The incidence of malignancies in transplant recipients, *Transplantation Proceedings* 7 (1975): 325.

㉗ R. R. Lower, E. Dong, Jr., and N. E. Shumway, Suppression of rejection crises in the cardiac homograft, *Annals of Thoracic Surgery* 1 (1965): 645.

㉘ Transplants: Guarded outlook, *Newsweek,* July 21, 1969, 109.

㉙ R. C. Powles, A. J. Barrett, H. M. Clink, et al., Cyclosporin A for the treatment of graft versus host disease in man, *Lancet* 2 (1978): 1327.

㉚ R. Y. Calne, D. J. G. White, S. Thiru, et al., Cyclosporin A in patients receiving renal allografts from cadaver donors, *Lancet* 2 (1978): 1323.

㉛ J. F. Borel, The history of Cyclosporin A and its significance, in *Cyclosporin A: Proceedings of an International Symposium on Cyclosporin A,* ed. D. J. G. White (Amsterdam: Elsevier, 1972), 5.

㉜ Canadian Multi-center Transplant Group, A randomized clinical trial of Cyclosporin in cadaveric renal transplantation, *New England Journal of Medicine* 309 (1983): 809.

㉝ European Multi-centre Trial, Cyclosporin in cadaveric renal transplantation: One year follow-up of a multi-center trial, *Lancet* 2 (1983): 986.

㉞ F. K. Port, R. M. Merion, E. C. Rays, and R. A. Wolfe, Trends in organ donation: Transplantation in the United States, 1997–2006, *American Journal of Transplantation* 8, pt. 2 (2008): 2911.

㉟ M. Simmerling, P. Angelos, J. Franklin, and M. Abecassis, The commercialization of human organs for transplantation: The current status of the ethics debate, *Current Opinion in Organ Transplantation* 11 (2006): 130.

㊱ C. Chelda, China's human-organ trade highlighted by US arrest of "salesman," *Lancet* 351 (1998): 735.

㊲ N. Scheper-Hughes, Neo-cannibalism: The global trade in human organs, *Hedgehog Review* 3 (Summer, 2001).

第十章 一位外科醫師的養成：今昔之比

❶ P. Starr, *The Social Transformation of American Medicine* (New York: Basic Books, 1982), 224.

❷ F. D. Moore, Surgery, in *Advances in American Medicine: Essays at the Bicentennial,* ed. J. Z. Bowers and E. F. Purcell (New York: Josiah Macy, Jr., Foundation, 1976), 630.

❸ K. M. Ludmerer, *Time to Heal: American Medical Education from the Turn of the Century to the Era of Managed Care* (Oxford: Oxford University Press, 1999), 86.

❹ 出處同前‥p.181.

❺ E. W. Fonkalsrud, Reassessment of surgical subspecialty training in the United States, *Archives of Surgery* 104 (1972): 760.

❻ American College of Surgeons and American Surgical Association, Surgical manpower, in *Surgery in the United States: A Summary on the Study on Surgical Services for the United States* (New York, American College of Surgeons and American Surgical Association, 1975), ch. 4.

❼ L. Sokoloff, The rise and decline of the Jewish quota in medical school admissions, *Bulletin of the New York Academy of Medicine* 68 (1992): 497.

❽ F. D. Moore, *A Miracle and a Privilege: Recounting a Half Century of Surgical Advance* (Washington, D.C.: Joseph Henry Press, 1995), 55.

❾ M. Bliss, *William Osler: A Life in Medicine* (Oxford: Oxford University Press, 1999), 962.

❿ J. K. Inglehart, The American health care system: Teaching hospitals, *New England Journal of Medicine* 329 (1993): 1054.

⓫ D. A. Asch and R. M. Parker, The Libby Zion case: One step forward or two steps backward? *New England Journal of Medicine* 318 (1988): 771.

⓬ M. L. Wallach and L. Chao, Resident work hours: The evolution of a revolution, *Archives of Surgery* 136 (2001): 1426.

⓭ T. R. Russell, From my perspective, *Bulletin of the American College of Surgeons* 85 (2000): 4.

⓮ A. C. Powell, J. S. Nelson, N. N. Massarweh, L. P. Brewster, and H. P. Santry, The modern surgical lifestyle, *Bulletin of the American College of Surgeons* 94 (2009): 31.

⓯ J. E. Fischer, Continuity of care: A casualty of the 80 hour work week, *Academic Medicine* 79 (2004): 381.

⓰ S. M. Zaré, J. Galanko, K. E. Behrns, et al., Psychological well-being of surgery residents before the 80-hour work week: A multi-institutional study, *Journal of the American College of Surgeons* 198 (2004): 633.

⓱ T. F. Dodson and A. L. B. Webb, Why do residents leave general surgery? The hidden problem in today's programs, *Current Surgery* 62 (2005): 128.

⓲ T. J. Leibrandt, C. M. Pezzi, S. A. Fassler, E. E. Reilly, and J. B. Morris, Has the 80 hour work week had an impact on voluntary attrition in general surgery residency programs? *Journal of the American College of Surgeons* 202 (2006): 340.

⓳ E. J. Thomas, D. M. Studdert, H. R. Burstin, et al., Incidence and types of adverse events and negligent care in 1992 in Utah and Colorado, *Medical Care* 38 (2000): 261.

⓴ L. T. Kohn, J. M. Corrigon, and M. S. Donaldson (eds.), *To Err Is Human: Building a Safer Health System* (Washington, D.C.: National Academic Press, 2000).

㉑ L. L. Leape, Error in medicine, *Journal of the American Medical Association* 272 (1994): 1851.

㉒ R. L. Pincus, Mistakes as a social construct: An historical approach, *Kennedy Institute of Ethics Journal* 11 (2001): 117.

㉓ L. B. Andrew, Physician suicide, available at http://emedicine.medscape.com/article/806779-overview (accessed March 4, 2011).

㉔ F. D. Moore, *Metabolic Care of the Surgical Patient* (Philadelphia: W. B. Saunders, 1959), vii.

第十一章　新血、新境界與新難題

❶ K. B. Stitzenberg and G. F. Sheldon, Progressive specialization within general surgery: Adding to the complexity of workforce planning, *Journal of the American College of Surgeons* 201 (2005): 925.

❷ American Medical Association, Freida Online, General surgery training statistics, 2009. Available at https://freida.ama-assn.org/ama/pub/education-careers/graduate-medical-education/freida-online.shtml (accessed March 4, 2011).

❸ Association of American Medical Colleges, Record number of U.S. medical school seniors apply to residency programs. Match participation by international medical graduates continues to rise. Available at http://www.aamc.org/newsroom/newsreleases/2007/87960/070315.html (accessed March 23, 2011).

❹ National Resident Matching Program (NRMP) 2006, www.nrmp.org (accessed March 23, 2011).

❺ W. H. Hendron, Robert Edward Gross, 1905–1988. *Transactions of the American Surgical Association* 107 (1989): 327.

❻ B. A. Davies, A review of robotics in surgery, *Proceedings of the Institution of Mechanical Engineers* 214 (1999): 129.

❼ Healthcare Cost and Utilization Project (HCUP), Nationwide Inpatient Sample (NIS) 2000–2008. Available at http://hcup-us.ahrq.gov/db/nation/nis/nisrelatedreports.jsp (accessed March 23, 2011).

❽ N. T. Berlinger, Robotic surgery: Squeezing into tight places, *New England Journal of Medicine* 354 (2006): 20.

❾ J. May, Endovascular repair of abdominal aortic aneurysms, *Australian and New Zealand Journal of Surgery* 72 (2002): 908.

❿ D. Sanghavi, Baby steps, *Boston Globe Magazine*, May 29, 2005, 19.

⓫ G. I. Barbash and S. A. Glied, New technology and health care costs: The case of robot-assisted surgery, *New England Journal of Medicine* 363 (2010): 701.

⓬ J. C. Ho, X. Gu, S. R. Lipsitz, et al., Comparative effectiveness of minimally invasive vs. open radical prostatectomy, *Journal of the American*

Medical Association 302 (2009): 1557.

13 R. A. Cooper, The coming era of too few physicians, *Bulletin of the American College of Surgeons* 93 (2008): 11.

14 R. A. Cooper, It's time to address the problem of physician shortages: Graduate medical education is the key, *Annals of Surgery* 246 (2007): 527.

15 H. T. Debas, Surgery: A noble profession in a changing world, *Annals of Surgery* 236 (2002): 263.

16 K. Bland and G. Isaacs, Contemporary trends in student selection of medical specialties, *Archives of Surgery* 137 (2002): 259.

17 G. Miller, The problem of burnout in surgery, *General Surgery News* 36 (2009): 20.

18 J. E. Fisher, The impending disappearance of the general surgeon, *Journal of the American Medical Association* 298 (2007): 2191.

19 S. M. Cohn, M. A. Prince, and C. L. Villareal, Trauma and critical care workforce in the United States: A severe surgeon shortage appears imminent, *Journal of the American College of Surgeons* 209 (2009): 446.

20 B. Jancin, Programs aim to bolster ranks of cardiac surgeons, *American College of Surgeons: Surgery News* 4 (2008): 11.

21 A. Grover, K. Gorman, T. M. Dall, et al., Shortage of cardiothoracic surgeons is likely by 2020, *Circulation* 1120 (2009): 488.

22 National Ambulatory Medical Care Survey: 2007 Summary (20 November 2010), CDC/National Center for Health Statistics. Center for Disease Control and Prevention. Available at: http://www.cdc.gov/nchs/data/nhsr027.pdf (accessed March 23, 2011).

23 D. D. Trunkey, A growing crisis in patient access to emergency care: A different interpretation and alternate solutions, *Bulletin of the American College of Surgeons* 91 (2006): 14.

24 C. W. Burt, L. F. McCaig, R. H. Valverda, Analysis of ambulance transports and diversions among U.S. emergency departments, *Annals of Emergency Medicine* 47 (2006): 317.

25 L. F. McCaig et al., National Hospital Ambulatory Medical Care Survey: 2003 Emergency Department Summary (Hyattsville, MD: National

Center for Health Statistics, Centers for Disease Control and Prevention). Available at: http://www.cdc.gov/nchs/data/ad/ad358.pdf.

㉖ F. M. Pieracci, S. R. Eachempari, P. S. Barie, and M. A. Callahan, Insurance status, but not race, predicts perforation in adult patients with acute appendicitis, *Journal of the American College of Surgeons* 205 (2007): 445.

㉗ H. R. Burstin, W. G. Johnson, S. R. Lipsitz, and T. A. Brennan, Do the poor sue? A case-control study of malpractice claims and socioeconomic status, *Journal of the American Medical Association* 154 (1994): 1365.

㉘ D. G. Nathan and J. D. Wilson, Clinical research at the NIH: A report card, *New England Journal of Medicine* 349 (2003): 1860.

㉙ A. Zugar, Dissatisfaction with medical practice, *New England Journal of Medicine* 350 (2004): 69.

㉚ L. E. Rosenberg, Physician-scientists: Endangered and essential, *Science* 283 (1999): 331.

㉛ S. A. Wells, Jr., The surgical scientist, *Annals of Surgery* 224 (1996): 239.

㉜ A. B. Haynes, T. G. Weiser, W. R. Berry, et al. (Safe Surgery Saves Lives Study Group), A surgical safety checklist to reduce morbidity and mortality in a global population, *New England Journal of Medicine* 360 (2009): 491.

㉝ D. C. Ring, J. H. Herndon, and G. S. Meyer, Case 34–2010: A 65-year-old woman with an incorrect operation on the left hand, *New England Journal of Medicine* 363 (2010): 1950.

㉞ W. W. Souba, The new leader: New demands in a turbulent, changing environment, *Journal of the American College of Surgeons* 197 (2003): 79.

第十二章　艱巨的挑戰

❶ I. Redlener and R. Grant, America's safety net and health care reform: What lies ahead? *New England Journal of Medicine* 36 (2009): 123.

❷ Cited by G. Annas, Organ transplants: Are we treating the modern miracle fairly? in *Human Organ Transplantation: Societal, Medical-*

legal, Regulatory and Reimbursement Issues, ed. D. Cowan, J. Kantonovitz, et al. (Ann Arbor, Mich.: Health Administration Press, 1987), 166.

❸ Treatment methods for kidney failure, National Institute of Diabetes and Digestive and Kidney Disease, National Institutes of Health. Available at: http://kidney.niddk.nih.gov/kudiseases/pubs/kidneyfailure/index.htm (accessed March 23, 2011).

❹ S. Woolhandler, T. Campbell, and D. U. Himmelstein, Cost of healthcare administration in the United States and Canada, *New England Journal of Medicine* 349 (2003): 768.

❺ *Focus* (News from Harvard Medical, Dental, and Public Health Schools), Feb. 5, 2010.

❻ E. S. Fisher, J. P. Bynum, and J. S. Skinner, Slowing the growth of health care costs: Lessons from regional variation, *New England Journal of Medicine* 360 (2009): 849.

❼ E. S. Fisher, D. Goodman, and A. Chandra, Disparities in health and health care among Medicare beneficiaries: A brief report of the Dartmouth Atlas Project, Robert Wood Johnson Foundation, June 5, 2008. Available at http://www.rwjf.org/pr/product.jsp?id=31251 (accessed March 7, 2011).

❽ S. Saul, Need a knee replaced? Check your ZIP code, *New York Times,* June 11, 2007, H6.

❾ R. A. Deyo, Back surgery: Who needs it? *New England Journal of Medicine* 356 (2007): 2239.

❿ E. S. Fisher, cited in Saul, Need a knee replaced?

⓫ T. Bodenheimer, K. Grumbach, and R. A. Berenson, A lifeline for primary care, *New England Journal of Medicine* 360 (2009): 26.

⓬ M. B. Rosenthal, Nonpayment for performance? Medicare's new reimbursement rule, *New England Journal of Medicine* 357 (2007): 16.

⓭ R. M. Wachter, The "dis-location" of U.S. medicine: The implications of medical outsourcing, *New England Journal of Medicine* 354 (2006): 661.

⓮ R. M. Kirkner, Medical tourism up, posing ethical dilemmas for US docs, *General Surgery News* 36 (2009): 10.

⓯ J. Greenwald, The outsourced patient, *Proto* (Winter 2008), 10. Available at http://protomag.com/assets/the-outsourced-patient (accessed March 7, 2011).

⓰ www.planethospital.com, October, 2005.

⓱ www.vivcaxxine.com, October, 2005.

⓲ P. Hartzband and J. Groopman, Money and the changing culture of medicine, *New England Journal of Medicine* 360 (2009): 101.

⓳ K. Sack, Study links diagnosis of cancer to insurance, *New York Times*, Feb. 18, 2008, A10.

⓴ A. P. Wilper, S. W. Woolhandler, K. E. Lasser, et al., Health insurance and mortality in U.S. adults, *American Journal of Public Health* 99 (2009): 2289.

㉑ Institute of Medicine, *Care without Coverage: Too Little, Too Late* (Washington, D.C.: National Academy Press, 2002).

㉒ C. J. L. Murray and J. Frenk, Ranking 37th: Measuring the performance of the U.S. health care system, *New England Journal of Medicine* 362 (2010): 98.

㉓ World Health Organization, World Health Report 2000: *Health systems: Improving performance* (Geneva: World Health Organization, 2000).

㉔ R. B. Reich, Bust the health care trusts, *New York Times*, Feb. 24, 2010, A21.

㉕ K. Q. Seelya, Raising rates and eyebrows, *New York Times*, Feb. 10, 2010, A9.

㉖ D. D. Trunkey, A growing crisis in patient access to emergency care: A different interpretation and alternative solutions, *Bulletin of the American College of Surgeons* 91 (2006): 14.

㉗ H. C. Polk, Jr., Quality, safety, and transparency, *Annals of Surgery* 242 (2005): 1.

㉘ Cited in K. M. Ludmerer, *Time to Heal: American Medical Education from the Turn of the Century to the Era of Managed Care* (Oxford: Oxford University Press, 1999), 374.

㉙ R. H. Murray and V. L. Bonham, Jr., The threatened role of volunteer faculty members, *Academic Medicine* 66 (1991): 445.

㉚ J. R. Krevans, Medicine's dying angels, *Johns Hopkins Magazine* (Aug. 1989), 40.

㉛ S. J. Heinig, J. Y. Krakower, H. B. Dickler, and D. Korn, Sustaining the engine of U.S. biomedical discovery, *New England Journal of Medicine* 357 (2007): 1042.

㉜ E. G. Campbell, J. S. Weissman, and D. Blumenthal, Relationship between market competition and the activities and attitudes of medical school faculty, *Journal of the American Medical Association* 278 (1997): 222.

㉝ S. L. Isaacs and S. A. Schroeder, California dreamin': State health care reform and the prospect for national change, *New England Journal of Medicine* 358 (2008): 1537.

㉞ R. Kuttner, Market-based failure: A second opinion on U.S. health care costs, *New England Journal of Medicine* 358 (2008): 549.

㉟ P. V. Rosenau and S. H. Linder, Two decades of research comparing for profit versus non-profit performance in the U.S., *Social Science Quarterly* 84 (2003): 2.

㊱ J. Geyman, *The Corrosion of Medicine: Can the Profession Reclaim Its Moral Legacy?* (Monroe, Maine: Common Courage Press, 2008).

㊲ T. Bodenheimer and D. West, Low cost lessons from Grand Junction, Colorado, *New England Journal of Medicine* 363 (2010): 15.

㊳ Centers for Medicare and Medicaid Services, National Health Expenditure Fact Sheet. Available at http://www.cms.hhs.gov/NationalHealthExpendData/25_NHE_Fact_Sheet.asp (accessed March 23, 2011).

㊴ S. Rosenbaum, Medicaid and national health care reform, *New England Journal of Medicine* 361 (2009): 21.

40 B. Woo, Primary care: The best job in medicine? *New England Journal of Medicine* 355 (2006): 846.

41 Senator Chuck Grassley, Health care reform: A Republican view, *New England Journal of Medicine* 361 (2009): :25.

42 S. R. Matula, J. Beers, J. Errante, et al., Operation Access: A proven model for providing volunteer surgical services to the uninsured in the United States, *Journal of the American College of Surgeons* 209 (2009): 769.

43 M. Weber, *The Protestant Ethic and the Spirit of Capitalism* (New York: Charles Scribner and Sons, 1959).

閱讀筆記

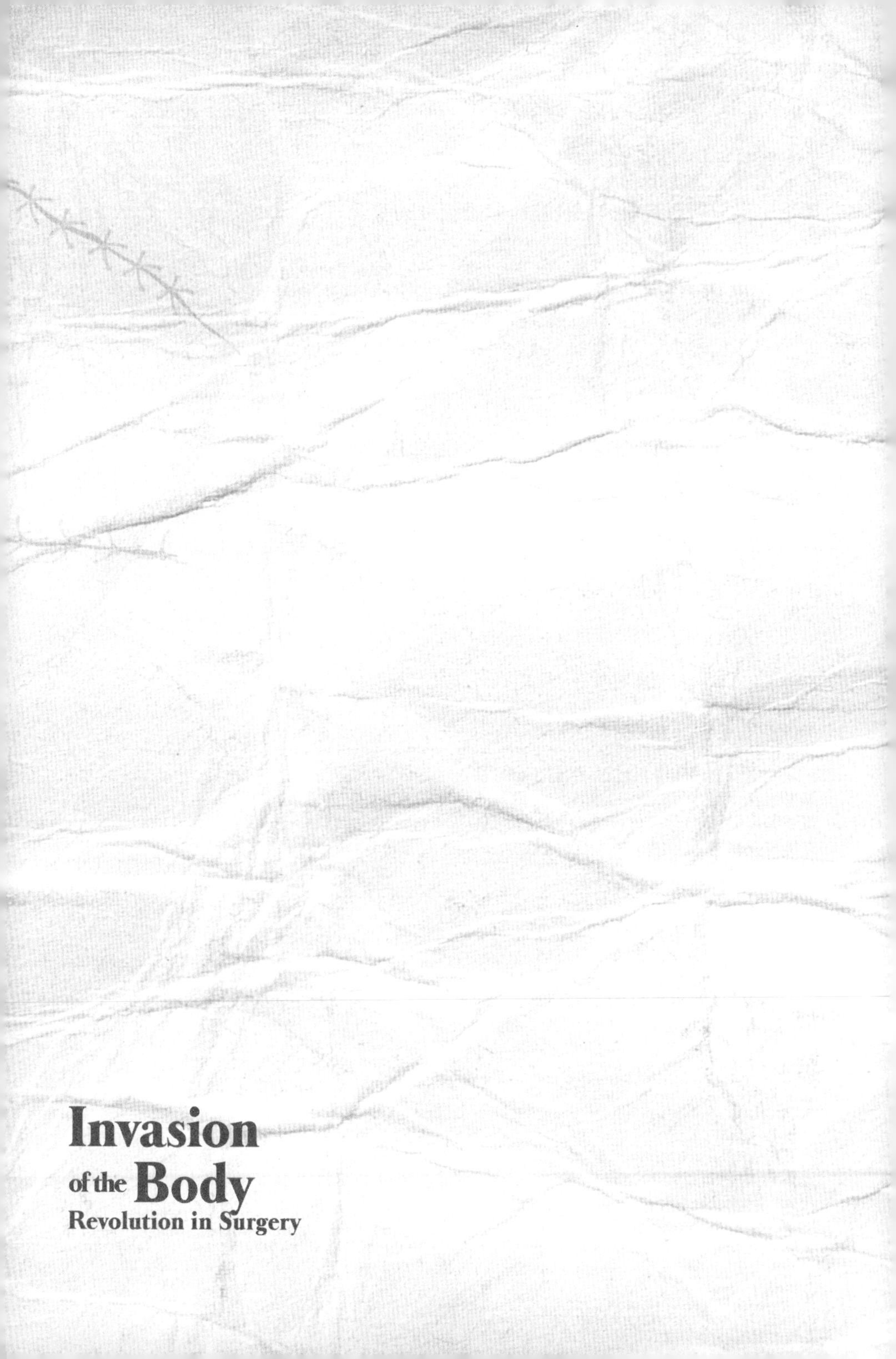

Invasion of the Body

Revolution in Surgery

健康生活 172

外科大歷史

手術、西方醫學教育、以及醫療照護制度的演進

Invasion of the Body
Revolution in Surgery

原著 — 愓爾尼（Nicholas L. Tilney）
譯者 — 廖月娟
審訂者 — 潘震澤

事業群發行人／CEO／總編輯 — 王力行
副總編輯 — 周思芸
編輯顧問 — 林榮崧
責任編輯 — 鄭惟和、林榮崧
封面設計暨美術編輯 — 江儀玲

出版者 — 遠見天下文化出版股份有限公司
創辦人 — 高希均、王力行
遠見・天下文化・事業群 董事長 — 高希均
事業群發行人／CEO — 王力行
出版事業部副社長暨總經理 — 林天來
版權部協理 — 張紫蘭
法律顧問 — 理律法律事務所陳長文律師
著作權顧問 — 魏啟翔律師
社址 — 台北市 104 松江路 93 巷 1 號 2 樓
讀者服務專線 — 02-2662-0012 ｜ 傳真 — 02-2662-0007, 02-2662-0009
電子郵件信箱 — cwpc@cwgv.com.tw
直接郵撥帳號 — 1326703-6 號 遠見天下文化出版股份有限公司

排版廠 — 極翔企業有限公司
製版廠 — 東豪印刷事業有限公司
印刷廠 — 祥峰印刷事業有限公司
裝訂廠 — 政春裝訂實業有限公司
登記證 — 局版台業字第 2517 號
總經銷 — 大和書報圖書股份有限公司 電話／ 02-8990-2588
出版日期 — 2016 年 3 月 31 日第一版第 1 次印行

國家圖書館出版品預行編目 (CIP) 資料

外科大歷史：手術、西方醫學教育、以及醫療照護制度的演進 / 愓爾尼 (Nicholas L. Tilney) 著；廖月娟譯. -- 第一版. -- 臺北市：遠見天下文化, 2016.03
面； 公分. --（健康生活；172）
譯自：Invasion of the body : revolutions in surgery
ISBN 978-986-320-977-5（平裝）

1. 外科 2. 歷史
416.09 105004319

Copyright © 2011 by Nicholas L. Tilney
Complex Chinese Edition Copyright © 2016 by Commonwealth Publishing Co., Ltd.,
a member of Commonwealth Publishing Group
Published by arrangement with Harvard University Press through Bardon-Chinese Media Agency
All Rights Reserved

定價 — NTD480
書號 — BGH172
ISBN — 978-986-320-977-5
天下文化書坊 — bookzone.cwgv.com.tw

本書如有缺頁、破損、裝訂錯誤，請寄回本公司調換。
本書僅代表作者言論，不代表本社立場。

Believe in Reading

相信閱讀